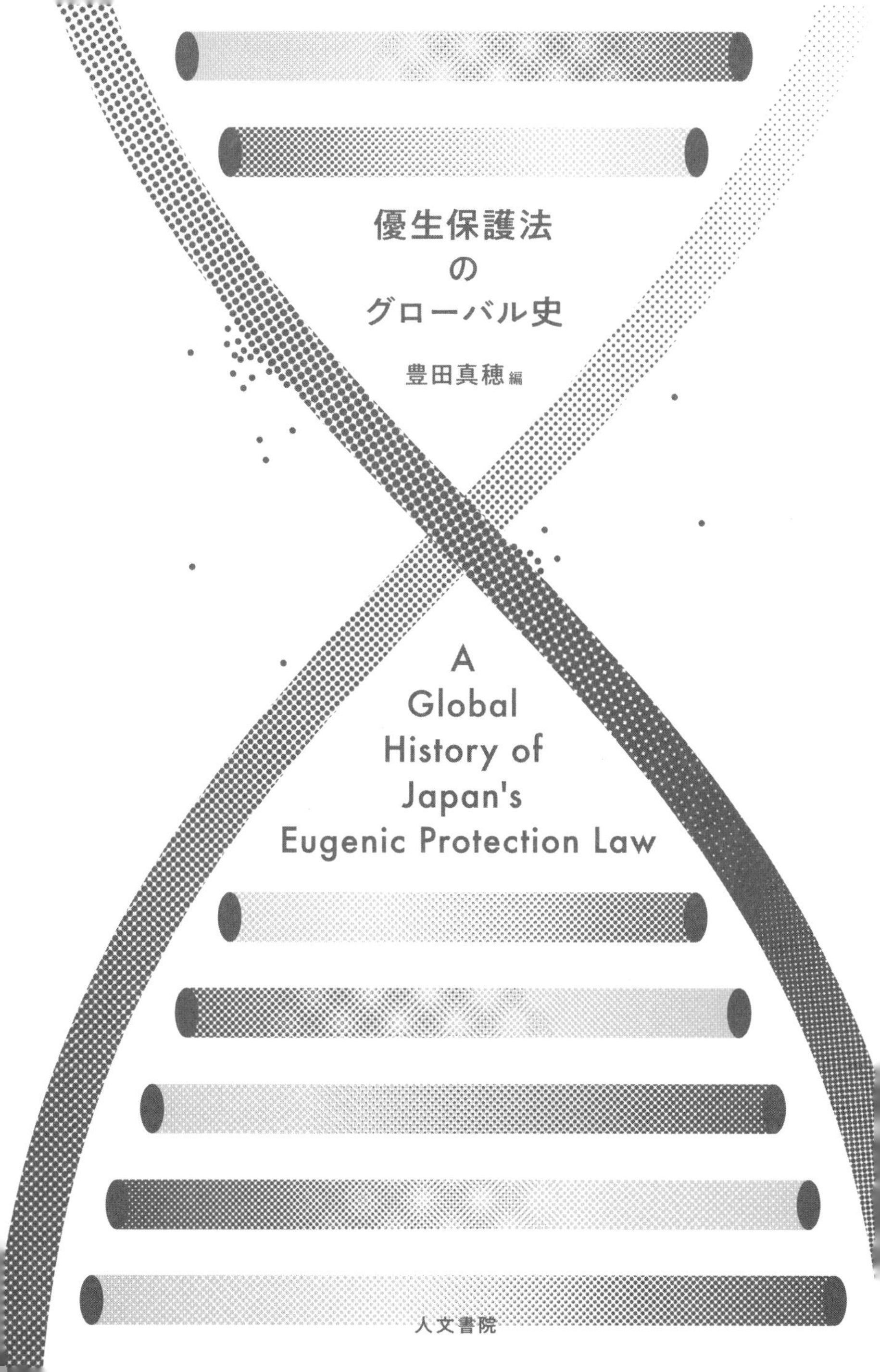

優生保護法のグローバル史

豊田真穂 編

A Global History of Japan's Eugenic Protection Law

人文書院

優生保護法のグローバル史　目次

優生保護法のグローバル史

はじめに

豊田真穂

二〇二四年七月三日、最高裁判所大法廷が「旧優生保護法は憲法違反」とする初の判断を示した。国の法律規定を最高裁が憲法違反としたのは、戦後一三例目という。戦後最大の人権侵害といわれたこの法律の違憲性を最高裁がついに認め、損害賠償請求権が消滅する「除斥期間」を適用して国が責任を免れることは「著しく正義、公平の理念に反する」と指摘し、国に賠償を命じた。

ここまで、本当に長かった。

この判決にいたる最初の訴えは、二〇一八年一月、優生保護法に基づき強制的な「優生手術」（断種／不妊手術）を受けたとする宮城県の佐藤由美さん（仮名）によって起こされたものだった。その後、各地方裁判所で当事者やその家族による国家賠償請求訴訟が相次いだ。各地の地裁・高裁では優生保護法が憲法に違反するとの判決が続くなか、国は控訴・上告をつづけ、原告の全三九人のうち、すでに六人が提訴後に亡くなっている。

でも、それよりずっと以前から、この問題を問い続けてきた人たちがいた。優生保護法は一九九六年に改正され、優生条項が削除され母体保護法に名前が変わったが、そのきっかけをつくったのが一九九四年にカイロで行われた国連の「人口と開発世界会議」における安積遊歩さんの発言だった。そしてそれが可能になったのは、それよりもさらに前の時代から優生保護法の問題を考え抜いてきた人たちの存在である。

優生保護法は、一九七二年前後と一九八二年前後の二度ほど、人工妊娠中絶を認める条項の中から「経済的理由」を削除すること、そして障害があれば中絶しても良いとする「胎児条項」を追加することなどを含む改正案が議論され、女性や障害者たちの反対によって廃案となっている。その後、「八二優生保護法改悪阻止連絡会」(のちに「SOSHIREN 女のからだから」と改名)や、DPI女性障害者ネットワークなどの団体が優生保護法の問題に取り組んできた。

母体保護法への改正の翌一九九七年には、スウェーデンの強制不妊手術が大きく報道され、これをきっかけに優生保護法問題に関わってきた一七団体が、厚生省に実態解明と謝罪、補償を求めて要望書を提出した。そして、「強制不妊手術に対する謝罪を求める会」(のちに「優生手術に対する謝罪を求める会」)が結成されている。その後、飯塚淳子さん(活動名)が名乗り出て日本弁護士連合会に人権救済の申し立てを行い、国連自由権規約委員会や女性差別撤廃委員会から日本政府に対する勧告が出されていた。にもかかわらず、国は「当時は合法」として取り合わず、謝罪も調査も行わなかった。それらが、二〇一八年とその後に続く国賠訴訟へとつながったのである。

二〇二四年判決で最高裁は、「立法時点で違憲」と判断した。

なぜ、立法時に違憲のこの法律が、基本的人権を不可侵で永久に保障すると謳った新憲法の成立後すぐに、そもそも成立できたのだろうか。今こそ、この問いを改めて考える必要があるだろう。

優生保護法とは何か

優生保護法は、ナチ断種法をモデルとした戦時下の国民優生法をもとにして、戦後の過剰人口問題を解決するために、戦後混乱期に成立した、と一般には理解されてきた。ここでは、ふたつのことが同時に語られている。ひとつ目は、日本版の断種法ともいえる国民優生法という法律が戦時下で制定され、それを継承したのが戦後の優生保護法であり、それはナチ断種法の系譜を引く、という理解。そしてふたつ目には、過剰人口が問題になったことが優生保護法成立の背景にある、という理解である。つまり、人口抑制のために、ターゲットになったのが障害者である、とされてきた。

改めて、優生保護法（法律第百五十六号）の目的を確認してみよう。第一条には、この法律の目的が次のように書かれている。

第一条　この法律は、優生上の見地から不良な子孫の出生を防止するとともに、母性の生命健康を保護することを目的とする。

この目的が端的に示しているように、優生保護法は、当初からふたつの目的が明示されていた。つまり「不良な子孫の出生を防止すること」と、「母性の生命健康を保護すること」である。それは、法律の構造にもあらわれている。第一章「総則」では、上記目的と優生手術と人工妊娠中絶（中絶）の定義が示され、つづく第二章「優生手術」では、断種／不妊手術の適応と申請や審査の手順について、第三章「母性保護」では、中絶の適応と申請や審査の手順が規定されている。法律の構造をみると、優生学的に「不良な子孫」を生ませないための断種／不妊手術と、母性保護のための中絶という位置づけと読むことができる。

ただし、一九四八年の成立当初、任意の中絶の適応が「優生手術」の適応と重なっていたことを考えれば、そもそも優生保護法は、「優生上の見地から不良な子孫」が生まれてこないように、断種／不妊手術および中絶の適用範囲を定めたもの、ともいえる。戦後直後の日本では、「逆淘汰」と呼ばれる状況が繰り返し指摘されていた。子どもの将来を考え自発的に避妊するような「優秀」な者の出生数が減り、無自覚で「劣等」な者が避妊を知らずにどんどん産むことによって、全体として、子孫を残すに相応しい「優秀」な〈適者 the fit〉が減り、「劣った」形質を持つ〈不適者 the unfit〉が逆に増えたと理解された。このことを優生学の用語で「逆淘汰」というが、これに加えて、身体的にも優秀な者が兵士となって戦場に送られ、その一方で、徴兵対象にならない劣等な者が生き残るという戦争の効果によって加速したと考えられた。そして、これが「戦後」の問題として大きく取り上げられ、それを解消する目的のために成立したのが優生保護法なのである。すなわち、優生保護法とは、人口の「質」を管理するためのものだったのである。

さらに、優生保護法は国民優生法を「引き継いだ」というよりも、拡大・強化した法律を「新たに選び直した」といった方が良い。実際のところ、優生保護法のもとで実施された「優生手術」の件数は、国民優生法の時代をはるかにしのぐ。その数は、報告されているものだけでもピーク時に年間一五〇〇件を超え、国民優生法のもとで五年間で実施された五〇〇件弱との差は歴然である。それは、戦時下では強制手術の規定（第六条）の施行が延期されていた一方で、戦後の優生保護法では全条項がそのまま施行され、さらに強制力も強まったことが背景にあるが、それだけではない。「優生手術」の対象となる疾患等も、戦後にさらに拡大している。具体的には、国民優生法では遺伝性疾患にのみ限定され、感染症であるハンセン病は適用外とされていたにもかかわらず、戦後にはハンセン病だけではなく、遺伝性疾患以外も「優生手術」の対象とされた。このように戦時下の国民優生法よりも拡大・強化された法律が、戦後の「文化国家日本の建設」にあたって新たに選び直されたのである、と松原洋子は指摘する(1)。

優生保護法は、人口の「質」を向上させるという優生学的な目的にかなっており、日本版断種法と考えると、たしかにわかりやすい。「母性の生命健康の保護」と銘打っているが、中絶もまた優生学的な適応であった。しかしその一方で、戦後にあった過剰人口という「量」の問題、すなわち「人口抑制」という側面はどのように理解すれば良いのだろうか。その目的は条文上には明確にあらわれていない。

優生学的な適応によって合法化された中絶は、実際には、出生率を下げるために、あるいは人口の「量」を調整するためにも利用されていた。優生保護法は、制定から五年という短い期間で、「量」の調整を可能とする改正がいくども繰り返された。四九年の改正（法律第二一六号）によって中絶の適用範囲が拡大され、経済的な理由による中絶が可能になり（いわゆる「経済条項」の追加）、さらに五二年の改正（法律第一四一号）によって中絶手続きが簡素化され、中絶はほぼ自由化された。その結果、中絶件数の急激な増加と、それにともなう出生率の急激な減少がみられた。このような状況を、国立公衆衛生院の院長を務め、人口・国家家族計画分野のリーダーとして知られる古屋芳雄《こやよしお》は、「中絶が避妊の代替となっている」と分析している。[2] その意味で、優生保護法は「量」の管理策としての側面もある。また、四九年改正によって、優生結婚相談所の目的に受胎調節（避妊）の普及指導が追加され、さらに五二年改正で「受胎調節の実地指導」がひとつの条項として追加されたことは、優生保護法の人口抑制策としての側面を強化した。ここでは、中絶にしろ避妊にしろ、女性が自らの身体を主体的にコントロールすることが合法化されたのではなく、子を産む女性身体には国家的な「保護」という名の介入が必要である、との考えに基づいていたことに注意する必要がある。

以上のように、優生保護法は、優生学の名のもとに人口の「質」を管理する法律との建前をとりながら、中絶の合法化と避妊の促進という人口の「量」を調整する手段を確立する法として改正されていった。では、このような「質」と「量」の関係、すなわち優生保護法の優生学的な目的と人口学的な目的の関係は、どのように理解するべきなのか。この問いに、グローバルな視点から検討を加えるのが本書である。現在では強制不妊手術に注目が集まっている優生保護法ではあるが、第二次世界大戦後のグローバルな関心は、むしろ世界に先駆けて合法化された中絶に注目が集まっていた。戦後に人口爆発を予見していた世界にとって、人口問題とは、出生率をどのように下げるのかという「量」の問題であった。ここで付け加えておかなければならないのは、それが同時に「質」の問題でもあった、ということである。それは、すなわち先進国においては出生率が低下しているにもかかわらず、「第三世界」においては人口が急増していることこそが問題なのであり、言い換えると「グローバルな逆淘汰」が問題となっていたのである。それゆえに、人口抑制策としての優生保護法の真価、すなわち「第三世界」においてどのようにすれば出生率の低下がもたらされ、人口抑制が達せられるのかに注目が集まっていた。つまり日本は、世界的な人口学のモデルケースとなり得る素地があったのである。

断種法としての優生保護法

本書では、まず、人口の「質」を管理する法律――人間の「質」に優劣を定め、劣った形質の者の生殖機能を強制的に奪うことを規定した法律を、基本的人権を盛り込んだ新憲法を自ら起草するまでした連合国最高司令官総司令部（GHQ／SCAP）は、なぜ認めたのかという問いに迫りたい。そもそも、ナチ・ドイツによる悲劇を目撃した戦後の世界で、優生保護法が成立することが可能となったのは、一体なぜなのか。占領軍スタッフのなかには、たとえば、民間情報教育局（CIE）の世論社会調査課長であるハーバート・パッシンのように、過剰人口を解決するために計画された強制断種／不妊手術の案を「本質的にナチ民族理論と実践の復活に等しい」と深刻に受け止め、国民優生法を拡大・強化する動きに警告を発し、「『人口を管理』したり、『民族を改善』したり、『先天的不適者』や『矯正不能な犯罪者』やそれに類するような人々を排除したり断種したりするようないかなる方策も日本政府が公式にとることのないように禁じるべきだ」と主張した人物もいた[3]。しかしそのような声は少数派で、多くのケースにおいて、断種法という優生保護法の側面が批判の対象になることはあまりなかった。英連邦軍として日本占領に参加したオーストラリアにおいても、断種法の不法性そのものを問う声があっても、ほとんど取り上げられることはなかった（第2部：クリスティン・デ・マトス）。

GHQ／SCAPは、断種法そのものの是非ではなく、「優生手術」の対象となる疾患の遺伝性に対する疑義など、法律の具体的な規定内容への修正指示を出すことが多かった。たとえば、民政局法務課のアルフレッド・G・オプラー課長は、医学的に遺伝性と認定された疾患について厳格に定義するべきだと指示し、ナチ断種法でさえもっと厳格な規定をしていると、ナチ断種法を引き合いに出した。また、公衆衛生福祉局のクロフォード・F・サムス局長は、「優生手術」の対象となる「別表」に明示された疾患・障害の多くが、当時の科学者によって遺伝性と認められていないことを指摘し、これらを削除するように示唆している。[4] そして、同じような姿勢は、戦後沖縄を統治していたアメリカ軍（琉球列島米国民政府、USCAR）が、琉球政府の優生保護法案に対して示した修正指示にもみられる（第4部：豊田真穂）。

では、ナチズムの不評が明らかになった戦後の世界において、断種法はどのように理解されていたのだろうか。ホロコーストを目の当たりにした国際社会は、ナチ的なものを否定したのではなかったのか。たとえば、一九四八年に国連で署名された通称「ジェノサイド条約」は第二条において、ジェノサイドのひとつとして「集団内での出生を防止するための措置を講じること」と定義しており、強制断種／不妊手術はこれにあたると理解される。[5] こうしたことを、日本の国民優生法がナチ断種法をモデルとしたこともふまえて考えれば、優生保護法はグローバルな展開の優生断種運動のなかで理解する必要があるだろう。

これまでの研究において、ナチ・ドイツとアメリカは、断種法や優生学的な純血政策において共鳴する部分があったことは、すでに明らかにされていた。たとえば、シュテファン・キュール『ナチ・コネクション』やジェイムズ・Q・ウィットマン『ヒトラーのモデルはアメリカだった』、エドウィン・ブラック『弱者に仕掛けた戦争』などは、二〇世紀初頭のアメリカにおける優生学運動がドイツの人種衛生学の発展やニュルンベルク法の制定などに影響を与えたことを明らかにしている。こうしたことをヒントに、本書では、日本の優生保護法を、グローバルな優生学運動・純血政策（人種主義）や人口政策のなかに位置づけることを試みる。

実際に、たとえばアメリカ各州において断種法が成立した過程、あるいは戦後一九六〇年代の福祉政策のなかで断種件数が増加した過程などについては研究が蓄積されていたが、ナチ期から戦後すぐの時期におけるナチ断種法の扱いや戦争をまたいだ優生学の変化の詳細についてはほとんど明らかになっていない。それは、アメリカだけでなく、ドイツやイギリスでも同じ状況であった。そのため、優生保護法の成立を可能ならしめた四〇年代のアメリカ、イギリス、西ドイツにおける優生学の状況を明らかにするのが本書第1部「英米独の断種法と優生保護法」である。

優生保護法という名の断種法を認めたアメリカ占領軍の考えの一端は、一九四〇年代のアメリカで優生断種法がどのように理解されていたのかという問いに答えることで明らかになることもあるだろう。第1部の小野直子「民主的な人口政策？――アメリカ優生学運動と人類改良の夢」が明らかにするように、アメリカ国内では、戦時から終戦直後にかけて、断種法は遺伝性疾患のみをターゲットにすべきで、人種的・階級的な要素を排除するべきだという議論へと変化した。アメリカ国内では「リプロダクティブ・ライツ（生殖の権利）」が人権であると認められ、権威主義的・全体主義的な人口政策が否定された一方で、遺伝性疾患をもつ「不適者」への断種は認められていた。

このようなアメリカ側の理解に基づくと、ナチ断種法はどのような評価を受けるだろうか。ナチ断種法といえば、ナチズムによる不法と考えられがちである。しかし、ナチズムと優生学的断種とは切り離されて考えられていた。たとえば、第二次世界大戦後にナチ犯罪を裁くニュルンベルク裁判においても、ナチによる人体実験や「安楽死」などが裁かれた一方で、いわゆるナチ断種法（遺伝病子孫予防法）は、「ナチの不法」との扱いをうけなかった。第1部の紀愛子「ナチ・ドイツの断種法はどのように裁かれたのか――ニュルンベルク継続裁判第三号事件・法律家裁判を事例として」は、ニュルンベルク裁判後にアメリカ単独で開かれた法律家裁判において、ナチ断種法そのものの不法性は問われず、断種法の適用範囲から外れた断種のみが問題とされたことを裁判の審議等をもとに詳細に明らかにしている。

これらのことを下敷きにすれば、GHQ/SCAPが断種法としての優生保護法の成立を認めたことを理解できるだろう。それでは、優生学発祥の地でありながら、断種法が成立しなかったイギリスにおいて、優生保護法はどのような評価を得たのだろうか。

第1部の寺尾範野「イギリス優生学はなぜ優生保護法を肯定したのか――C・P・ブラッカーの思想と実践」では、イギリスにおける優生学協会のブラッカーが、日本の優生保護法を肯定的に評価したことを明らかにしている。寺尾が示すように、こうした評価が可能となった背景には、イギリス優生学協会が自らをナチ優生学から切り離し「リベラル優生学」と称するようになったことがある。ナチ優生学が非難されるのはその強制性であって、リベラル優生学は、個人の自由への侵害を防止する保護措置（セーフガード）を保障した上で、優生思想を旨とする社会規範をもとに個人の自発的な選択としての避妊や断種の実践を推奨していた。このように、ナチ優生学（人種衛生学）と区別しようとするという姿勢は、同時期のアメリカ優生学の動きとも連なっており、優生保護法がなぜ「戦後に」成立できたのかを読み解く鍵となるだろう。

人口抑制策としての優生保護法

イギリスのブラッカーから高評価をえた優生保護法は、その一方で、直接的に日本占領に関与したオーストラリアでは、別の理解が示された。イギリス生まれの優生学がアメリカで実践されたという理解のもとで、そのような「西洋」由来の優生思想が占領軍を通じて日本を「汚染」したのが日本版の断種法であるとの声がカトリックのメディアからあがったのである。しかし、第2部のクリスティン・

デ・マトス「「腐敗した西洋の倫理」――占領期の優生保護法に対するオーストラリアの反応」が明らかにするように、そうした議論は、実際のところ、人口抑制策としての優生保護法の側面に注目する議論にかき消されていった。アジア太平洋戦争時に日本軍の空襲を受けたオーストラリアにとって、太平洋をはさんだ隣国である日本の過剰人口が、移民となって自国に及ぶことこそが問題であったことがわかる。つまり、優生学的断種という人口の「質」の管理ではなく、「量」のコントロール策としての優生保護法が注目を集めたのである。

本書第2部「優生保護法と過剰人口という問題」では、このオーストラリアの事例をはじめ、優生保護法における「量」の管理という側面に焦点をあて、人口抑制策としての優生保護法をグローバルな視点から考察する。第2部のマシュー・コネリー「第三世界の出現――戦後日本の人口政策における国際情勢」では、第二次世界大戦後の世界においては人口爆発が問題化し、人口抑制プログラムが必要とされており、日本がそうした世界からの期待にいかに応えたのかを示している。近代社会と人口転換理論、そして優生学を下敷きにした「第三世界」における人口政策のモデルは、対日占領の最高司令官ダグラス・マッカーサーの判断によって停滞し、日本の出生率低下は中絶に大きく依存していたのである。

優生保護法における「質」と「量」の関係を不妊手術・人工妊娠中絶・受胎調節の「地続き性」に注目し、トランスナショナルな視点から「生産性／再生産性」という枠組みで捉え直したのが、第2部の保明綾「戦後日本の再／生産とトランスナショナルな科学の実践――優生保護法再考」である。そこから見えてくるのは、戦後日本の復興において人間を資本主義経済の論理に基づいて「生産性」という観点で選別する視点である。保明は、新たな資料に基づく個別具体的な事例によって、日本人の身体が「産む・産まない権利を付与された生産的な性」と「産まない・産めない非生産的な性」とに二分されていったことを裏づけている。さらに、それらがトランスナショナルな人口抑制運動とつながっていることを示し、優生保護法をグローバルな人口政策のなかに位置づけることで、新たな優生保護法史を切り拓いている。

純血政策としての優生保護法

すでにみたように、優生保護法という名のもとでの中絶合法化は、その名の通り、優生学的適応による中絶の合法化であった。しかし、中絶合法化が可能になったのは、引揚げ時のレイプ等によって「異民族の児」を宿した女性を文字通りの水際で引き留め、引揚港近くの国立療養所で中絶することで、「民族の純血」を守るという超法規的措置が行われていたことが背景にある。[6] つまり、優生保護法における中絶合法化には、純血政策の側面もあったのである。

そこで第3部「純血政策と「混血問題」」では、戦後日本における「混血」の問題に焦点をあてる。しかし、占領期には、「混血児問題」と優生保護法の関係が明示的・直接的に語られることはなかった。それは、占領軍兵士と日本人女性との間の親密な交際関係（フラタニゼーション）に言及せざるを得ないためであると考えられてきた。特に、東京の特殊慰安施設協会（Recreation and Amusement Association：RAA）など、日本政府が用意した占領軍兵士専用の「慰安所」は、米本国からの強い批判を受け、開設後半年も経たないうちに廃止されていた。廃止によってフラタニゼーションが一般社会の目につくようになると、占領軍に対する日本人の批判につながるとの理由で、フラタニゼーションが検閲の対象となった。フラタニゼーションを想起させる「混血児問題」は、占領下ではほとんどタブー化されていたのである。

このことを暗に示すのが第3部のサラ・コブナー「戦後日本における「混血児」パニック」である。連合国軍兵士と日本人女性との間に産まれた子どもの通称である「ＧＩベビー」が、戦後日本においていかに「パニック」を引き起こしていたかを検証し、優生保護法における中絶合法化の背景にあった

「純血思想」を明らかにしている。優生保護法の成立に貢献した日本医師会の元副会長である谷口弥三郎は、「パンパンガール」(占領軍相手の売春女性を指す蔑称)に中絶を施すことで、〈不適者〉の出生を防止することを訴えていたが、優生保護法が混血児の出生防止を目的としていたかどうかについては明示的に示されていない。とはいえ、混血児の存在は、「純血思想」に反していただけでなく、屈辱的な占領の象徴的な意味合いをもち、さらに売春と結びつけられていたとコブナーは指摘する。

しかし、そもそも優生学的断種とナチズムを切り離すために、民族や人種などと優生学の結びつきを否定しようとしたのが戦中から戦後にかけた優生学のグローバルな展開だったのではないか。先にみたジェノサイド条約の条文を詳細に読むと、強制断種/不妊手術はジェノサイドにあたるとしても、その対象となる集団とは、ある特定の「国家、民族、人種、宗教的集団」を意味していた。すなわち、他国や他民族などの集団に対する強制断種/不妊手術はジェノサイドとされた一方で、自国内における障害者などに対する断種/不妊手術はこの条約の適用外と理解され得る。このような「民族や人種」と「障害」とを区別しようとする流れは、特に第二次世界大戦後にみられるようになっていた。

第3部の竹内愛子「日本における「混血」と優生思想の貫戦史《トランスウォー》」は、グローバルな優生学の展開とは異なり、日本の優生学が「民族」「混血」という概念を戦前・戦後を貫き継続していたことを「貫戦史」として示している。イギリス発祥の「優生学」と、ドイツ発祥の「人種衛生学」は、一九三〇年頃まではほとんど同義語として流通しており、戦前日本でも両者ともに使用され(二三頁も参照)、「混血研究」もそのなかに位置づけられていた。一九三〇年代以降になってナチズムの不評が明らかになると、ナチの人種・民族政策に利用された優生学からその汚名をそそぐために両者は意識的に分けられたが、日本では、それがそのまま戦後に継続したと言えるのかもしれない。こうしたことをふまえると、「混血」の問題が占領下でほとんど明示的に語られなかった理由は、占領下のノン・フラタニゼーションという政策だけでなく、戦後欧米社会においてはほとんど誰も唱えることのなかった「混血理論」を下敷きにしていたことと関係があるかもしれない。

混血児の出生防止が優生保護法成立の背景のひとつであり、また優生保護法を「活用」して混血児を妊娠した女性を「精神薄弱」と判断して実際に中絶が行われた事例があったとしても、実際には混血児が数多く生まれてきている。[7] 第3部の有賀ゆうアニース「かれらが暮らすべき国はどこか――戦後日本における日米混血児の国際養子縁組事業をめぐって」は、生まれてきた混血児たちのその後の生に、優生保護法をはじめとする戦後日本における優生思想がどのような影響を与えたのかを論じている。そこでは、国際養子縁組によって渡米することができた混血児たちもまた、そのプロセスにおいてでさえ優生思想に基づいた選別やまなざしにさらされていたことを明らかにしている。なお、「混血」という用語は、現在では差別的な語とされており、本書もそのことは認識しているが、同時代においてはきわめて一般的に使用されていた語であり、それ以外の用語もさまざまな理由で問題含みである。そのため、本書では歴史的用語として、混血を用いる。

モデルとしての優生保護法

優生保護法は、五〇年代以降の琉球（沖縄）と韓国で、「人口問題」を解決する際のモデルとされ、そこでも、人口の「質」と「量」の両面が議論されていた。最後の第4部「「モデル」としての優生保護法」では、日本の優生保護法が、アメリカ統治下の沖縄と戦後の韓国において参照されていたことに焦点をあてる。

第4部の豊田真穂「アメリカ統治下の沖縄における優生保護法」では、琉球列島米国民政府（USCAR）が日本の優生保護法とほぼ同一の法律の成立を阻んだ背景を探る。琉球政府と琉球立法院は、「人口問題」「人口過剰」を問題視し、中絶を合法化した優生保護法を成立させようとしていた。一時はUS

CARの担当部局でもこれを支持していたが、結局、日本に「復帰」した一九七二年まで優生保護法が沖縄で制定されることはなく、中絶は非合法のままだった。

その一方で、沖縄復帰の翌一九七三年、優生保護法の成立から四半世紀を経て、韓国で「母子保健法」が制定された。中絶の優生学的適応を定めた本法は、韓国初の優生法であり中絶法でもあった。これは日本の優生保護法をモデルとしているように見える。しかし、だからといってそれが日本の植民地主義的な遺産であるとは言えないと論ずるのが、第4部の玄在煥《ヒュン・ジェーフワン》「韓国優生学の貫戦史的起源——科学者たちと日本の優生保護法」である。玄は、母子保健法にいたる歴史的なプロセスを分析し、植民地時代から戦後にかけて続く日韓の医師たちの科学交流を「貫戦史」としてとらえることで、戦時下の「国民優生法」ではなく、戦後の「優生保護法」が参照されていたことを明らかにする。朝鮮戦争後の韓国では、冷戦体制下におけるアメリカでの研修をうけた医師や科学者が、アメリカ的な公衆衛生ではなく、戦後日本そのものを韓国の優生学のモデルとして想定しており、優生保護法が「量」と「質」のコントロールをひとつの法律において可能にすると評価していたことを明らかにする。なお、朝鮮戦争以降の韓国では、public health を「公衆保健」と訳し、戦前の日本に倣った「公衆衛生」と訳し分けていたが、それにもかかわらず両者の連続性がみられるという。

玄が提示する「貫戦史《トランスウォー》」という視点は、優生保護法を考える上でも非常に重要である。優生保護法は、たしかに戦後日本で成立した。しかし、「貫戦 transwar」という中村政則が訳した概念は、戦争による「断絶か連続か」という二者択一ではなく、「その両面を、しかもグローバルな視点から捉えること」を促す。そして、戦争と占領が過去との断絶をもたらしたのではなく、三〇年代と戦争期が残した遺産が戦後日本社会の枠組みを形作ったことを重視する。[8]「貫戦史」という概念は、本書第3部の竹内愛子も採用しており、グローバル史とともに、本書全体をつらぬく視点でもある。

用語説明

最後に、いくつかの用語について補足する。

はじめに、優生学と人種（民族）衛生学について、簡単に説明しておきたい。優生学（英 Eugenics）は、一九世紀末のイギリスでフランシス・ゴルトンがつくり出した言葉で、大まかに定義すると、遺伝論を応用して人間の品種改良を行い優れた形質をもつ者〈適者〉を殖やすための科学を指す。同時期のドイツでも、アルフレート・プレッツが同様の目的をもった科学を人種衛生学（独 Rassenhygiene）と名付けており、ここでの「人種」とは人間の種のことを指していた。二〇世紀はじめの三〇年間は、人種衛生学と優生学はほぼ同義語として使われており、日本に優生学が導入された際にも同様だったが、日本では一般的に前者を「民族」衛生と訳した（たとえば、永井潜らの「日本民族衛生学会」の名称は、ドイツ語の Rassenhygiene に因っているなど）。人種主義的イデオロギーを標榜するナチ体制になると、優生政策が人種主義と結びつくようになり、同時にドイツでは人種衛生学という表記が多くなったという[9]。現在は、Rassenhygiene（英 Racial Hygiene）を「人種衛生学」と訳すが、歴史的には、日本及び日本の影響を受けた韓国において「民族衛生学」と訳す場合が多いことから、本書では訳語の統一をせず、文脈に応じた用語を採用している。

次に、「バースコントロール」の訳語である[10]。バースコントロール（birth control）という用語自体は、マーガレット・サンガーによる造語で、一九一四年に創刊した『女性反逆者』で初めて使われたが、産まれる子どもの数や間隔を管理することを指し、その手段としては、道具（避妊具）や薬品（避妊薬）を用いる方法のほか、断種／不妊手術も含まれる。日本では当初「産児制限」という訳語をあてられることが多かったが、「制限」という表現が出生数の抑制のみを意味すると理解されたこともあり、「産児調節」を採用するようになった。また「産児制限」を字義通りにとれば人工妊娠中絶・堕胎を含むこともあり、無産者運動などではあえてこの用語法を採用していた。しかし、サンガー自身は出産を避ける最後の手段として中絶を残しておくべきとはいえ、バースコントロールに含むことには否定的であった。一方、優生保護法には四九年改正時から「受胎調節」の用語があり、この目的としては出産数を減らすのではなく受胎（妊娠）を調節することである。これは避妊（contraception）とほぼ同義ともいえるが、同時代の英語では受胎調節を指して「バースコントロール」と表現されることが多かった。優生保護法の五二年改正以降に本格化した受胎調節の実地指導では、コンドーム、ペッサリー、基礎体温法、オギノ式などの伝統的方法の使用に重点がおかれたが、こうした方法では失敗率も高いため、子ども数の調節という考えが広まれば広まるほど、避妊の失敗が中絶に結びつくケースも多かったといえる。一方、五〇年代に普及した「家族計画（family planning）」という用語は、各人がいつごろ何人の子をもつかを問題とする語であり、避妊とは意味内容が異なるのだが、産児制限等を含めてこれらの用語がほぼ同義として使用されることもあり、混乱を招く。そこで本書では、バースコントロールをあえて訳さずカタカナで表記することにした。またその用法については、地域や論者によっても違いがあったことにも注意が必要である。

なお、優生保護法の用語として「優生手術」（国民優生法が初出）があるが、これは第二条において「生殖腺を除去することなしに、生殖を不能にする手術」と定義されている。具体的な術法としては、精管や卵管の切除手術があり、一般的には「断種」と呼ばれているが、旧優生保護法の裁判以降の日本では「強制不妊」との表記が目立つ。どの表記を採用するかについては文脈によって異なるため、本書においては、表記を統一していない。

また、すでにみたように優生保護法の中絶要件に「経済的理由」が含まれるようになったのは四九年改正においてであり、これを「経済条項」と呼ぶ。この改正時には、第十三条第一項のうち第二号において「妊娠の継続又は分娩が身体的又は経済的理由により母体の健康を著しく害する虞《おそ》れのあるもの」という改正が施された。ただし、この時点では同条第二項において、経済的理由による中絶の申請にあたっては「他の医師及び民生委員の意見書」の提出が必要とされていた。これが、五二年改正によって全削除され、中絶申請時の手続きが簡素化された。その結果、中絶件数が年間百万件を超えるようになる。

最後に、戦後日本を占領したGHQ／SCAPについて補足する。GHQ／SCAPは、米太平洋陸軍司令官のマッカーサーを最高司令官とし、連合国各国から日本占領のために派遣された軍隊を総括する組織である。日本ではGHQと略されることが多いが、GHQとは一般的な総司令部を指すため、日本占領の主体としてはGHQ／SCAPあるいはSCAPという表記が望ましい。ただしSCAPはマッカーサーの職位そのものを指すこともあるため混乱を招く可能性もある。また第2部のデ・マトスが詳述するように中国・四国地方を担当したイギリス連邦占領軍（BCOF）の参加があった。とはいえ、その他の地域はアメリカ軍による占領であり、さらに、対日占領政策の最高決定機関である極東委員会と最高司令官の諮問機関である対日理事会においても、アメリカに主導権があった。つまり、連合国による対日占領政策はアメリカの優位性があり、事実上のアメリカによる単独占領ともいえる。以上のことから、各章において、連合国による占領、アメリカ占領、占領軍、連合国軍など、表記のゆれがみられるものの、そのままにした。

注

（1）松原洋子「〈文化国家〉の優生法」『現代思想』二五巻四号、一九九七年、松原洋子「中絶規制緩和と優生政策強化——優生保護法再考」『思想』八八六号、一九九八年。

（2）古屋芳雄・村松稔、「健康と人口学の視点に基づいた日本における人工中絶に関する調査――特別レポートNo.4」一九五五年六月。Population Council Records, RG1, Accession 1, Series 1-General File, Box 18, Folder 300, "Institute of Public Health-Japan-Koya, Yoshio, 1953-1956," Rockefeller Archives Center.

（3）Herbert Passin, Check sheet to Chief, A&R, November 7, 1946, Record Group 331, Box 9425(18), U.S. National Archives and Records Administration, microfiche, 国立国会図書館憲政資料室（以下、GHQ/SCAP Records と略）, PHW 04824-25.

（4）Alfred G. Oppler, Chief, Courts & Law Division, to the Chief, Government Section, Memo, "Bill for Eugenic Protection Law," May 11, 1948; Crawford F. Sams, PHW to GS, Memo, "Bill for Eugenics Protection Law," June 25, 1948, GHQ/SCAP Records, Box 9322(16), PHW 01176-01179.

（5）実際、占領軍スタッフのなかには、日本においてバースコントロールを推奨することは、ジェノサイドにあたるのではないかとの懸念があった。このことについては、将来的に拙著で検討する予定である。

（6）山本めゆ「父の痕跡――引揚援護事業に刻印された性暴力と「混血」の忌避」京都大学グローバルCOEプログラム「親密圏と公共圏の再編成をめざすアジア拠点」『帝国日本の戦時性暴力』二〇一三年、松原洋子「引揚者医療救護における組織的人工妊娠中絶――優生保護法前史」、柘植あづみ「生殖管理の戦後――優生保護法成立前の中絶と主体をめぐって」坪井秀人編『ジェンダーと生政治』臨川書店、二〇一九年。

（7）「青い目の子に春遠し、那加町に実態探る　多い無籍の悲哀、産み放しの無情な母」『岐阜タイムス』一九五三年二月二一日。優生保護法を運用して「混血児」の発生を予防したことを明示的に記述した本新聞記事の存在は、有賀ゆうアニースさんにご教示いただいた（第3部：有賀論文参照）。

（8）中村政則『戦後史』岩波新書、二〇〇五年、五一―六頁、アンドルー・ゴードン（豊田真穂訳）「娯楽・消費・生活の戦争」倉沢愛子・杉原達・成田龍一・テッサ・モーリス－スズキ・油井大三郎・吉田裕編『日常生活の中の総力戦』岩波書店、二〇〇六年、一一三―一一六頁。Andrew Gordon. "Consumption, Leisure and the Middle Class in Transwar Japan," *Social Science Japan Journal* 10, no. 1 (2007): 1-21.（本書二一六頁注（3）、三四一頁注（19）も参照のこと。）

（9）木畑和子「優生学とナチス・ドイツの強制断種手術」中野智世・木畑和子・梅原秀元・紀愛子『「価値を否定

された人々」――ナチス・ドイツの強制断種と「安楽死」』新評論、二〇二一、二七―二八頁。

(10) Aiko Takeuchi-Demirci, "Who's in control? Varying and changing translations of 'birth control' in Japan," *Women's History Review* 2020, DOI: 10.1080/09612025.2020.1833492.

第1部　英米独の断種法と優生保護法

民主的な人口政策？
——アメリカ優生学運動と人類改良の夢

小野直子

はじめに

本章の目的は、一九四八年にアメリカ占領下の日本において優生保護法が制定された背景を、アメリカ合衆国（以下、アメリカ）の優生学運動との関連から検討することである。優生保護法は一九四〇年に制定された国民優生法を踏襲したものであり、国民優生法は、一九三三年にドイツのナチ政権下で制定された遺伝病子孫予防法（断種法）を模範にして制定されたと理解されている。そしてドイツの遺伝病子孫予防法が、アメリカの、特にカリフォルニア州において実施された優生学に基づく断種（不妊化）政策の実績を参考にして制定されたことはよく知られている(1)。

生殖の管理により人類を改良するという発想は古代にまで遡ることができるが、学問として成立したのは一九世紀末から二〇世紀初頭にかけてのことである。「優生学」という言葉は、一八八三年にイギリスの科学者フランシス・ゴルトンが、「生まれながらに優れている」を意味するギリシア語から作った。彼がその言葉で意図したのは、「生存により値する人種または血統に対し、劣等な人種あるいは血統よりも、より速やかに繁殖する機会を与えることによって」、人類を改良する「科学」であった(2)。優生学の実践には、優れていると考えられる「適者」の生殖を促す「積極的優生学」と、劣等と考えられる「不適者」の生殖を婚姻制限や断種などによって抑制する「消極的優生学」があった。優生学は、二〇世紀前半に先進国の多くの有力者や知識人に支持され、それに基づく社会政策が実施された。

他方で、優生保護法制定の背景には、第二次世界大戦前からすでに人口過剰が問題視されていたことがある。周知のように、一七八九年にトマス・ロバート・マルサスが『人口論』を著して以降、人口の質と量をいかに管理するかをめぐって、さまざまな言説が登場してきた[3]。マルサスは、人口が幾何級数的に増加するのに対して食糧は算術級数的に増加するに過ぎないので、人口過剰による社会の貧困・悪徳の増大は不可避であり、それを防ぐためには、晩婚と禁欲によって扶養能力以上に子どもの数を増加させないようにしなければならないと述べた。それに対し、一九世紀半ばから二〇世紀初頭にかけて現れた新マルサス主義者たちは、人口過剰が貧困をもたらすというマルサスの理論を認めた上で、禁欲のように普通の人々にとって実行が困難な方法ではなく、婚姻内の避妊による生殖制限を主張した。第一次世界大戦後、避妊に関する知識を大衆に広めようとするバースコントロール運動が、欧米や日本で盛んになった。その中心人物の一人が、アメリカのマーガレット・サンガーであった。

しかし、その言説や運動において優生学の原理が適用され、バースコントロールが必要な人々として想定されたのは、貧しい労働者階級や移民であった。なぜなら、欧米諸国では一九世紀から中産階級の出生率は低下しつつあったのに対し、貧しい労働者階級や移民の出生率が高かったからである。優生学は、こうした下層の労働者階級や移民を犯罪や非行、売春、アルコール中毒、障害、貧困などの「社会悪」の温床とみなし、社会制度の不備や不平等よりも、彼／彼女ら自身の遺伝的劣等性にその原因を見出そうとした。さらに、彼／彼女らの生殖力にも人々の注意が向けられた。というのは、彼／彼女らは「同種」を、しかも一般の人々よりも多く再生産すると考えられたからである。

そのため、断種によって彼／彼女らの生殖を制限することも議論され、アメリカでは一九〇七年にインディアナ州で最初の断種法が制定された。それに続き他の州でも断種法が制定され、一九二七年には連邦最高裁判所が「バック対ベル」判決において、ヴァージニア州の断種法を合憲と認めた。オリバー・ウェンデル・ホームズ判事によって書かれた判決文では、「退化した（degenerate）子孫が犯罪を犯したり、精神薄弱であるがために餓死したりすることを待つより、明白に不適な（unfit）人々が同種を再生産することを社会が予防することができるのであれば、世界にとってより望ましい。……三世代にわたる精神薄弱は、断種を正当化するのに十分な理由である」と述べられている。[4]「精神薄弱」とは知的障害の古称であるが、その定義は曖昧で、当時の白人中産階級の規範から外れると思われる行動や状態に適用され得る概念であった。さらにその後、ドイツを初めとする欧米のいくつかの国や地域で、そして日本でも、優生学的理由による断種を認める法律が制定された。

バースコントロール運動はその後「家族計画」と呼ばれるようになり、第二次世界大戦以降、欧米の運動家による人口管理の舞台は、欧米からアジアやアフリカなどの発展途上国へと移行する。当時多くの発展途上国では、爆発的な人口増加に食糧の生産や経済の発展が追いつかず、人口の抑制が経済的発展の前提と考えられたからである。また、人口過剰が大日本帝国の海外への侵略戦争の遠因であり、戦後世界における平和のためには人口問題に取り組む必要があるという理解もあった。

バースコントロール運動・家族計画に関しては、サンガーなどの運動家の活動に焦点を当てる研究や、各国における実践に関する研究が多く、そこには女性の身体に対する優生学的介入を問題視する観点も含まれている。サンガーがバースコントロール運動に優生学の原理を適用し、バースコントロール運動と優生学運動を合併しようとしていたこと、また、バースコントロール運動や家族計画が優生思想に基づいていたことは、多くの研究者によって指摘されている。[5]しかしながら、アメリカでは一九二〇年代から三〇年代には、優生学の科学的信憑性は失われ、一九三〇年代末には優生学運動は衰退しつつあった。

そこで本章では、一九三〇年代末以降のアメリカの優生学運動において、なぜ人口問題に対する関心が高まったのか、そして人口問題がどのように認識されていたのかを検討したい。このことは、優生学の科学的信憑性が失われていた第二次世界大戦後に、なぜアメリカ占領下の日本で優生保護法が成立したのかという問いへのひとつの解を提示し得るであろう。またその過程で、これまであまり注目されてこなかった一九四〇年前後のアメリカのバースコントロール運動と断種政策の関係についても検討する。それにより、第二次世界大戦後のアメリカの断種政策の継続と家族計画の世界的拡大へとつながる道筋を示したい。

主要な史料として、優生学団体の雑誌『優生学ニュース』(*Eugenical News*)を使用する。『優生学ニュース』は、アメリカにおける優生学研究の中心機関であった優生記録局(Eugenics Record Office)[6]から一九一六年一月に発刊され、一九五三年一二月まで刊行された雑誌である。一九二〇年から一九三八年まで、優生記録局のフィールドワーカーの会議から生まれた優生学研究協会(Eugenics Research Association)[7]の公式機関誌でもあった。さらに一九三一年からは、優生学運動の最盛期に中心的な団体であったアメリカ優生学協会(American Eugenics Society)[8]の公式機関誌にもなり、一九三九年からはアメリカ優生学協会が刊行するようになった。従って『優生学ニュース』は、アメリカにおける優生学運動の主流の見解を示しているといえる。『優生学ニュース』は一九五四年に『季刊優生学』(*Eugenics Quarterly*)と改称され、一九六九年には『社会生物学』(*Social Biology*)へと改称された。

なお、本章では、歴史的叙述においては、現在では不適切として使用されていない用語も訳語として使用しているが、それは用語の定義が当時の思想を反映しており、現在使用される用語と含意が異なるからである。

一　優生学の改革

多くの遺伝学者は、二〇世紀初頭には優生学運動に熱狂したが、新しい遺伝学的知識の蓄積が進む中で、優生学の研究方法の安直さとその危険性に気づき始めた。一九二〇年代末から三〇年代初めにかけて、優生学運動に加担していた多くの遺伝学者が離脱し始め、優生学運動は衰退していくように思われた。長い間アメリカ優生学協会の理事会のメンバーであった社会学者のフランク・H・ハンキンズは一九四三年に、「私は少なくともこの一〇年間、優生学運動は衰退してきていると確信するようになっていた」と述べている(9)。

とはいえ、優生学運動が姿を消したわけではなかった。衰退していた優生学運動の改革の第一線に立った指導者の一人が、フレデリック・オズボーンである。一九三一年にアメリカ優生学協会の事務局長、一九三六年に幹事長に就任したオズボーンは、一九三七年に優生学の変化について次のように述べている。グレゴール・ヨハン・メンデルの遺伝の法則の再発見から二五年間、「我々は、遺伝学という新しい科学が、人類の改良という優生学の実験的適用を可能にする鍵となることを希望するようになった」。しかし、「時が経ち、研究者たちは、遺伝学を人間に適用する際の限界を認識し始めた。……遺伝学に基づいて人類を改良することを望んでいる者は皆、遺伝学は、優生学を大規模に適用するのに必要な基礎の一部に過ぎないということを認識するようになった(10)」。

このような認識の変化の背景にあったのは、一九二〇年代半ば以降に発表された、遺伝学や心理学などにおける科学的成果である。また人口学の研究が、遺伝学や心理学と並んで、優生学にとって重要とみなされるようになった、とオズボーンは指摘している。そして彼は、「優生主義者にとって、過去一〇年間に起こったことを検討すべき時期である。優生学の原理は、人口学と心理学によってもたらされた新しいデータにほとんど追いついていない」と述べ、「優生主義者は、もはや遺伝学の知識だけで〔出生分布の〕課題に備えることはできない。心理学と人口学の最新の知見も、同様に重要である」と主張した。またオズボーンは、人種や社会階級間に生物学的特質の優劣は存在せず、集団間の差異よりも個人間の差異の方が大きいので、優生政策は集団ではなく個人の資質に基づく選別によって適用しなければならないと述べた[11]。彼はアメリカ優生学協会から一般の優生主義者の影響を徐々に排除し、専門家をしかるべきポストに据えて権限を持たせた。こうした努力が実り、一九三〇年代末にはアメリカ優生学協会の会員に、著名な遺伝学者、医学者、心理学者、人口学者たちをかなり迎え入れることに成功した[12]。

ハンキンズも、優生学の変化について次のように指摘している。優生学は、「人種や階級間の差異は大部分が遺伝的要因によるという見解が暗黙のうちに受け入れられた、〔チャールズ・〕ダーウィンとゴルトンの時代の文化であった。世論では、成功した人間は概して失敗した人間よりも生まれつき有能であると容易に信じられた」。そして、そのような時代には、「社会的に優秀な親は優秀な血統故に優秀な子供をつくる、ということを科学は難なく「証明した」」。しかし、とハンキンズは続けて述べる。「今日こうした単純な仮定は人気がなくなっただけでなく、「虚偽」となった」。なぜなら、階級間や人種間の差異は、「生活環境や人生の出発点における差異を反映している」に過ぎず、「成功に役立つ能力、健康、気力は、遺伝子ではなく環境に帰する」からである[13]。

そしてハンキンズは一九四五年に、アメリカ優生学協会が戦後何をすべきかを論じるなかで、「私の印象では、優生学に反対していた多くの人々は、それが人種主義に染まっていると感じていた」ので、それを人々の心の中から取り除かなければならないと主張した[14]。終戦後の一九四六年にアメリカ優生学協会の会長となったオズボーンも、「一九三〇年以前の優生学には、人種的・社会階級的偏見があった」と認めている。すなわち、支配的な人種や階級の人々にとって、自分たちは「被支配的な人種や階級よりも明らかに優れているように思われた」のである。そして彼は、人種や社会階級に基づく偏見によって「優生学の大義を一世代後退させた初期の優生主義者の過ちを、我々は繰り返したくはない」と主張する。[15]

以上のように、一九三〇年代末から四〇年代にかけて優生学の改革を志した人々は、かつての優生学の「科学的」根拠はもはや崩れ去ったと認識しており、またかつてのように人種的・階級的に偏った優生学運動を否定した。そして、人種や階級などの集団間の差異よりも、個人間の差異の方が大きいこと、またたとえ人種や階級などの集団間に差異があったとしても、それは遺伝よりも環境に大きく影響されることが指摘されるようになった。しかし同時に、人類遺伝学、心理学、人口学などの新しい科学的成果に基づいて、特定の集団ではなく個人の資質に基づく選別という優生政策によって、人類の改良を図ることができると確信していたのである。

二　人口問題への眼差し

一九三〇年代末から四〇年代の優生学運動では人口問題への関心が高まっていくが、これはアメリカ国内で人口問題を語ることが日常的になったことの反映でもあった。国内の人口問題については、人口統計学者のフランク・W・ノートスタインが一九三九年に、アメリカ全体で出生率は定着人口維持に必要な水準をわずかに下回っているが、地域間や階層間に大きな差異が存在すること、そしてその差異は縮小しつつあることを指摘している。その根底にある原因について十分な議論はしていないが、それをもたらした手段は避妊具の利用であると、彼は結論づけている。[16]

そしてノートスタインは、この事実が意味することとして以下の二点をあげている。第一に、避妊のおかげで、当時の低死亡率ではあり得ないほど、人口過密が回避されているということである。第二に、主に避妊が原因で出生率の差異が存在しており、経済的な機会に最も恵まれていない階級や地域において出生率が高いということである。これについてノートスタインは、「ここで強調するまでもなく、アメリカ優生学協会は、社会経済的階層間の遺伝的な特性に実質的な違いがあることを証明するものはないと明確に認識している」と断った上で、経済的な機会に最も恵まれていない集団の出生率の方が高いままであると、社会に深刻な損害がもたらされ得ると警告している[17]。

さらにノートスタインは、避妊具が主に比較的裕福な都市部でしか利用できないという状況は、「民主主義社会にはふさわしくない」と主張する。彼はバースコントロール運動が、安全で、簡単で、安価で、効果的な避妊具を貧しい農村部、特に南部に拡大しようとしたことを高く評価している。そして、「アメリカ優生学協会の立場は、そのような避妊法が全人口に行き渡るようになって初めて、遺伝的に劣等な人々が自らの生殖能力を制限できるようになり、建設的な優生プログラムが可能になるという信条に基づいている」ので、バースコントロール運動に協力することができると述べている[18]。

そして一九三〇年代末になると、しばしば他国の人口政策が論じられるようになった。たとえば中央統計委員会（Central Statistical Board）のパスカル・K・ウェルプトンは、第二次世界大戦開戦直前の一九三九年に、「ヨーロッパの国々でも国民の数を増加させ質を向上させる優生政策が行われている」と報告している[19]。特にドイツとイタリアは、「結婚を促進し、避妊を減らし、中絶をなくし、多くの人々に大家族を奨励することを意図した方策を実施してきた」。他方で、「生物学的に望ましくないマイノリティに対しては、結婚を禁止し、断種によって出産を防ぐという他の手段が適用された」。そしてフランス、ベルギー、スウェーデンなどでも、同様の手段が取られていると指摘している[20]。

しかし、第二次世界大戦が始まると、どの国でも軍事的な目的のために人口の数に重点が置かれるようになる。アメリカン大学の人口学教授フランク・ロリマーは一九四一年に、「戦争への準備に執着するあまり、人口の質やその他の社会的目標を無視して、数の多さに誤った重点が置かれている」と報告している。そして人口の質より数を重視することは、「ドイツ、フランス、ソ連、さらにはイタリアや日本のように、すでに深刻な人口過剰に悩まされている国々」においても「家族数の制限（family limitation）に反対」することにつながっていると述べる。従って、「健全な人口学と優生学」というのは、戦争の脅威がないところでのみ発展すると、ロリマーは主張する[21]。

実際には多くの国々で同様の人口増加政策が行われていたにもかかわらず、戦時中は、イタリアやドイツのような権威主義的・全体主義的国家と民主主義国家の人口増加政策の差異が主張されるようになった。第二次世界大戦直前にロックフェラー研究員として渡米していたイギリスの社会学者ディヴィッド・V・グラスは、次のように述べている。「ごく最近まで、人口政策は全体主義国家特有の関心事であると一般に考えられていた。イタリアとドイツにおけるそのような活動が注目されていたのだから、それも無理はない」。しかし、「民主主義的な政策としてスウェーデンの法律が注目されるようになった」ことで、民主主義国家であっても人口政策を行うことは正当であると、一般市民が感じ始めたという[22]。とはいえグラスは、「二〇世紀に入って初めて積極的な人口政策を導入したのは民主主義国家であり、第一次世界大戦前のフランスと一九二三年のベルギーであった。権威主義国家がそこに登場したのは、一九二六年のイタリア、一九三三年のドイツと、ずっと後のことである」と、人口政策はもともと民主的な政策であると主張している[23]。

そしてグラスは、民主主義国家と全体主義国家における人口増加政策の違いを、次のように説明している。たとえばフランスでは、人口減少への懸念は一八六六年の普墺戦争後にすでに顕在化しており、一八七〇年の普仏戦争の結果、ドイツが新たに強力な国家として台頭してからは特に顕著になった。従って、一八六〇年代以降のフランスの人口政策で支配的だったのは、「現状を維持したいという願望」と、「出生率を上げない限り、より強力な他国によって滅ぼされることは避けられない」という恐れであったという。ベルギーでも「現状を維持したいという同様の願望」があったが、それは、人口が減少すれば大規模な移民が必要になるが、「その移民はスラヴ諸国からしかやって来ないのではないか、そのような移民はベルギー固有の文化を失わせるのではないかという懸念」によってもたらされたとしている。さらにスカンジナヴィア諸国にも、「現在の戦争以前の制度を維持したいという願望」と、「出生率を上昇させなければそれができないという懸念」があったという。[24]

従って、グラスによれば、民主主義国家が人口増加政策を実施する一番の動機は、「この新しい世界大戦が勃発する前の状況を維持したいという願望」であった。一方で、独裁国家のイデオロギー的根拠は全く異なっていた。イタリアとドイツの人口増加政策は、「帝国主義的・拡張主義的政策の一環」であった。そしてグラスは、イタリアとドイツの状況について次のようにまとめている。第一に、両国とも、出生率を上げる政策が導入される以前から、人口増加によって国民の生活水準が下がっていたと思われる。第二に、両国の国家政策の目的は、国民の生活水準の向上ではなかった。それどころか、領土拡大を正当化するために人口増加率を高めることによって、国民の生活水準をおそらく低下させていた。[25]すなわち、グラスによると、民主主義国家における人口増加政策は、第二次世界大戦前の国家を政治的・文化的に維持するためであり、全体主義的国家におけるそれは、国家を拡張するためであった。

人口政策の差異を主張したのは、グラスだけではなかった。『優生学ニュース』では、優生学的観点から人口問題に関心を持つ市民にとって一九四三年に発表された最も重要な記事の一つは、同年三月の『フォーチュン』（*Fortune*）誌第二七号に掲載された「戦後世代」であるとして、許可を得てそれを再掲している。そこでは、日本の人口増加計画が次のように紹介されている。日本政府は二年前、「必要な軍事・産業労働力を供給し、アジアにおける日本の「リーダーシップ」を維持するため、一九六〇年までに日本の人口を七三〇〇万人から一億人に増加させる」という計画を発表した。その計画では、「結婚資金の貸付、多産家庭への手当や報奨金、性病や乳幼児死亡率を減らすための保健対策」などが奨励されることになっていた。以上のような政策について記事では、「ドイツと日本の人口政策はともに、出生率の低下を国家の衰退と関連づけ、民族、国家、運命というプロパガンダを、国家の活力を高める人為的な刺激策として利用している」と結論づけている。[26]

そしてこれに対し、アメリカで人口政策を実施するのであれば、「その目標は必ずしも赤ん坊を増やすことではなく、より良い赤ん坊を産むこと」であると記事では述べられている。それは、「「人為的な」出産鼓舞を避け、民主主義国家の基本である自発的な子育てを前提にする」と、ドイツや日本とは対照的な「自発性」が強調されている。そしてバースコントロールには出産抑制の効果があるが、「計画的に、そして出産間隔をあけることで、それ〔バースコントロール〕はより健康的な母親と赤ん坊、さらにはより多くの赤ん坊を〔もたらすことを〕意味し得る」と、バースコントロールを肯定的に捉えている。[27]

しかしながら、戦争は当然のことながら人口を減少させる。前述の『フォーチュン』に掲載された記事は、戦争によって西洋世界のほとんどすべての国で出生率が低下していると伝えている。枢軸国においても、人口増加政策を実施していたにもかかわらず出生率は低下していた。ドイツの出生率（人口千人に対する割合）は一九三三年に一四・七にまで低下していたのが一九三九年には二〇・四に上昇したが、「継続的なプロパガンダと兵士の一時帰休にもかかわらず、ドイツでは一九四〇年以降、急激な低下が続いている」。そして「イタリアの少子化対策は、ドイツほど成功しなかった」。日本については、出生率二六・七、死亡率一七・四であった一九三八年以降、信頼に足る人口統計は発表されていないが、「それ以来、軍の死傷者、食糧不足、その他の戦争による負担のために、死亡率は間違いなく上昇している。軍事動員や、家族を持たない男性が農村部から工業都市に移動したため、出生数はおそらく急激に減少している」と推測されている。[28]

そして第二次世界大戦が終わりに近づくと、戦後を見据えた人口問題が議論されるようになる。終戦直前の『優生学ニュース』一九四五年六月号で、イエール大学のエルズワース・ハンチントンは、日本も含めた途上国の人口増加に対する懸念を表明している。「インド、中国、日本、そして東欧を含むその他の地域で人口が急速に増加していることに、将来を鋭く見据える人々の多くが不安を抱いている」。

これに対し、楽観主義者は、新しい発明、国際協力の新しい精神、工業の普及によって、現在の人口をはるかに超える人々に高水準の生活を供給できるようになるので、心配はないと主張する。「必要なことは、そのような国々がますます高い生活水準を目指して努力するのを、アメリカが支援することである」と彼らは述べている。[29] しかし、専門家によれば、アメリカで人々に十分な食糧を供給するためには、一人当たり二・五エーカーの農地が必要であるが、実際には一人当たり二エーカーほどの農地しかなく、多くの人々が貧しい食生活を送っているという。インドでは、一エーカー当たりの収穫量がアメリカよりもはるかに少なく、食糧生産に使える土地は一人当たり一エーカーにも満たない。従ってハンチントンは、「インドだけでなく、中国、日本、イラン、その他同じように苦しんでいる多くの国々が、まともな生活水準を享受できる可能性があるだろうか」と楽観主義に疑問を投げかけている。[30]

また、カリフォルニア州のアメリカ家族関係研究所のポール・ポペノーは、スクリプス財団人口問題研究所の所長ウォーレン・S・トムソンの新著『人口問題』を紹介しているが、そこでも将来の人口問題に対する懸念が表明されている。[31] トムソンによれば、ヨーロッパの多くの地域、北アメリカ、オーストラリア、ニュージーランドでは出生率が着実に低下しているのに対して、スペイン、ポルトガル、ギリシア、ユーゴスラヴィア、ブルガリア、ルーマニア、ポーランド、南アフリカ（白人）、日本、ロシアなどでは人口が増加している。中国とインドは第三の集団を形成しており、西洋諸国のように死亡率が低下するまで、飢饉や病気によって大きく変動しながら断続的な人口増加を遂げる。要するに、「今後の人口増加は、主に東ヨーロッパ、アジア、その他のいわゆる後進国で起こる」と予測されている。そして、世界のある地域で人口が増加する一方で、他の地域では人口増加が抑制されると、「国家間や民族間の関係を長期的に安定させる望みはない」ので、西洋以外の国々の出生率を低下させるしかないと述べられている。[32]

三　民主的な人口政策？

以上のように、戦時中から権威主義的・全体主義的国家と民主主義国家の人口政策の差異が主張されていたが、それでは民主的な人口政策はどのようなものと想定されていたのだろうか。コロンビア大学内科・外科医カレッジのエマソン・ヘイヴンは、「社会的に危険な性質や望ましくない性質を確実に受け継ぐと思われる」人間については、「まず教育と説得を通じて生殖を自主的に管理させることが不可欠である」が、説得がうまくいかずに「強制が必要になった場合は、十分な予防措置を講じ、人間の本能に対する暴力を最小限に抑えて、これを達成しなければならない」と述べる。そしてこのような優生学の基本理念には、恣意的で残酷な方法は存在しないと主張する[33]。

また、優生学運動の改革を推進したオズボーンは、「民主主義国家では、言論の自由や礼拝の自由とともに、子どもを産む権利も産まない権利も守られなければならない」と主張する。それは、「誰が子どもを持つべきか、持つべきでないかを決める知識は誰にもないし、権力に託すべきでもない」からである。そして、「独裁国家のような恣意的な出産管理は優生学ではない」とする。しかし、「民主主義を維持することができるのは有能な国民だけ」であり、「能力は、能力のある系統から生まれた子供たちによって、世代から世代へと絶え間なく更新されなければならない」と述べる[34]。

従って、能力のない「不適者」を減少させなければならないとオズボーンは主張する。「アメリカでは二〇〇万人ないし三〇〇万人が、心身に深刻な欠陥を抱えており、自分自身や家族、地域社会にとって悲劇的な重荷となっている。彼らの欠陥の大部分は、体質的なもの、つまり遺伝性のものである。彼らのケアにかかる費用だけでも、おそらく年間一〇億ドルはかかるであろう」。それは「国防」にも支障をきたすと彼は警告する。そしてオズボーンは、「結核や黄熱病のような伝染病の発生率を低下させたのと同じように、生まれつき欠陥傾向のある人間の発生率を低下させることができる」と主張し、その方法として、「不適者」の登録、隔離、婚姻制限、避妊具の使用をあげている。特に、「精神薄弱者」については、その数を減らすことに取り組むよう推奨している。「ホームズ判事が〔一九二七年にヴァージニア州の断種法を合憲と判断した連邦最高裁判所の「バック対ベル」判決において〕述べたように、「精神薄弱は三世代で十分である」」と主張して、「精神薄弱者」の断種を国防のための優生学的貢献と位置づけている。[35]

実際、「精神薄弱者」に対しては、強制断種を支持する声が少なくなかった。一九四四年の『優生学ニュース』によれば、「精神薄弱者」の強制断種は、数年前に『フォーチュン』が行った全国世論調査で、対象者全体の六六％が支持していた。ニューヨーク・ヘラルド・トリビューン世論研究所による同様の世論調査では、七〇％が賛成であったという。[36] ポペノーも、人口を維持・向上させるために消極的優生学が必要であると主張する。彼は、「民間の世論調査や研究者の意見の多く」は、「一般大衆が、この目的のために避妊や優生断種の拡大を受け入れる用意があることを示している」と指摘する。[37]

バースコントロールを推進する人々にとって、一方で避妊具の使用を勧めながら他方で「不適者」に断種を強制することは、矛盾することではなかった。それは、ニュージャージー州の断種推進団体であるバースライト[38]の事務局長であったマリオン・S・オルデンが一九四六年に述べているように、「精神薄弱者」は、避妊に必要な「先見性、自制心、責任感を持ち合わせていない」と考えられていたからである。オルデンは、避妊具が効果的なのは、「断種手術が適用される人間よりも、子供を持つのに適した知的な人間に限られる」ことが調査で示されていると主張している。[39]

このように、第二次世界大戦後の「精神薄弱者」に対する断種の根拠は二〇世紀初頭のそれとほとんど変わっていないが、その背景には人類改良の夢があったと思われる。優生政策が多くの国や地域で実施されたように、人類の質を改良するという夢はアメリカだけのものでも、優生主義者だけのものでもなかった。優生学運動から距離を置いた遺伝学者にも、人類を遺伝的に改良するという夢は共有され、むしろ遺伝学の発達によってそれはより実現可能なように思われた。

一九三九年八月にスコットランドのエディンバラで開催された第七回国際遺伝学会議に出席した科学者たちに、科学サーヴィス局長のワトソン・デイヴィスが、「どうすれば世界の人口を遺伝的に最も効果的に増加させることができるか」という質問を投げかけた。それに対し、遺伝学者の団体によって「遺伝学者の声明」が発表された。そこでは効果的な人間の遺伝的改良のための前提条件のひとつとして、「一時的または永続的な自発的断種、避妊、中絶（第三の防衛手段として）、生殖能力と性周期の管理、人工授精など、消極的なものも積極的なものも含めて、生殖過程のあらゆる段階で実施可能な、より効果的な生殖管理の手段」の普及と発展があげられている(40)。すなわち、人類全体の遺伝的改良のために生殖に介入することは、当然のこととみなされていたのである。

アメリカの優生主義者も、世界的に人類の質を改良するという目標について戦時中から意識していた。早くも一九四三年には、戦後を見据えた次のような主張がみられる。戦後、多くの外国から復興支援の要請が来ることは間違いないが、「アメリカは、質より量だけで人口を増加させようとする国には、そのような援助を拒否するかもしれない。「精神薄弱者」たちにできるだけ早く子どもをつくることを奨励した、〔ベニート・〕ムッソリーニのような政策が許される余地は、文明世界にはもはやない(41)」。ここでは、人口増加政策が、「精神薄弱者」による出産の増加と結びつけられている。そしてこのような、援助と引き換えに人口の質も含めた生殖管理を他国に求めるという主張は、第二次世界大戦後の家族計画の輸出につながっていくことになる。

ちなみに、一九三九年の「遺伝学者の声明」は、一九四六年の『優生学ニュース』に再掲されている(42)。このことは、第二次世界大戦を経ても人類改良という夢が変わることはなかったことを示している。

おわりに

一九三〇年代末から四〇年代にかけて優生学の改革を志した人々は、かつての優生学の「科学的」根拠はもはや崩れ去ったと認識していた。また、かつてのような人種的・階級的に偏った優生学運動を否定した。人種や社会階級などの集団間に優劣は存在せず、集団間の差異よりも個人間の差異の方が大きく、その差異は遺伝よりも環境に大きく影響されると主張されるようになった。しかしながらそれは、特定の階級や人種集団でなく、「個人の資質に基づいて」行われる優生学的選別を正当化することにもつながった。同時に人類遺伝学、心理学、人口学などの新しい科学的成果に基づく優生政策によって、人類全体の改良を図ることができると確信していた。

二〇世紀初頭から優生学に基づく人口政策は多くの国で実施されたが、第二次世界大戦中には、全体主義的・権威主義的国家と民主主義国家における人口政策の差異が強調され、そのことは民主主義国家で行われる人口政策を正当化することにもつながった。第二次世界大戦も終わりに近づくと、戦後の人口増加の脅威が懸念されるようになり、優生思想に基づく家族計画によって、人口管理の舞台は欧米から、人口過剰であると想定されたアジアやアフリカなどの発展途上国へと移行する。当然のことながら、その主対象となったのは、非白人であった。このことは、アメリカ国内における優生断種の主対象が、二〇世紀初頭には白人の移民や低所得者層であったのが、第二次世界大戦後は有色人種の貧困女性に変化したこととも交錯する。(43)

アメリカ国内では、生殖の権利は基本的人権と断言される一方で、(44)人類改善という目的のため、遺伝的に欠陥があると思われる「不適者」、特に「精神薄弱」とみなされる人々の生殖制限は当然のことと考えられ、生殖制限の手段としての断種も否定されなかった。「民主主義国家における不適者の断種」という政策は、第二次世界大戦後のアメリカ国内において公的に問題視されることはなく、占領下の日本においても受容されることになる。

注

（1）アメリカとドイツの優生学的関係については、たとえば以下を参照。Jeremy Hugh Barron, *The Anglo-American Biomedical Antecedents of Nazi Crimes: An Historical Analysis of Racism, Nationalism, Eugenics and Genocide* (New York: Edwin Mellen Press, 2007); Edwin Black, *IBM and the Holocaust: The Strategic Alliance between Nazi Germany and America's Most Powerful Corporation* (New York: Crown Publishers, 2001)〔小川京子訳、于京頼三監修『IBMとホロコースト――ナチスと手を結んだ大企業』柏書房、二〇〇一年〕; Edwin Black, *Nazi Nexus: America's Corporate Connections to Hitler's Holocaust* (Washington, DC: Dialog Press, 2009); Edwin Black, *War against the Weak: Eugenics and America's Campaign to Create a Master Race*, Expanded Edition (Washington, DC: Dialogue Press, 2012 [2003])〔貴堂嘉之監訳、西川美樹訳『弱者に仕掛けた戦争――アメリカ優生学運動の歴史』人文書院、二〇二二年〕; Stefan Kühl, *The Nazi Connection: Eugenics, American Racism, and German National Socialism* (Oxford and New York: Oxford University Press, 1994)〔麻生九美訳『ナチ・コネクション――アメリカの優生学とナチ優生思想』明石書店、一九九九年〕; James Q. Whitman, *Hitler's American Model: The United States and the Making of Nazi Race Law* (Princeton, NJ: Princeton University Press, 2017)〔西川美樹訳『ヒトラーのモデルはアメリカだった――法システムによる「純血の追求」』みすず書房、二〇一八年〕。ドイツの遺伝病子孫予防法の参考にされたとされるカリフォルニア州の断種の報告書は、E.S. Gosney and Paul Popenoe, *Sterilization for Human Betterment: A Summary of Results of 6,000 Operations in California, 1909–1929* (New York: MacMillan, 1929). カリフォルニア州における断種の歴史については以下を参照。Natalie Lira, *Laboratory of Deficiency: Sterilization and Confinement in California, 1900–1950s* (Oakland: University of California Press, 2022).

（2）　Daniel J. Kevles, *In the Name of Eugenics: Genetics and the Uses of Human Heredity* (Cambridge and London: Harvard University Press, 1995 [1985]), 43.

（3）　Thomas Robert Malthus, *An Essay on the Principle of Population, as It Affects the Future Improvement of Society with Remarks on the Speculations of Mr. Godwin, M. Condorcet, and Other Writers* (London: J. Johnson, 1798)〔高野岩三郎・大内兵衛訳『初版人口の原理』岩波文庫、一九六二年、他〕。

（4）　*Buck v. Bell*, 274 U.S. 200 (1927).

（5）　マーガレット・サンガーに関しては、たとえば以下を参照。Jean H. Baker, *Margaret Sanger: A Life of Passion* (New York: Hill and Wang, 2011); Ellen Chesler, *Woman of Valor: Margaret Sanger and the Birth Control Movement in America* (New York: Simon and Schuster, 1992)〔早川敦子監訳『マーガレット・サンガー――嵐を駆け抜けた女性』日本評論社、二〇〇三年〕; Patricia Walsh Coates, *Margaret Sanger and the Origin of the Birth Control Movement, 1910–1930: The Concept of Women's Sexual Autonomy* (New York: Edwin Mellen Press, 2008); Angela Franks, *Margaret Sanger's Eugenic Legacy: The Control of Female Fertility* (Jefferson, NC: MacFarland Publishing, 2005); Nicholas Kaminsky, *Church Control or Birth Control: Margaret Sanger's Propaganda Campaign Against the Catholic Church* (Mankato, MN: Into Your Hands LLC, 2015); David M. Kennedy, *Birth Control in America: Career of Margaret Sanger* (New Haven, CT: Yale University Press, 1970); Aiko Takeuchi-Demirci, *Contraceptive Diplomacy: Reproductive Politics and Imperial Ambitions in the United States and Japan* (Redwood City, CA: Stanford University Press, 2018).

（6）　優生記録局EROは、一九一〇年から優生学研究の中心として機能した研究所である。一九〇二年に鉄鋼王アンドリュー・カーネギーが設立したワシントン・カーネギー研究所（Carnegie Institution of Washington）が、一九〇四年ニューヨーク州コールドスプリングハーバーに実験進化研究所（Station for Experimental Evolution）を設立した。その初代所長であったチャールズ・B・ダヴェンポートが一九一〇年に、鉄道王エドワード・H・ハリマンの寡婦メアリー・ハリマンから資金を獲得し、そこにEROを設置した。一九一八年にEROの主たる後援者であったハリマンは、EROをワシントン・カーネギー研究所に移譲した。一九二一年には実験進化研究所がEROを吸収して研究所の遺伝学部門としたが、引き続きダヴェンポートが指揮にあたり、EROは遺伝学部門の下位部門として存続した。"Carnegie Institution of Washington," in Ruth Clifford Engs, *The Eugenics Movement: An Encyclopedia*（Westport, CT: Greenwood Press, 2005）, 28; "Eugenics Record Office," in Engs, *The Eugenics Movement*, 58.

（7）優生学研究協会ＥＲＡは、一九一三年にＥＲＯのフィールドワーカーの会議から生まれた専門家団体で、優生学そして後に人類遺伝学の研究を、全国的且つ国際的に連携させるための重要な組織となった。ＥＲＡは一九二〇年に、『優生学雑誌』（*Journal of Eugenics*）を発刊する計画を立てたが、その準備までの一時的な刊行物として、ＥＲＯから『優生学ニュース』を取得した。しかし、結局『優生学雑誌』は刊行されることなく、『優生学ニュース』がその公式機関誌であり続けた。一九三八年六月にＥＲＡの最後の年次大会が開催され、新たに組織された人類遺伝学研究協会（Association for Research in Human Heredity）にＥＲＡの資産を譲渡することが可決された。しかし、人類遺伝学協会は一二月以降活動しなくなり、一九三九年以降はアメリカ優生学協会が『優生学ニュース』を刊行するようになった。"Eugenics Research Association," in Engs, *The Eugenics Movement*, 60; Maurice A. Bigelow, "Brief History of the American Eugenics Society," *Eugenical News* 31（1946）, 50.

（8）アメリカ優生学協会ＡＥＳは、優生学運動の最盛期である一九二〇年代から三〇年代初頭に、アメリカで最も重要な優生学団体のひとつであった。一九二一年に第二回国際優生学会議がニューヨーク市で開催され、アメリカで優生学の団体を発展させることを目的として、エール大学教授アーヴィング・フィッシャーを委員長とする委員会が任命された。この委員会は一九二二年に、フィッシャーを委員長とするアメリカ優生学委員会（Eugenics Committee of the United States of America）として再編された。一九二五年にＡＥＳと改称され、フィッシャーが初代会長となった。ＡＥＳは一九三一年に『優生学ニュース』を刊行していたＥＲＡと契約し、それをＡＥＳの公式機関誌とした。この関係は一九三八年まで続き、その後『優生学ニュース』はＥＲＡからＡＥＳに譲渡され、一九三九年からＡＥＳによって刊行された。ＡＥＳは一九七三年に、名称を社会生物学研究協会（Society for the Study of Social Biology）に変更した。"American Eugenics Society," in Engs, *The Eugenics Movement*, 7-8; Bigelow, "Brief History of the American Eugenics Society," 49-50.

（9）Frank H. Hankins, "Eugenics and the Culture Drift," *Eugenical News* 28（1943）, 35.

(10) Frederick Osborn, "Implications of the New Studies in Population and Psychology for the Development of Eugenic Philosophy," *Eugenical News* 22 (1937), 104.
(11) Ibid., 105–106.
(12) Kevles, *In the Name of Eugenics*, 171–172.
(13) Hankins, "Eugenics and the Culture Drift," 35–37.
(14) Frank H. Hankins, "Discussion: Eugenics after the War," *Eugenical News* 30 (1945), 23.
(15) Frederick Osborn, "Eugenics and Modern Life: Retrospect and Prospect," *Eugenical News* 31 (1946), 33.
(16) Frank W. Notestein, "Some Implications of Current Demographic Trends: For Birth Control and Eugenics," *Eugenical News* 24 (1939), 15.
(17) Ibid.
(18) Ibid., 15–16.
(19) 中央統計委員会は、全国産業復興法により大統領に与えられた権限に基づき、一九三三年七月に大統領令によって設立された。John Dickinson, "The Central Statistical Board," *Journal of the American Statistical Association* 30 (1935), 590.
(20) P. K. Whelpton, "Population Policy for the United States," *Eugenical News* 24 (1939), 47.
(21) Frank Lorimer, "Helping Young America to Responsible Parenthood: Through Social and Economic Aid," *Eugenical News* 26 (1941), 70–71.
(22) D. V. Glass, "Population Policies: And Their Objectives," *Eugenical News* 27 (1942), 5. ここで述べられている民主的なスウェーデンの政策とは、ウェルプトンが説明している内容を指していると思われる。それは、「ドイツのように大家族に手当を支給するのではなく、子供にかかる親の費用負担を減らす」というものである。たとえば、子供が二人以上いる家庭への家賃補助、妊娠中の母親と子供の医療費の無料化、託児所や幼稚園の設置などである。Whelpton, "Population Policy for the United States," 52.
(23) Glass, "Population Policies," 5.
(24) Ibid., 7.

(25) Ibid., 8-9.

(26) "The Postwar Generation: Extracts from *Fortune*," *Eugenical News* 28 (1943), 61.

(27) Ibid., 63.

(28) Ibid., 61.

(29) Elsworth Huntington, "Population, Peace or War," *Eugenical News* 30 (June 1945), 17.

(30) Ibid.

(31) Warren S. Thompson, *Plenty of People* (Lancaster, PA: Jacques Cattell Press, 1944).

(32) Paul Popenoe, "Is There Room for Everybody?" *Eugenical News* 29 (1944), 23.

(33) Haven Emerson, "Eugenics in Relation to Medicine," *Eugenical News* 24 (1939), 67-68.

(34) Frederick Osborn, "Eugenics and National Defense," *Eugenical News* 26 (1941), 39.

(35) Ibid., 38.

(36) P[aul] P[openoe], "Compulsory Sterilization of Mental Defectives," *Eugenical News* 29 (1944), 34.

(37) Paul Popenoe, "Eugenics and Family Life Education," *Eugenical News* 29 (1944), 50.

(38) バースライトの前身であるニュージャージー断種連盟（Sterilization League of New Jersey）は一九三七年に結成され、オルデンはその書記として活動していた。一九四三年にニュージャージー断種連盟はバースライトに名称を変更した。Ian Dowbiggin, *The Sterilization Movement and Global Fertility in the Twentieth Century* (New York: Oxford University Press, 2008), 37, 46-48.

(39) Marian S. Olden, "Mrs. Olden's Reply," *Eugenical News* 31 (1946), 57-58.

(40) "Plan for Improving Population: Outlined at the Seventh International Congress of Geneticists," *Eugenical News* 24 (1939), 63.

(41) "Eugenics and Foreign Aid," *Eugenical News* 28 (1943), 68.

(42) "Improving Genetically the World Population," *Eugenical News* 31 (1946), 44-45.

(43) 第二次世界大戦後のアメリカにおける断種については、たとえば以下を参照。Rebecca M. Kluchin, *Fit to Be Tied: Sterilization and Reproductive Rights in America, 1950-1980* (New Brunswick, NJ, and London:

Rutgers University Press, 2009).

(44) 一九四二年に、オクラホマ州の断種法をめぐる連邦最高裁判所の「スキナー対オクラホマ」判決でも、生殖が基本的人権のひとつであることを指摘する見解が示された。*Skinner v. Oklahoma*, 316 US 535 (1942).

ナチ・ドイツの断種法はどのように裁かれたのか
――ニュルンベルク継続裁判第三号事件・法律家裁判を事例として

紀　愛子

はじめに

ナチ政権下のドイツでは、「遺伝病子孫予防法」と称された断種法のもと、約三五万人の男女が本人の意思にかかわりなく断種手術を受けさせられた。[1] 同法のもとで断種された被害者は、子どもを持つ権利を奪われただけでなく、後遺症に苦しめられるなど、生涯にわたって続く被害を受けた。さらに、ナチ政権によって貼られた「遺伝的に低価値」「劣等」というレッテルにより、被害者は一九四五年以降も精神的に抑圧され続けた。[2]

この遺伝病子孫予防法とそれに基づく強制断種が、戦後どのように評価されたのか――犯罪と見なされたのか否か――は、強制断種に関する先行研究においても度々論じられてきた。これまでの研究では、連合国が遺伝病子孫予防法をナチ政権による不当な法律と見なさず、廃止命令を出さなかったことや、[3] ナチ政権下における医学の犯罪を裁いたニュルンベルク継続裁判第一号事件、通称「医師裁判」においても、遺伝病子孫予防法に基づく強制断種については訴追の対象にならなかったことなどが指摘されてきた。[4] 特にポール・ワインドリングは、医師裁判に関する著作において、同裁判内での強制断種政策の扱いについても言及しており、断種が「制定された法律のもとで行われた」ため、訴追は困難であったことを指摘している[5]。裁判において訴追の対象になるか否かは、その行為に対する戦後の評価を考える上でも特に重要といえよう。

しかし、遺伝病子孫予防法に対する戦後の評価を考える上で重要でありながら、これまで十分に目が向けられてこなかった裁判もある。それが、一九四七年三月から一二月にかけて行われたニュルンベルク継続裁判第三号事件、通称「法律家裁判」(正式名称「合衆国対ヨーゼフ・アルトシュテッターおよびその同僚たちの裁判」)である。この裁判は、ナチ時代の司法体制において指導的立場にあった裁判官や検事、法務官僚たちを被告とした裁判で、ナチ政権による司法犯罪の基盤を築いた法律や規定、たとえば一九三五年のニュルンベルク人種法や、一九四一年のいわゆる「夜と霧」命令などが審理の対象となったが、「強制断種」も訴因の一つとしてあげられ、遺伝病子孫予防法についても調査がなされた。

この法律家裁判において、遺伝病子孫予防法が調査されたこと自体は、少数の先行研究においても言及されてきた。たとえば、ニュルンベルク裁判についての単著を著したアンネッテ・ヴァインケは、法律家裁判に関する記述の中で、「起訴状の核心となったのは、典型的なナチの不法な法・政令についての入念なリスト」であり、とりわけ重視されたものの一つとして「一九三三年の断種法」をあげている[6]。しかしヴァインケの著作では、遺伝病子孫予防法が裁判の中でどのように扱われたのかまでは論じられていない。また、ミヒャエル・フェルスターは、法律家裁判の被告の一人であるシュレーゲルベルガーに関する研究の中で、遺伝病子孫予防法に基づく強制断種についても言及しているが[7]、裁判の審理の詳細については論じていない。

このように、強制断種の文脈においてはこれまで詳しい分析がなされてこなかった法律家裁判であるが、この裁判で具体的にどのような審理がなされ、断種法と強制断種についていかなる判決が下されたのかは、遺伝病子孫予防法という法律そのものに対する戦後の評価を考える上で重要であろう。また、この裁判を担当したのは、世界で初めて断種法が誕生した国アメリカである。優生学の分野においてもドイツと関わりが深かったとされるアメリカが、ナチ・ドイツの断種法をどのように評価しようとしていたかを知る意味でも、法律家裁判の分析は意義があるものと思われる。[8] さらには、この問題を考えることは、アメリカを中心とした連合国による占領下の日本において制定された優生保護法の位置づけを検討するうえでも一助となるのではないだろうか。

そこで本稿では、法律家裁判の裁判記録をもとに、遺伝病子孫予防法とそれに基づく強制断種が同裁判内でどのように扱われたのかを明らかにする。その際、同法に基づく強制断種が訴追の対象になったか否かだけでなく、検察側・弁護側がそれぞれどのような主張をしたのかも詳しく検討する。

ニュルンベルク継続裁判の裁判記録については、ハーバード大学法学部図書館がオープンアクセス化の取り組みを行なっており、インターネット上で閲覧可能である。本稿においても、同サイト上の記録を用いる。[9]

一　遺伝病子孫予防法の概要

まずは遺伝病子孫予防法の概要を確認するとともに、同法に基づく断種の申請や決定までの手続きについて確認する。

遺伝病子孫予防法は、ナチ政権誕生から半年も経たない一九三三年七月一四日に成立し、一九三四年一月一日から発効した断種法である。その第一条（一）では、「遺伝病の者は、医学的な見地から、かなりの確率でその子孫が重篤な身体・精神障害を患うことが予想される場合、外科的手術によって断種されることが出来る」と定められ、具体的な対象として、「先天性の知的障害」「統合失調症」「躁鬱性の白痴」「遺伝性のてんかん」「遺伝性の舞踏病」「遺伝性の盲目」「遺伝性の聾唖」「重篤な遺伝性の身体奇形」さらに「アルコール中毒」があげられた。[10] 法案は、内務省の医学参事官であったアルトゥール・

ギュットを中心に、精神科医エルンスト・リュディンの協力を得ながら起草され、内務省の下部組織である「人口・人種政策に関する専門家会議」での協議を経て、一九三三年七月一四日の閣議に提出され、可決に至った(11)。

一九三三年の官報に掲載された遺伝病子孫予防法に関する理由書では、同法の制定理由について、以下のように記された。

> 国民社会主義の政権掌握以降、国民はますます、人口政策や進み続ける出生率の低下に悩まされている。
>
> しかし、一番の心配の種であるのは、民族の数的な減少だけではない。むしろ、ますます目立ってきている、我々民族の遺伝性質の状態が、同じくらいに懸念すべき材料である。……
>
> 健康なドイツの家族、とりわけ教養ある市民層が、およそ二人の子供しか平均して産まないのに対して、知的障害者やそのほかの遺伝的低価値者は、一度の結婚につき平均して三―四人の子供を持つことが指摘されている。このような比率のなかで、民族の構成は世代とともに変化しているので、およそ三世代後には、価値の高い層が低価値者の層に完全に凌駕されてしまう。これはつまり、価値の高い家族の絶滅を意味している――ひいては、最も価値あるものが危険に晒されてしまうのだ。危険に晒されているもの、それはすなわち、我々の民族の将来である!(12)

この理由書からは、「低価値者」の増加と「価値の高い層」の減少を抑制しようという遺伝病子孫予防法の意図が読み取れる。つまりこの法律は、生殖への介入によって、「民族の遺伝性質」を改善することを目的としていたといえよう。

このような優生学的理由に基づく断種法の制定を求める動きは、ドイツでは一九二〇年代からすでに具体的な形となって現れていた。一九二三年には、ザクセン州の都市ツヴィカウの医学参事官であったグスタフ・ビュータースが、先天的な視覚障害や聴覚障害を持つ者、知的障害者、精神病者などに対する断種を合法化しようとする断種法案をザクセン州政府に提出していた[13]。さらにナチ政権成立前年の一九三二年には、プロイセン州保健省が、「遺伝性の精神病、遺伝性の精神薄弱、遺伝性のてんかん、そのほかの遺伝性疾患にかかっている者、または病的な遺伝素質の保持者」に対する断種手術を本人の同意のもとで合法化する断種法草案を作成している。いずれの法案も成立に至ることはなかったが、プロイセン断種法草案についてはプロイセン内務省や法務省などで審議され、帝国政府への法案提出も計画されていたことから、一九三〇年代初頭にはすでにドイツ全土での断種法公布がかなりの現実味を帯びて議論されていたといえる[14]。

プロイセン州の断種法草案では、本人の意思による自発的な断種のみが認可の対象とされていたが、ナチ政権による遺伝病子孫予防法は、強制断種を可能にするものであった。同法に基づく断種の申請手続きにおいては、本人以外に、病院や養護施設の長、官医も申請可能であり、本人の預かり知らないところで断種申請が行われる可能性があった。また、一度断種が決定されれば、本人が拒否しても強制的に断種手術を行う旨が、同法第一二条に明記されている[15]。

断種の可否は、断種法運用のために作られた「遺伝健康裁判所」が決定した。遺伝健康裁判所は地方裁判所に属し、全国に二〇五ヶ所設けられた[16]。裁判官は三名からなり、裁判長は裁判官出身者もしくは法律家で、そのほか二名の構成員は、優生学に通暁している官医・開業医各一名であった。

遺伝健康裁判所での決定に不服の場合は、上級審である「上級遺伝健康裁判所」に抗告することができた。上級遺伝健康裁判所は地方高等裁判所に属し、その構成は、地方高等裁判所判事、官医、優生学に通暁した医師の各一名であった。

この遺伝健康裁判所および上級遺伝健康裁判所の有する権限は大きく、証人及び鑑定人に対して尋問する権限、断種を受ける者本人に出頭や医学的調査を命じる権限、断種を受ける者が理由なく出頭に応じなかった場合に引致する権限も、両裁判所に付与されていた。[17]

地域にもよるが、遺伝健康裁判所において裁判資料として用いられた文書類は、人物ごとにファイルして保管されており、現在では地域の文書館に所蔵されている場合も多い。こうした文書は、どのような人たちが断種の対象となっていたのかを知る上で重要な史料である。二〇〇〇年代後半以降は、こうした遺伝健康裁判所の裁判関連史料を用いた地域史研究も盛んである。[18] 法律家裁判においても、同裁判所の文書が証拠資料として提出されているほか、後述する証人の証言においても引用されることになる。

二　法律家裁判の概要と訴因

では、法律家裁判において、遺伝病子孫予防法と強制断種というテーマはどのように扱われたのだろうか。

具体的な審理の過程を検討する前に、ニュルンベルク継続裁判の位置づけと、法律家裁判の概要について確認しておこう。[19] 一九四五年一一月から一九四六年一〇月にかけて、米英仏ソ四カ国によるニュルンベルク国際軍事裁判が開かれ、ナチ・ドイツの主要戦争犯罪人と六つの組織が裁かれた。ここで起訴されなかった重要な戦争犯罪人を裁くため、ニュルンベルク国際軍事裁判の後に開かれたアメリカによる軍事裁判が、ニュルンベルク継続裁判と呼ばれるものである。アメリカの単独管轄で行われたこの裁判では、医師や法律家、親衛隊員、起業家や政府高官など計一八五名の被告が、それぞれ一二の裁判で裁かれた。第三号事件として開かれた法律家裁判の審理は、一九四七年三月五日に開始され、判決は同年一二月四日に言い渡された。被告となったのは、法務省事務次官であったフランツ・シュレーゲルベルガー、クルト・ローテンベルガー、ヘルベルト・クレム、民族裁判所最高検事長であったエルンスト・ラウツなど計一六名で、いずれも法務省で高い地位にいた者か、特別裁判所や民族裁判所の関係者であった。

法律家裁判の訴因は共同謀議（訴因第一）、戦争犯罪（訴因第二）、人道に対する罪（訴因第三）、犯罪組織所属（訴因第四）の四つであった。このうち、訴因第二と訴因第三において、「強制断種と安楽死」が犯罪事実としてあげられ、シュレーゲルベルガーとラウツがこの犯罪に加担した容疑で起訴された。[20]

一九四七年二月一七日、公判の冒頭において、罪状認否の手続きが行われた。まず検察官チャールズ・マリオン・ラ・フォレットによって、強制断種について以下のように述べられた。

> 法務省はナチスの人種純潔計画に参加した。ユダヤ人、「反社会分子」、占領地の特定の国民を絶滅させるために、断種法と去勢法が曲解された。この計画の過程で、何千人ものユダヤ人が断種手術を受けた。……ラウツとシュレーゲルベルガー両被告は、これらの犯罪に対する特別な責任と加担の罪に問われている。[21]

ここで注目すべきは、ユダヤ人に対する断種手術のみが特筆されている点である。ユダヤ人も強制断種政策の被害者となったことは、強制断種に関する研究の先駆者として知られるボックも指摘している。[22] しかし、前述の理由書からもわかるように、遺伝病子孫予防法はドイツ人の「民族の質」を高めることを目的としており、全ドイツ人のうち病や障害を患う者を断種対象と定めていた。それにもかかわらず、優生学的理由に基づくドイツ人に対する断種手術については、ここでは言及されていない。さらに、断種法の「曲解」という言葉が用いられているように、断種法の正しい運用から外れた形でユダヤ人に対する断種が行われたことが示唆されている。

翌月三月五日には、首席検察官テルフォード・テイラーによる冒頭陳述が行われた。ここでテイラーは、遺伝健康裁判所についても、以下のような文脈において言及している。

……第三帝国の司法制度における最も重大かつ急激な変化は、さまざまな臨時法廷の設置であった。これらの非正規法廷は司法機構全体に浸透し、最終的には政治問題に触れたり戦争に関連したりするすべての司法業務を引き継いだ。

……一九三三年七月、一般に「断種裁判所」として知られている特別な「遺伝健康裁判所」が地方裁判所の管轄区域に設置され、その上に特別な「上級遺伝健康裁判所」が設置された[23]。

このように、ナチ政権によって設置された臨時法廷の一つとして、遺伝健康裁判所についても触れられている。ただしテイラーはこの直後、「しかし、最も悪名高いナチの司法革新は、……人民裁判所であった」と続け、国家反逆罪を取り扱った人民裁判所にテーマを移している。冒頭陳述において遺伝健康裁判所について述べられているのは上述の箇所のみで、扱いとしては小さいといえよう。

三　検察側の主張

では実際の審理の過程では、遺伝病子孫予防法とそれに基づく強制断種について、何が追及されたのだろうか。以下では断種に関して、検察側からどのような主張や立証がなされたのかを検討したい。結論を先取りしていえば、検察側は審理において、優生学的理由に基づく断種については問題視していない。公判冒頭でも述べられているように、検察側が追及しようとしたのはあくまで断種法の「曲解」であり、法律の条文通りの断種、すなわち第一条にあげられた病や障害を理由とした断種については犯罪として追及されてはいなかった。検察側が主張したのは、遺伝病子孫予防法が恣意的に濫用される余地のある法律であり、この法律に基づいて、人種的または政治的理由による迫害としての断種が行われたことであった。

一九四七年三月六日から約三ヶ月にわたって行われた証拠調べ手続きにおいて、検察側は、政治的態度を理由に断種された例があることを証明するため、実際に強制断種を受けた人物を証人として召喚している。この証人の証言は、強制断種がどのように行われたかを知る上でも重要であるため、以下に概略を引用したい。

証人ルドルフ・クレーズは一九一四年生まれで、ナチ体制期には牛の販売業者として働いていた。証言によれば、クレーズは一九三四年、運転免許証取得のためにラインラント゠プファルツ州にあるディーツ市の警察署を訪れた。しかし、対応した警察官は、クレーズが「公衆にとって危険」な人物であるとして免許証の交付を却下したという。クレーズは一九三三年以前に、左派である社会民主党に入党しており、組織の行進の際にこの警察官と接触した経験があった。クレーズは警察官から、免許証申請のためには身体検査の必要があるとしてリンブルクの医師のもとへ行くよう指示され、当地で医務官の診察を受けた。その後、彼はリンブルクの遺伝健康裁判所より、断種に関する審理に召喚された。この裁判では彼の断種は却下されたが、地域の医師が判決に不服を申し立てたため、フランクフルト・アム・マインの上級遺伝健康裁判所で第二審が行われた。この第二審で、クレーズに対する断種の決定が下された。彼は一時逃走したが、強制的に病院に連行され、断種手術を受けた[24]。

また、彼の証言によれば、ナチ政権成立の前年である一九三二年、ナチ党の党組織である突撃隊の隊員が突然彼の家に押しかけ、彼の父親のことを「赤いゴミ」「赤い詐欺師」と罵ったことがあったという。彼の父親の政治活動歴や政党所属経験については証言内では明らかにされていないが、「赤」という言葉から、父親も何らかの左派系組織に所属ないし協力していたためにこのような襲撃を受けたものと推測される。クレーズによれば、免許証申請の際に対応した警察官は、突撃隊員による襲撃騒動についても知っていたという。[25]こうした証人の経験を引き合いに出すことで、検察側は、政治的理由による断種が行われていたことを立証しようとしたと考えられる。

このほかに検察側は、遺伝病子孫予防法がユダヤ人や政敵への断種に利用される余地のある危険な法律であったことを主張するため、法曹界からも証人を召喚した。一九四七年三月一八日に証人として出廷した、ヴィルヘルム・ベールである。裁判当時、シュヴァインフルト地方裁判所で裁判長を務めていたベールは、強制断種についてだけでなく、ナチ政権下における司法制度全般に関する証人として出廷していたが、断種に関しては、遺伝病子孫予防法が「ナチの法律」であるとの見解を示した。

たとえばベールは、遺伝病子孫予防法の問題点として、「通常、このような措置が導入される前に大規模に行われるはずの議会での討議が行われなかった」ことを指摘している。[26]同法の制定時、ナチ政権はすでに全権委任法を成立させており、議会における討議なしに法律が閣議決定できる状態であった。法案も内務省を中心に作成されたもので、ベールのいう大規模な討議を経て練られたものではない。ベールは、このようなナチ政権の司法制度の下では、遺伝病子孫予防法が濫用されるのを防ぐためのセーフガードが設けられなかったとの見解を示した。彼は、「こうして国民社会主義は、断種やその他の措置ないし武器に邁進した」と述べている。[27]

また、ベールは遺伝病子孫予防法の関連法についても、その危険性を指摘した。検察側による直接尋問において、ベールは検察官ラ・フォレットから、遺伝病子孫予防法第三施行令（一九三五年二月二五日公布）の第四条に関して意見を求められている。この条文は、「利害関係者および弁護人は、重大な理由があるときは、遺伝健康裁判所および上級遺伝健康裁判所への出頭を禁じられることがある」と定めたものであった。つまり、この条文に基づけば、断種の申請を受けた者の弁護人や関係者を裁判に出廷させないことも可能となる。検察側はこの条文を引用することにより、断種対象者に不利な裁判が行われた可能性を示唆しようとしたものと思われる。この条文を引用した上で、ラ・フォレットは以下のようにベールに尋ねている。

一九三五年という早い時期に制定されたこの法律の規定は、第三帝国によって可決された断種法が、別の文脈のもとで可決され、その法律が成立したときに表向きに定められた目的とは別の目的のために利用できるようになったというあなたの意見を裏づけるものでしょうか？[28]

すなわちラ・フォレットは、こうした施行令の規定により、「表向きに定められた目的」、つまり優生学的理由に基づく断種とは別の目的のために断種法を利用できるようになったのではないかとベールに尋ねている。この問いに対してベールは、「この規定は、第三帝国のもとで導入された遺伝病子孫予防法に対する私の疑念を増大させるものです」と答えている。[29]ここでも、遺伝病子孫予防法が濫用される可能性が指摘されている。

このようにベールは、遺伝病子孫予防法やその関連規定の問題点を指摘した。しかしベールも、優生学的理由に基づく断種そのものを問題視しているのではなく、遺伝病子孫予防法が他の目的のために濫用され得たことを指摘するに留めている点は留意が必要である。ここでもやはり、優生学に基づく断種法の是非自体は議論の範囲外に置かれていた。

四　弁護側の主張

遺伝病子孫予防法が人種的・政治的迫害のために濫用されたと主張しようとする検察側に対し、弁護側は、遺伝病子孫予防法という法律そのものに問題はなかったこと、この法律の枠組みの中で、ユダヤ人や政敵に対する迫害としての断種は行われなかったことを立証しようとした。

シュレーゲルベルガーの弁護人イーゴン・クブショクは、一九四七年六月二三日に行われた弁護側の冒頭陳述において、以下のように述べている。

断種の問題に答えるために、弁護側はドイツとその他の国々における断種の歴史的発展について、理論と実践の両面から概説する。断種については、ドイツでは一九三三年以前から提唱されており、社会主義者や教会のグループにも支持者がいた。検討中の法律を詳しく調べれば、その具体的な規定において、細心の注意と慎重さが払われていることがわかるだろう。[30]

ここで弁護側は、断種法がナチ体制期において突然制定されたのではなく、それ以前から議論があり、多方面から支持を得ていたことを強調している。さらに、「その他の国々における断種」についても言及することで、断種法がナチ政権に特有のものではないと主張しようとした。クブショクはさらに続けて、このようにも述べている。

断種について弁護側は、ドイツ国民の遺伝的健康を保護するための法廷の実践が異論を挟む余地はないものであったこと、これらの裁判所が、法律が要求する事実に関する証拠が提出されているかどうかを誠実に審査していたこと、特に、政治的・人種的理由による断種手術は決して命じられなかったことを証明する豊富な証拠を提出する。弁護側は、ユダヤ人が関係している場合でさえも、断種の手続きが問題のない方法で行なわれていたことを示す証人を提示する。[31]

ここで示された弁護方針には、断種法が政治的・人種的迫害に濫用されたと主張する検察側に対し、そうした濫用がなかったことを証明しようとする弁護側の姿勢が表れている。

この一週間後、被告であるシュレーゲルベルガー本人が供述するが、彼もまた同様の主張を展開した。一九四七年六月三〇日、裁判長より「断種について説明をお願いします」と促されたシュレーゲルベルガーは、このように述べている。

まず言っておきたいのは、司法府は一九三三年七月一四日の遺伝病子孫予防法の範囲内においてのみ、断種手術と関係していたということです。他国と同様、ドイツでも断種については何十年も議論されてきました。他国と同じように、ドイツでも断種は法律で規制されています。その適用に関する法律には、ありとあらゆる法的な対策が含まれています。私は検察がこの法律そのものを非難しているとは思っていませんが、この法律が実際に適用されるにあたって、人種的・政治的配慮にもとづいて利用された、言い換えれば、悪用されたと主張しています。

私は良心を持って言えますが、私が公務に就いていた全期間を通じて、そのような濫用の疑惑が認められるような事件は一件も見聞しませんでした[32]。

クブショク同様シュレーゲルベルガーも、他国における断種法の存在と、ナチ体制期以前からドイツで続いてきた断種法に関する議論に言及することで、この法律自体に問題はなかったと主張した。さらに、法務省事務次官として勤務するなかで、断種法が濫用された例を見聞きしたこともないと述べたのである。

こうした主張を裏づける証人として、弁護側はユダヤ系精神科医のヴィルヘルム・ローゼナウを召喚した。ローゼナウはナチ体制期において、精神病を患うユダヤ人を収容するザイン精神病院の院長を務めていた。彼によれば、施設に入院していたユダヤ人たちも遺伝病子孫予防法の対象であったが、彼らに対して実施された遺伝健康裁判所における裁判は、常に公正に行われたという。弁護人クブショクからの直接尋問において、「あなたの勤務期間中、これらの裁判は公正かつ法令に則って行われましたか」と問われたローゼナウは、「裁判は完全に公正かつ法律に則って行われました」と答えている[33]。さらにローゼナウは、入院患者に対する裁判の際、裁判の対象者が本当に遺伝病子孫予防法の対象になる病や障害を患っているか、ほんの些細な疑いであっても慎重に調査されたと証言した[34]。

また、ローゼナウは裁判当時、ディーツ市保健局の主治医を務めていたが、ディーツ市は検察側の証人であった断種被害者クレーズの居住地でもあった。保健局の主治医として、過去の遺伝健康裁判所での裁判記録を閲覧できる立場にあったことから、ローゼナウはクレーズに対する断種についても、政治的理由によるものではなかったと証言した。ローゼナウは当時の裁判関連資料として、クレーズの学校の成績表をあげ、彼が全ての教科において成績不良であったことを指摘した[35]。さらにクレーズに対する知能検査の結果もあげ、「疑いなく、彼はいわゆる精神薄弱の境界線上にいた」と述べている[36]。つまり、クレーズは政治的理由によって断種されたのではなく、遺伝病子孫予防法第一条にあげられている「精神薄弱」であったから断種されたのだと主張したのである。

さらにローゼナウは、ナチ党員であっても断種の対象になったと証言している。彼はクブショクから、「〔遺伝健康裁判所が保管している・引用者注〕ファイルやその他の方法から、党に近い人々が遺伝健康裁判所での裁判において有利に扱われているという印象を受けましたか」と尋ねられ、以下のように答えている。

まったくの偶然から、党員に関するその種のファイルが私のところに提出されました。ある女性が私のところにやってきて、親衛隊にいた彼女の夫が、知的障害であったために遺伝健康裁判所によって不妊手術を受けたという事実についての証明書を要求してきました。夫の裁判で有利になるような証拠が欲しいとのことでした[37]。そのファイルはここにあります。このファイルから、親衛隊が自分たちの組織の構成員に対して、遺伝健康裁判所で裁判を始めたことは疑いの余地なく明白です。

他のケースでは、知的障害の人たちが党の事務所に行って、自分は熱心な党員であり、党は彼らの知的障害については何も知らないという証明書をもらうことで、裁判を延期させる手段をとりました。それにもかかわらず、これらの裁判は実施され、結局彼らは断種されました[38]。

たとえナチ党員や親衛隊員であろうとも、その事実によって断種を免れることはできなかったというローゼナウのこの証言によって、弁護側は、ナチ政権に対する政治的態度が、断種の対象になるか否かを左右する要素にはならなかったと主張しようとした。

このほかにもクブショクは、一九三七年以降ニュルンベルク地方控訴裁判所の裁判長を務めていたアントン・シャフナーによる宣誓供述書を弁護側の証拠として提出している。この供述書においてシャフナーは、遺伝健康裁判所における裁判について、「法律によってそうする権利を有する上告人の要請に基づき開始された訴訟手続きは、どの事件においても常に適切に完了した」こと、「政治的、宗教的、または人種的配慮は、いかなる決定にも影響を与えなかった」ことを証言している[39]。

このように弁護側は、政治的・人種的理由による断種は同法内で行われなかったこと、法律が規則に則って正しく運用されていたことを証明しようとした。

以上の検察側・弁護側の主張をみると、優生学的理由に基づく断種はいずれにおいても問題視されていない。遺伝病子孫予防法それ自体の正当性や、病や障害を理由とした強制断種の是非は争われておらず、あくまでも争点は、ナチ政権によって断種法が恣意的に濫用されたか否かであった。

五　断種に関する裁判所の判断

検察側による証拠調べの手続きが終わり、弁護側の冒頭陳述、シュレーゲルベルガーの意見陳述が終わった時点で、裁判所は断種に関する重要な判断を下した。断種に関する審理を短縮するため、遺伝病子孫予防法の条文に則った断種、すなわち優生学的理由に基づく断種については審理の対象から除外することを明言したのである。一九四七年七月二日、裁判所は以下のような決定を述べている。

当法廷は、断種法に関して提起された疑問を慎重に検討しており、断種法に関する問題の審理が短縮される可能性があると思われる決定を下す準備ができている。この決定の目的は、一般論として述べれば、断種法が表面上公正であり、公正に施行されているのであれば、断種法を擁護する証拠や論拠を提出する必要はないことを被告側に保証することである。この判決は、迅速な裁判を促進するために下されたものである。

決定は以下の通りである。

当法廷は、精神異常者（insane persons）の断種や遺伝病保因者に対して適用される断種法が各地で普及していることを承知している。われわれは、このような法律の賢明さと妥当性については、合理的な議論の余地があると判断する。そしてわれわれは、精神異常者または遺伝病保因者の断種に関する法律の提唱、制定または施行は、当該法律が、それによって影響を受ける者の権利を司法手続きによって保護することを公正に規定している場合には、本裁判所の管轄権内のいかなる犯罪も構成しないと裁定する。被告は、本決定の条件の範囲内であれば、いかなる訴訟に対しても防御する必要はない。(40)

つまり、対象となる者に対する法的な保護が規定されているならば、断種法の制定やそれに基づく断種については犯罪と見なさないことを確認したのである。「断種法、法令、命令、または慣行が差別的な傾向がある場合」には、「証拠を審理し検討する権利を留保する」とされたもの[41]、これ以降、弁護側が断種法そのものの正当性を主張する必要はなくなった。

裁判所はこの決定の理由について、「迅速な裁判を促進するため」と述べている。この決定の前に行われていた弁護人による証拠調べ手続きにおいては、弁護人クブショクが、一九三二年のプロイセンにおける断種法草案に関する証拠など、ドイツにおいて断種法がナチ体制期以前から議論されてきたことを示す証拠を引用し、断種法それ自体の正当性も主張しようとしていた[42]。裁判所は、こうした議論を割愛し、検察側が主張するような断種法の濫用のみに焦点を絞って審理するため、このような決定を下したものと思われる。

上記の決定において注目すべきは、裁判所が「多くの場所で」断種法が普及していることを指摘している点である。弁護側も強調したように、アメリカの諸州をはじめ、スウェーデンやノルウェーなど、他の民主主義国家においても断種法は存在した。自国も断種法を有する以上、検察も裁判所も、遺伝病者に対する断種法それ自体を犯罪と見なすことはできず、あくまで法律の運用に争点を絞るほかなかったのではないか。

シュレーゲルベルガーに対する審理はこの後も続いたが、断種に関しては、いわゆる「混血」ユダヤ人に対して導入が検討されていた、遺伝病子孫予防法の枠組みの外における断種についてのみ議論された[43]。また、七月二三日からは、同じく断種に関しても起訴されていたラウツの審理が行われたが、断種については、ほとんど言及されていない。

最終的な判決として、シュレーゲルベルガーには終身刑、ラウツには一〇年の禁固刑という判決が下されたが、判決文において遺伝病子孫予防法やそれに基づく断種について言及されることはなかった[44]。

このように、「強制断種」が訴追の対象としてあげられたとはいえ、法律家裁判の審理においては、優生学的理由に基づく断種の犯罪性や、断種法それ自体についての是非は議論の範疇の外に置かれていた。

おわりに

以上、検討してきたように、法律家裁判においては確かに遺伝病子孫予防法と強制断種は審理の対象になったが、調査されたのは法律の条文から逸脱した断種があったかどうかであり、法律に則った断種、すなわち優生学的な基準に基づく断種は調査対象から外れていた。

こうした法律家裁判の方針について考えるとき、弁護側・裁判所の双方が、他国における断種法の存在を示唆している点は注目に値する。優生学は一九世紀末以降、ドイツだけでなく、アメリカや西ヨーロッパの国々を中心に国際的に普及していた。こうした優生学の国際性が、法律家裁判の審理においても、ナチ・ドイツの強制断種政策を犯罪として裁くことを困難にしたといえるのではないだろうか。

遺伝病子孫予防法それ自体を問題視せず、同法に基づく強制断種を犯罪と見なさない姿勢は、その後のドイツにも引き継がれていくことになる。連邦議会が遺伝病子孫予防法に基づく強制断種を「ナチの不法」と認めるのは一九八八年に至ってようやくであり[45]、遺伝病子孫予防法それ自体にその判断を拡大するのは二〇〇七年のことである[46]。また、政府のこうした姿勢により、強制断種被害者は長らく犯罪被害者と見なされず、補償の対象にも含まれなかった[47]。

このように、裁判後も長く遺伝病子孫予防法を問題視しない姿勢がドイツにおいて続いたことをふまえると、法律家裁判において、断種法それ自体は犯罪ではないと裁判所が明言したことの意味は重大である。冒頭において述べたように、そもそも連合国は遺伝病子孫予防法を廃止対象に含めていなかったが、法律家裁判における裁判所の決定は、同法がナチ政権による不当な法律ではないという見解にさらなるお墨付きを与えたといえよう。そしてそのお墨付きは、戦後ドイツにおける断種法の扱いだけでなく、日本における優生保護法制定にも一定の影響を与えたのではないだろうか。

一方で、遺伝病子孫予防法に基づく強制断種については罪に問われなかったとはいえ、この裁判の過程で、実際に断種手術を受けた被害者が証人として断種の実情を語ったことは注目に値する。遺伝病子孫予防法に基づく断種が犯罪として認識され始める一九八〇年代に至るまで、被害者の多くは自らの被害体験について語らず、沈黙していた。自らの受けた被害を訴え、体験を語り始める被害者が増え始めるのは一九八〇年代以降のことである[48]。それをふまえれば、法律家裁判が行われた一九四〇年代後半の時点で、当事者本人が証言台に立って自らの経験を語ったこと、そしてその記録は、被害の実情を知る意味でも重要であろう。また、ナチ党員に対して断種が申請されたかどうかなど、裁判の過程で断種の実態が詳細に調査されたことは間違いない。強制断種に関する調査の集積としても、法律家裁判の裁判記録には史料的価値があることを指摘して、本稿の結びとしたい。

注

(1) 強制断種被害者の正確な数は現在に至るまで算出されておらず、研究者の間でも三〇—四〇万の間で推定数が分かれる。Stefanie Westermann, *Verschwiegenes Leid. Der Umgang mit den NS-Zwangssterilisationen in der Bundesrepublik Deutschland* (Köln/ Weimar/ Wien: Böhlau Verlag, 2010), S. 9.

(2) 被害者を苦しめた精神的な抑圧については、以下を参照されたい。Ute Hoffmann, Aspekte der gesellschaftlichen Aufarbeitung der NS-"Euthanasie", in: Stefanie Westermann / Richard Kühl / Tim Ohnhäuser (Hg.), *NS-"Euthanasie" und Erinnerung. Vergangenheitsaufarbeitung — Gedenkformen — Betroffenenperspektiven* (Münster: LIT Verlag, 2011), S. 67-75：紀愛子「『ナチスによる「安楽死」および強制断種被害者の会』の歴史と活動」『早稲田大学大学院文学研究科紀要』六一号、二〇一六年、九一—一〇六頁。

（3）一九四五年九月二〇日に成立した連合国管理理事会法第一号は、ナチ政権によって施行された法律のうち、特にナチズムと関わりがあると見なした法律を廃止したが、遺伝病子孫予防法は廃止すべき法律の中に含まれなかった。Andreas Scheulen, Zur Rechtslage und Rechtsentwicklung des Erbgesundheitsgesetz 1934, in: Margret Hamm (Hg.), *Lebensunwert — Zerstörte Leben. Zwangssterilisation und "Euthanasie"* (Frankfurt am Main: Verlag für Akademische Schriften, 2005), S. 212-219, hier: S. 212.

（4）Paul Julian Weindling, *Nazi Medicine and the Nuremberg Trials. From Medical War Crimes to Informed Consent* (New York: Palgrave Macmillan, 2004), p. 241.

（5）Ibid.

（6）アンネッテ・ヴァインケ（板橋拓己訳）『ニュルンベルク裁判――ナチ・ドイツはどのように裁かれたのか』中央公論新社、二〇一五年、一〇七頁。

（7）Michael Förster, *Jurist im Dienst des Unrechts. Leben und Werk des ehemaligen Staatssekretärs im Reichsjustizministerium, Franz Schlegelberger (1876-1970)* (Baden-Baden: Nomos-Verl.-Ges., 1995). 邦訳として、『立命館法学』に七号にわたって掲載された本田稔の翻訳があり、強制断種に関する第八・九章の翻訳は以下に掲載されている。ミヒャエル・フェルスター（本田稔訳）「不法に仕えた法律家（四）元帝国司法省事務次官フランツ・シュレーゲルベルガー（一八七六―一九七〇年）の生涯と業績」『立命館法学』三八九号、二〇二〇年、四〇〇―四三一頁。

（8）アメリカとドイツの優生学をめぐる相互関係については、たとえば以下の研究がある。Stefan Kühl, *The Nazi connection. Eugenics, American Racism, and German National Socialism* (Oxford / New York: Oxford University Press, 1994)〔麻生九美訳『ナチ・コネクション――アメリカの優生学とナチ優生思想』明石書店、一九九九年〕; Edwin Black, *War Against the Weak. Eugenics and America's Campaign to Create a Master Race* (New York: Four Walls Eight Windows, 2003)〔貴堂嘉之監訳、西川美樹訳『弱者に仕掛けた戦争――アメリカ優生学運動の歴史』人文書院、二〇二二年、特に第一五章〕。

（9）https://nuremberg.law.harvard.edu/（最終閲覧日：二〇二四年九月二日）上記サイトでは、法律家裁判だけでなく、継続裁判第一―第四・第七・第九号事件について、情報や文書が閲覧可能である。なお、上記サイト内で閲覧した裁判記録を引用する際には、本脚注においては「Transcript for NMT 3: Justice Case」と記載し、裁判記録の該当ページ数と日付を付記するものとする。

(10) *Reichsgesetzblatt* Jahrgang 1933, Teil I, S. 529.

(11) 遺伝病子孫予防法の成立過程については、以下を参照。Udo Benzenhöfer, *Zur Genese des Gesetz zur Verhütung Erbkranken Nachwuchses* (Münster: Klemm&Oelschläger, 2006), S. 62-87.

(12) Begründung, in: *Deutscher Reichsanzeiger*. 1933, Nr. 172, zitiert nach: Arthur Gütt / Ernst Rüdin / Falk Ruttke, *Zur Verhütung erbkranken Nachwuchses. Gesetz und Erläuterungen*, zweite, neuarbeitete Auflage (München: Lehmann, 1936), S. 77.

(13) ビュータースの法案については、以下を参照。Annette Hinz-Wessels, *NS-Erbgesundheitsgerichte und Zwangssterilisation in der Provinz Brandenburg* (Berlin: be.bra wissenschaft Verlag, 2014), S. 23-26；市野川容孝「ドイツ――優生学はナチズムか?」米本昌平、松原洋子、橳島次郎、市野川容孝『優生学と人間社会――生命科学の世紀はどこへ向かうのか』講談社、二〇〇〇年、八七―八九頁参照。

(14) 一九三二年のプロイセン州保健省による断種法については、以下を参照。Udo Benzenhöfer, *Zur Genese des Gesetz zur Verhütung Erbkranken Nachwuchses* (Münster: Klemm&Oelschläger, 2006), S. 32-48; Sonja Endres, *Zwangssterilisation in Köln 1934-1945* (Köln: Hermann-Josef Emons Verlag, 2009), S. 34-35.

(15) *Reichsgesetzblatt* Jahrgang 1933, Teil I, S. 530.

(16) 木畑和子「優生学とナチス・ドイツの強制断種手術」中野智世、木畑和子、梅原秀元、紀愛子『「価値を否定された人々」――ナチス・ドイツの強制断種と「安楽死」』新評論、二〇二一年、五〇頁。

(17) *Reichsgesetzblatt* Jahrgang 1933, Teil I, S. 530.

(18) 遺伝健康裁判所の関連史料を用いた地域史研究としては、たとえば以下の研究がある。Sonja Endres, *Zwangssterilisation in Köln 1934-1945* (Köln: Hermann-Josef Emons Verlag, 2009); Annette Hinz-Wessels, *NS-Erbgesundheitsgerichte und Zwangssterilisation in der Provinz Brandenburg* (Berlin: be.bra wissenschaft Verlag, 2014).

(19) ニュルンベルク継続裁判の概要については、芝健介『ニュルンベルク裁判』岩波書店、二〇一五年、一三七―

一四〇頁参照。法律家裁判の概要については、同書、一五二―一五七頁、およびアンネッテ・ヴァインケ（板橋拓己訳）『ニュルンベルク裁判――ナチ・ドイツはどのように裁かれたのか』中央公論新社、二〇一五年、一〇五―一一一頁参照。

(20) Transcript for NMT 3: Justice Case, Page 10 (27 Februar 1947).

(21) Ibid.

(22) Gisela Bock, *Zwangssterilisation im Nationalsozialismus. Studien zur Rassenpolitik und Geschlechterpolitik* (Opladen: Monsenstein und Vannerdat, 2010, Nachdruck der Erstausg., Westdeutscher Verlag, Opladen 1986), S. 351.

(23) Transcript for NMT 3: Justice Case, Page 44 (5 March 1947).

(24) Transcript for NMT 3: Justice Case, Page 3115-3127 (12 May 1947).

(25) Ibid.

(26) Transcript for NMT 3: Justice Case, Page 647 (19 March 1947).

(27) Ibid.

(28) Transcript for NMT 3: Justice Case, Page 822 (21 March 1947).

(29) Ibid.

(30) Transcript for NMT 3: Justice Case, Page 4066 (23 June 1947).

(31) Transcript for NMT 3: Justice Case, Page 4088 (23 June 1947).

(32) Transcript for NMT 3: Justice Case, Page 4481 (30 June 1947).

(33) Transcript for NMT 3: Justice Case, Page 4570 (1 July 1947).

(34) Ibid.

(35) Transcript for NMT 3: Justice Case, Page 4573 (1 July 1947).

(36) Ibid.

(37) この親衛隊員に関する言及は証言内でもこの箇所のみのため詳細は不明だが、ここでの「裁判」とは、戦後に当該の親衛隊員に対して行われた何らかの裁判を指すと思われる。戦争犯罪への加担が疑われる親衛隊員に対しでは、終戦直後からドイツやポーランドで裁判が実施されている。
(38) Transcript for NMT 3: Justice Case, Page 4572-4573 (1 July 1947).
(39) Transcript for NMT 3: Justice Case, Page 4589-4590 (1 July 1947).
(40) Transcript for NMT 3: Justice Case, Page unlabeled (2 July 1947).
(41) Ibid.
(42) Transcript for NMT 3: Justice Case, Page 4591 (1 July 1947).
(43) 一九三五年に成立したニュルンベルク人種法では、祖父母のうち二人がユダヤ人である場合、「第一級混血」のユダヤ人とされたが、彼らを「完全ユダヤ人」(祖父母四人がユダヤ人)と同様に東部の収容所に移送するか否かは議論があった。一九四二年に開かれたヴァンゼー会議において、親衛隊保安部長官ラインハルト・ハイドリヒは、「第一級」混血ユダヤ人については自由意志による断種によって移送を免除することを提案した。しかし結局、混血ユダヤ人に対する大規模断種を実施することは不可能であるとされ、実現はしなかった。混血ユダヤ人に対する断種については、以下を参照。長田浩彰「ドイツ第三帝国下のユダヤ人政策に対する抗議の事例——「混合婚」の「アーリア人」妻によるRosenstrasse抗議(一九四三/二/二七—三/四)」『地域文化研究(広島大学総合科学部)』二七号、二〇〇一年、一五九—一八六頁、特に一七二—一七三頁。
(44) Transcript for NMT 3: Justice Case, Page 10786-10794; 10840-10855 (4 December 1947).
(45) 一九八八年五月五日に連邦議会で採択された決議より。Deutscher Bundestag, Plenarprotokoll, 11/77, 5.5.1988, S. 5179-5185.
(46) 二〇〇七年五月二四日、連邦議会が採択した決議により、遺伝病子孫予防法そのものが「ナチの不法」として排斥された。Deutscher Bundestag, Plenarprotokoll, 16/100, 24.5.2007, S. 10285.
(47) 強制断種被害者に対する補償については、以下の拙稿を参照されたい。紀愛子「ナチ・ドイツにおける強制断種と被害者に対する戦後補償」『ジェンダー史学』一七巻、二〇二一年、二一—三三頁。
(48) 強制断種被害者の沈黙については、以下の拙稿を参照されたい。紀愛子「『ナチスによる「安楽死」および強制断種被害者の会』の歴史と活動」『早稲田大学大学院文学研究科紀要』六一号、二〇一六年、九一—一〇六頁。

イギリス優生学はなぜ優生保護法を肯定したのか
——C・P・ブラッカーの思想と実践

寺尾範野

はじめに

本章は、一九二〇年代から六〇年代までのイギリス優生学の思想的特徴を、C・P・ブラッカーというひとりの優生学者の言説から浮き彫りにする試みである。イギリスは、フランシス・ゴルトンによる優生学の提唱にはじまり、世界初の優生学団体である優生学教育協会の創設（一九二四年に優生学協会に改名）、同団体による第一回国際優生学会の開催など、初期優生学史における中心的な国のひとつとみなされてきた。だが、本章が対象とする一九二〇年代以後のイギリス優生学は、J・B・S・ホールデンやランスロット・ホグベンら若手遺伝学者による遺伝決定論の否定や、社会環境の改善を重視した福祉国家派の台頭などの要因によって、影響力を大いに弱めたと評されてきた[1]。イギリスで法制化された優生政策が知的障害者の施設隔離処遇を定めた精神欠陥法（一九一三年）に限られ、米国やドイツ、北欧諸国のような強制断種の法制化に失敗したことも、同国の優生学の限界とみなされてきた[2]。換言すれば、優生学史研究におけるイギリスは、米国やドイツなど「主役級」優生国家の露払いの位置に置かれる傾向にあった。

だが、ブラッカーの思想と実践は、イギリス優生学をめぐるこうした通説に一定の修正を迫るものである。彼は一九三一年から一九五二年にかけて優生学協会の総書記を務め、協会の実質的な指導者として、協会主流派の性格を大きく変えた。既存研究は、ブラッカーを協会内の「改革派優生学者」の一人に数えることで、このことを説明してきた。改革派優生学者とは、戦間期の協会内における比較的若手の優生学者の一派で、協会内保守派との決別や福祉国家政策の受容、遺伝決定論に否定的な遺伝学者との協働等によって特徴づけられる(3)。だが、ブラッカーを改革派優生学者とのみ位置づけることは、彼の思想的特徴の重要な側面を見過ごすことになりかねない。それは彼自身が「リベラルな優生学(4)」と呼んだ新たな優生思想である。興味深いことに、ブラッカーはこの「リベラルな優生学」の観点から、戦後日本の優生保護法をきわめて肯定的に評価した。それはいったい、いかなる論理に基づいていたのだろうか。また「リベラルな優生学」という視点は、イギリス国内外の優生学・優生政策の展開といかに関わっていたのだろうか。本章はこれらの問いに答えることを目的とする。手がかりとして、まずは彼が亡くなった一九七五年に、医学雑誌『ランセット』に掲載された追悼記事の一節を見てみよう。

C・P・ブラッカー博士は、一九三一年から一九六一年までの三〇年間にわたってイギリス優生学協会の原動力であり続け、最初は総書記、最後は名誉書記として活躍した。……彼の優生学に対するアプローチは、強制断種などの諸施策をもたらした人種衛生の概念に基づく戦前ドイツの権威主義的態度とは対照的な、リベラルなものであった。ブラッカーは、個々の親が十分な情報に基づく良識と責任ある決断を下すことによって〔社会の〕優生学的進歩がもたらされること、すなわち、子に継承する可能性のある遺伝子や提供できる家庭環境を十分に考慮した上で、個々の親が家族の人数を計画する、そうした営みによって優生学的進歩がもたらされると明確に考えていた(5)。

ここでもやはり、ブラッカーの優生学が「リベラルなもの」と特徴づけられている。それは戦前ドイツの「権威主義」と対照的なものであり、かつ「個々の親」の「良識」や「責任」を重視する類いの優生学であったことが読み取れる。これらの点を念頭に置きつつ、以下では一九二〇年代から六〇年代にかけてのブラッカーの思想と実践をたどっていこう。

一　一九二〇年代——バースコントロール運動と人口問題

一八九五年にペルー系ジェントルマン階級の家庭に生まれたブラッカーは、第一次世界大戦への従軍を経て、オックスフォード大学で自然科学を学んだ[6]。卒業後は医師の道を志すようになり、一九二二年から二五年までロンドンのガイズ病院で医学を学び、その後は精神科医として一九六〇年までロンドンのモーズリー病院に勤務した。

ブラッカーが医学の道を歩み始めた一九二〇年代のイギリスでは、メアリ・ストープスによる国内初の避妊クリニックの開設（一九二一年）など、バースコントロール運動が高まりをみせていた。ガイズ病院での経験は、周産期・育児期の労働者家庭の女性の困難な現実をブラッカーに教えた。彼の最初の著作『バースコントロールと国家』（一九二六年）では、避妊の知識・機会の不足による労働者階級の母親の健康面・社会面の困難が次のように綴られている。

〔妊娠中の〕母親に課せられた苦境はたいへん過酷なものだ。……病気、息切れ、不安、妊娠に伴う身体の変形などの苦痛、不潔なスラムでの生活、空気や景色の変化がなく、休日もない中での家の雑事や、料理、掃除、子どもの世話をしなければならないこと、最後のお産の痛みの時までこれらが続くのである。そして子が生まれるや、夫は自分の〔性行為への〕「権利」を再び主張する、そして同じ陰鬱な過程が、変化の展望も希望もなく繰り返されるのだ[7]。

こうした女性の苦境についての描写がある一方で、この本では、避妊の知識・機会の不足が人口の量と質に及ぼす優生学的な悪影響にも分析の目が向けられている。ブラッカーによれば、イングランドとウェールズの人口は、過去百年間で三倍以上に増加したが、これこそ現行の失業問題の主要因である[8]。だがそれ以上に深刻であるのが、現状が人口の「質」を着実に悪化させていることであった。医療と公衆衛生の進歩や、人道主義的な社会福祉制度の広がり、政治の民主化に伴う労働者階級の有権者向け施策の増加といった要因によって、「今日ではどんなに無価値な個人であっても実際に飢えることは非常に困難となり、通常の自然経過であれば滅びてしまうような欠陥種や不良身体の多くの人も人為的に生かされ、その種を永続させている[9]」。このように主張したブラッカーは、バースコントロールによってこうした人々の人口増加を抑えなければ「種の低下」は避けられないとの見解を、同時代の優生学者と共有していた。

ブラッカーは、人口の量の抑制と質の改善のためにはバースコントロールの普及が不可欠と捉えていた。具体的な避妊法として、彼は膣外射精・殺精子座薬等の避妊薬・ペッサリーをはじめとする子宮内避妊用器具の三つを検討している。このうち、膣外射精は性交時にもたらされる心理的不安が、避妊薬は効果の検証不足が、避妊具は健康被害のリスクがそれぞれ課題であり、「真に満足のいく避妊法は存在しない[10]」と彼は結論づけた。とはいえ、多くの男性が避妊に無関心かつ非協力的である現状に鑑みて、バースコントロール運動は女性をメインターゲットとすることが望ましく、三つの避妊法のなかでは医師の適切な診断・認可に基づく避妊具の使用がもっとも望ましい、とブラッカーは主張した[11]。

ブラッカーによれば、専門医による診断・認可体制の不足こそバースコントロール運動の大きな課題であった。運動のパイオニアであるストープスに敬意を払いつつも、彼は専門医を敵視するストープスの独善的な運動方針には反感をもった[12]。彼は、ストープスらによる民間ボランタリー団体が中心となっていた運動に代えて、政府公認の産婦人科医や精神科医が地域の保健センターで避妊に関する知識を女性たちに与えるような、公的母子福祉の仕組みを整えるべきだと主張した。[13] バースコントロールは女性の福祉にとってのみならず、イギリス国家全体の人口政策の観点からも重要であるがゆえに、政府と専門医による管理統制の対象となるべきだと主張したのである。

専門医の役割を重視したブラッカーの姿勢は、大衆へのプロパガンダ普及が活動の中心であったそれまでの優生学協会を、政府と連携するシンクタンク組織へと転換させることに貢献した。協会主流派は、第一次世界大戦以前までは逆淘汰を理由にバースコントロールに否定的だったが、一九二七年に設立された「バースコントロール調査委員会」（ＢＣＩＣ）にブラッカーのはたらきかけで資金援助を行うなど、戦間期にはバースコントロール運動を支持する立場へと転換した。一九三〇年には全国のバースコントロール団体の連合体として「全国バースコントロール協議会（ＮＢＣＣ、翌年ＮＢＣＡ、一九三九年に家族計画協会（ＦＰＡ）に改称）」が発足し、避妊に協力的な医師の拡充や避妊実践の普及活動を進めた。この協議会には、遺伝学者ジュリアン・ハクスリーら優生学協会員も多く名を連ねた。[14]

ところで、『バースコントロールと国家』で、ブラッカーは海外の人口過剰問題についても考察している。バースコントロールに否定的な国が人口過剰に至ると資源・土地需要の増加によって戦争リスクが高まると指摘したうえで、ブラッカーはドイツと日本が現状ではその典型だと捉えた。とりわけ米国の反移民政策によって日米の緊張が高まっている今、両国間で戦争が勃発すれば「二度目の世界大戦」につながるであろうこと、そうなれば「現代文明は灰燼と化すだろう」と警告した。[15] それを避けるためには、専門医同士のグローバルな連帯による人口の統制が必要であり、それこそが「恒久的な世界平和の基礎」になると主張した。[16]

おりしも一九二〇年代は、人口研究やバースコントロール運動の国際的な連携が進んだ時期でもあった。一九二七年にジェノヴァで開催された人口に関する国際会議に参加したブラッカーは、マーガレット・サンガーやアブラハム・ストーンなど米国のバースコントロール運動家と知り合った。[17] この頃に築いた人脈は、第二次世界大戦後の国際的な人口抑制運動への関与へとつながった（第三節）。

二 一九三〇年代——断種法制定運動

二〇世紀初頭以降、優生学協会が大きな社会課題とみなしたのが、下層階級の間に一定数存在するとされた、「精神薄弱者（feeble-minded）」と当時呼ばれた軽度知的障害者の処遇であった。教育・福祉改革者の間でしばしばみられたのは、「精神薄弱者」を社会への脅威とみなす社会防衛的言説と、かれらに適切なケアを施すべきとの人道的言説の混在であった。一九一三年に成立した精神欠陥法は、家族がケアできない知的障害者については専門施設に収容することを政府の基本方針として定めた[18]。

だが、戦間期には施設隔離方針の限界があらわとなる。一九二四年に教育庁・管理庁合同で設けられた「精神欠陥者調査委員会」が見出したのは、国内の知的障害者人口に比しての施設の圧倒的な不足であった（推定約三〇万人の「精神薄弱者」に対して、当時の収容可能人数は六万人に過ぎなかった）。委員会が一九二九年に提出した報告書（通称ウッド報告）は、「精神薄弱者」の人口抑制手段として優生学の意義に言及した[19]。報告に後押しされた優生学協会は、知的障害者を対象とした断種の法制化に力を入れるようになった。

協会主流派は、断種が過剰な性行動、性病の蔓延、風紀の乱れをもたらすとして、当初は断種政策に否定的だった[20]。だが、一九二〇年代後半になるとその否定的な風潮に変化がみられた。米国各州の強制断種法による手術事例が蓄積され、断種の技術的簡便さや経済的効率性が知られるようになったことや、バック対ベル裁判（一九二七年）で、米国の連邦最高裁が知的障害者の強制断種に合憲判決を出したことなどがその要因だった[21]。

一九二九年、優生学協会は「断種法制化委員会」を立ち上げる。委員会の八名のメンバーには、ブラッカーに加えて、遺伝学者のR・A・フィッシャーやジュリアン・ハクスリー、労働党議員のA・G・チャーチなどの協会員が名を連ねた。委員会は、カナダ、デンマーク、米国カリフォルニア州など他国の断種法を詳細に検討した[22]。そのうえで、委員会は強制でなく任意断種の法制化が望ましいと結論づけた。強制による自由の制限は、人身保護法（一八六一年）に鑑みてイギリス国民には受け入れられないとの判断からであった。

一九三一年七月二一日、労働党議員チャーチは、委員会の議論に基づき作成した断種法案を下院議員へ提出した。彼が議会演説で強調したのも、任意性の徹底であった。

この法案は、任意原理のために必要なあらゆる合理的な防止機能を備えています。第一に、患者本人が手術に同意する必要があること、第二に、障害者の配偶者または親または保護者が手術に同意する必要があること、第三に、管理庁の承認も必要なこと、最後に、治安判事のような司法的権威の承認も得た上でないと、手術できないということであります[23]。

法案に対しては、同じ労働党議員ヒヤシンス・モルガンから反対演説が行われた。その趣旨は、①同意能力の欠如ゆえ知的障害者は任意の選択を行うことができない、②精神欠陥の原因の多くは遺伝よりも貧困や栄養不足、感染症などの環境要因である、といったものだった。結果として、法案は賛成八九票、反対一六七票で否決された。反対の多くは労働党議員からであった。潜在的賛成者が多かった保守党の議員の多くは、ローマ・カトリック教会からの非難を恐れて棄権した。

ともあれ想定以上に賛成票が多かったとブラッカーら優生学協会員は結果を前向きに捉え、断種法制定に向けたロビー活動を続けた。その甲斐あって、管理庁のブロック卿を委員長とする「断種検討委員会（通称ブロック委員会）」が一九三二年に発足した。七人の委員のうち三人が優生学協会のメンバーであった。委員会が一九三四年に提出したブロック報告書では、強制断種があらためて否定された一方で、精神障害者と知的障害者の任意断種を可能とする法整備が提言された。

この「任意（voluntary）」の概念については、モルガン議員の反対演説のように、同意能力をもたない知的障害者には適用されえないとの批判があった。ブラッカーは一九三五年の論文で、ブロック委員会で出された次の意見に注目している。

> 特に中程度の欠陥者の場合には、同意の有効性については議論の余地があるといえる。しかし任意の仕組みの肝心な点は、それを求める人々が自由に求めることのできる点にある。問題は強制があってはならないということだ。不正な圧力がかけられたり、患者が同意を強いられたり買収されたりしていない限り、患者が断種に同意することの意味を本当にすべて理解しているのかどうかという議論は、我々にとっては詭弁にすぎない。（傍点引用者）[24]

ここから分かるように、ブロック委員会は、当事者の判断能力や同意の有無ではなく、制度や周囲の人々からの強制の有無によって任意性が判断されうるという見方をとった。ブラッカー自身は、本人が周囲の説得にしたがう場合や、本人の判断能力に疑問符がつく場合については、「「任意」という用語は厳密にいえば適用できない」と、いったんは委員会の見方に留保をつけている。だがその直後には、「任意という用語を使う際の基礎にある共通見解は……外部からのはたらきかけが強制を伴わない状況を指す」とも述べており、「圧力や説得は強制ではない」とのブロック委員会の見解を最後は踏襲した。[25]

ともあれブラッカーにとって、任意性の保持こそはイギリスの断種政策をナチ・ドイツのそれから差別化させるうえで重要であった。この頃、優生学協会の独自調査で、一九三五年総選挙の立候補予定者[26]の多くが任意断種法の制定に前向きな回答をするなど、断種法導入への支持が高まりをみせていた。だがそれと軌を一にして、一九三三年にドイツが導入した強制断種法への非難の声もイギリス国内では大きくなっていた。ブラッカーはナチの断種法が優生学全体の評判を貶めるのではないかと危惧した[27]。一九三三年の論文「ドイツの優生学」で、彼は、「ドイツの〔断種〕法は本協会が苦労して練り上げ法案に盛り込んだ個人の自由への侵害を防止する保護措置（セーフガード）を何ひとつ含んでいない」と述べ、ナチの断種法を強く批判した[28]。ハクスリーら協会主流派も、ドイツの人種衛生学を疑似科学だと非難し、ブラッカーに賛同した[29]。

しかしながら、断種法制定の機運は、ドイツとの戦争が近づくにつれて弱まっていった。保守党が中心となった挙国一致内閣も、労働党やカトリック勢力の根強い反対にあえて抗ってまで断種法の制定に向けて動こうとはしなかった。優生学協会の断種法制定運動は、この時点では失敗に終わった。

三　一九五〇年代――「リベラルな優生学」と模範としての日本

一九四五年二月一六日に、ブラッカーは「優生学の回顧と展望」と題した「ゴルトン講演」をロンドンで行った。彼はそこで「権威主義的な」優生学と「リベラルな」優生学の区別が、優生学内部の「もっとも根本的な」対立点だと指摘した。前者を体現するのは、言うまでもなくナチ・ドイツの優生学であった。それは「人種の教義」に基づき「二度にわたり世界を分裂させた攻撃的な諸政策を正当化した」優生学だとして、ブラッカーは強い非難を浴びせた[30]。そのうえで彼は、「リベラルな優生学者は教育の効果に信頼を寄せる」と主張した。それは何よりも、市民が家族道徳や進化生物学を正しく学習し、そこで得た知識を家族計画に活かしていくことを期待する、合理性と市民の責任感に基づいた優生学であった[31]。

一九五二年にブラッカーは、『優生学　ゴルトンとその後』という本を出したが、ここでもまた道徳性に基づく新たな優生学の展望を示した。書名が示すように、本の前半はゴルトンの人生と研究成果にあてられ、後半では第二次大戦期までの優生学の展開をたどっている。この本でブラッカーは、優生学の始祖ゴルトンに立ち戻ることで、ナチによって人種主義と結びつけられた優生学を汚名から救出しようと試みた。「人種に関するゴルトンの見解[32]」の章では、ゴルトンの思想が人種主義といかに異なっていたかが強調されている。ブラッカーは、ナチの人種主義の思想的基礎をニーチェの反キリスト教思想に見出しつつ、その特徴が弱者への侮蔑にあると指摘した。そのうえで、ゴルトンの思想はこれとは別物であることを強調した。たしかにゴルトンも、知性や体力面で優れた個人を輩出する頻度において、人種間に遺伝的差異を見出した。またゴルトンにとって、近代化とは、人種的に優越した西洋人による文明の伝播と、文明に適応できない劣等人種の文化が淘汰される過程でもあった。だが、とブラッカーは続ける。ニーチェと異なりゴルトンは、文明化の過程が非西洋人にもたらすさまざまな苦痛――移住の強制や文化の放棄など――と、非西洋人の苦痛を緩和する義務を西洋人がもつこともまた認識していた。「ゴルトンの態度を人種主義から区別したのは、〔劣等人種への〕憎悪の不在であった[33]」。

こうした一九五〇年代の優生学論において、ブラッカーは二重の意味で優生学にとっての道徳の重要性を強調した。第一に、優生学は人口全体の質の改善のみならず、個人の福祉の向上（ゴルトンのいう「苦痛の緩和」）も目的に入れるべきである。第二に、優生学は家族への責任感を十分に備えた市民の人口増加を政策目標に据えるべきである。かかる道徳主義的な視座は、『バースコントロールと国家』以来示されていたブラッカーの思想における優生学と家族福祉のつながりをさらに強めることとなった。

その結果ブラッカーが重視するようになったのが、やはり「リベラルな優生学」の視点であった。これは社会に多大な貢献をなす少数の「エリート」の家系に注目してきたゴルトン以来の「エリート優生学」と異なり、個人の自発性に基づく人口全体の福祉の向上を政策的に志向する類いの優生学であった[34]。とりわけブラッカーは、個人の幸福にとっての家族の重要性を強調し、「見込みのある家族（promising family)」の概念を提唱した。「見込みのある家族」とは、子どもの健康状態や住居の衛生環境が良好であり、親が慎重な家族計画を実践している家族を指す。これらは親の知性や道徳性のあらわれであり、子の幸福にとっても不可欠の要素であるゆえに、有益な優生学的指標となるであろう。優生政策が目指すべきは、「見込みのある家族」に多くの子を産んでもらうようはたらきかけ、逆に健康・衛生・計画性の各面で「問題ある家族（problem family）」には、避妊による多産防止をはたらきかけることにある。このように述べたブラッカーは、いまや優生学の焦点は個人の遺伝的特徴の解明にはなく（それを行うには遺伝学は未熟であると彼は述べた）、子どもの福祉や避妊に対する親の自発的な責任感・道徳性に置かれるべきだと主張した。

責任感ある市民による家族福祉の向上という論点は、バースコントロールによる非西洋社会の人口過剰問題の解決という、ブラッカーのもうひとつの関心とも表裏一体のものであった。彼は一九五二年に優生学協会総書記の職を辞し、マーガレット・サンガーの誘いにより、同年設立された国際家族計画連盟（IPPF）の副議長の座に就いた[35]。以後、一九五〇年代を通して、ブラッカーは非西洋圏へのバースコントロールの普及に尽力するが、その際に彼がとりわけ模範国とみなしたのが、優生保護法によって人口増加に対処しようとしていた日本であった。

ブラッカーの日本への関心が『バースコントロールと国家』ですでにみられたことは前述の通りだが、彼は人口学者ウォーレン・トムソンによって書かれた『太平洋における人口と平和』（一九四六年）を読み、人口転換理論に依拠してアジアの人口問題を理解するようになっていた[36]。論文「人口成長の諸段階」（一九四七年）でブラッカーは、今後の世界人口に占めるアジア人口の増加を「最も深刻な長期課題」と評した[37]。その第一の理由は、アジア諸国のような人口膨張段階にある地域では貧困の蔓延が避けられないからであり、第二の理由は、こうした地域への国際的援助が、ひるがえって西洋諸国の経済発展の障害となるからである[38]。マシュー・コネリーが指摘するように、第二次世界大戦直後において、「人口

増大はグローバルな危機とみなされるようになっていた」が、ブラッカーもまたそうした危機感を共有していたのである。(39)

日本国内でも、敗戦と領土縮小に伴う人口過剰問題は官民双方で議論され、優生保護法の制定や、戦時中は抑圧されていた産児制限運動の再燃をもたらしていた。一九五四年には、元文部大臣の下条康麿が会長となり、加藤シヅエ、馬島僴、古屋芳雄を副会長とする「日本家族計画連盟」が発足する。連盟はサンガーの支援のもと、翌一九五五年一〇月に第五回国際家族計画会議を東京で開催した。(40)ブラッカーもこの会議に出席し、「二〇世紀半ばにおける家族計画と優生学の諸運動」という題目で報告を行った。彼の報告の趣旨は、一九世紀以来、別々に展開してきたバースコントロール運動と優生学が、家族福祉への注目によって統合されつつあるというものであった。(41)これからの優生学にとって重要なのは、産児数調整のための計画性、妊娠・出産を促す子への愛情と共同体への義務感、子の福祉を第一に考える責任感といった、「〔親の〕道徳的・社会的資質」である。こう述べたブラッカーは、戦後日本はこの観点から模範国とみなされうると位置づけ、報告を次のような賛美で締めくくった。

> 日本人は知的で適応力があり、学ぶのが早い。また、規律正しく従順で、忠誠心を重んじる。これらの資質は、戦争において日本人を揺るぎないものにしてきた自己犠牲の精神と相まって、また子どもに対する強い愛情とも相まって、いま求められている文化的移行に対して、ほとんどの西洋諸国よりも優れた対応力を彼らに与えるはずである。この試みは世界史上類を見ないものであり、もし成功すれば、二〇世紀後半の最も注目すべき特徴のひとつになるかもしれない。世界の国々は、あなた方の経験を興味深く見守るだけでなく、共感をもって見守るだろう。(42)

この言葉を日本の聴衆に向けたリップサービスと捉えることもできようが、ブラッカーは、人口問題をめぐる日本の現状について、この時点でかなりの程度、正確な知識をもっていた。彼は東京会議の前年の一九五四年にローマで開催された国際人口会議で古屋芳雄や村松稔と知り合い、英語で出版された彼らの研究から日本の人口政策や避妊実践についての詳細な情報を得ていたのである[43]。東京会議から帰国して間もない一九五五年一一月、ブラッカーはロンドンの優生学協会員に向けて日本のバースコントロール運動の現状について報告を行った（翌年の『優生学評論』に「日本の人口問題」として掲載）。ここでブラッカーは、戦後日本の人口増加の現状を各種統計から指摘し、優生保護法下の断種・人工妊娠中絶・受胎調節指導の実態を分析した。まず断種については、一九四九年から五四年の間に、実施件数が約六倍の三万八〇〇〇件以上まで増加していること、うち九六％が母体保護の目的からなされ、残り四％が「不良な子孫の出生防止」という優生学的目的からなされていること、都市部よりも農村での断種実施率が高いことを指摘している。

人工妊娠中絶については、一九五四年の実施件数が一九四九年の約五倍の一一四万件以上まで増加したこと、闇中絶も含めれば年間二〇〇万件以上と推定され、顕著な人口抑制効果がみられること、他方で中絶が母体に与える健康被害や手続き上の不透明さに識者の批判が高まっていることを、それぞれ指摘している。

受胎調節指導について、ブラッカーは最も多くの字数を割いている[44]。日本の特徴として彼があげたのは、厚生省と各都道府県が家族計画指導員の養成制度を導入したこと、同制度を含め政府が潤沢な予算（一九五五年に五八六八万円）を避妊の普及に充てたことであり、これらをもって「政府は拡大する中絶への道を阻止し、より受け入れられやすい避妊に置き換えることを試みている[45]」とまとめている。ラジオや新聞、映画を用いた家族計画の啓蒙活動が各地で行われていること、さらに、「家族計画モデル村」をはじめとする古屋芳雄による避妊普及実験についても言及し、同様の実験を行ったインドと比較して、日本は出生率低下と避妊実践率の増加が顕著だと結論づけている[46]。

以上にみられるブラッカーの優生保護法に関する論考の顕著な特徴は、優生手術についての記述がきわめて抑制的なことである。断種に際して特定の遺伝性疾患・障害については本人の同意を不要とした第四条についても、「調整された強制（modified compulsion）」の原理に基づくと指摘するのみで、それ以上の評価・分析を行っていない[47]。ここには障害者への断種を優生政策の焦点においていた一九三〇年代からの関心の変化がみられるといえるだろう。一九五〇年代のブラッカーにとって、優生政策の主眼は、もはや障害者という限られた人口に対する直接的な生殖コントロールにではなく、国民全体が自発的に「人口の質」を高める実践に従事できるようになるための環境整備であるところの、家族福祉の充実化に置かれたのであった。断種に際しての強制性の有無という論点も、もはやこの時点でのブラッカーの主要な関心事ではなくなっていたのである。

ともあれ、かつて『バースコントロール運動と国家』の中で、国家神道イデオロギーに基づき避妊をタブー視する国だと日本について紹介したブラッカーにとって、戦後日本の変化は驚きであったに違いない[48]。彼は論文の最後に次のように記し、人口問題の克服という国家的課題の解消に向けた日本国民の道徳性の高さを誉めそやした。

> 個人的熟慮と国家的熟慮に基づく適切な動機を日本ほど強力に備えた国はない。日本ほど文化的なタブーから自由になって適切な教育が行われている国はない。そして日本ほど、国民が新しい見通しを得て、新しい慣習を学習している国はない[49]。

四　一九六〇年代——インドからイギリスへ

ナチズムとの差異化を目的として提唱し、日本における家族計画の普及にその模範的な姿を見出した

「リベラルな優生学」を、ブラッカーはイギリス国内でも実践すべきと考えていた。彼は、市民みずからが家族福祉のため自発的にバースコントロールを実践することで、結果的にイギリス国民の質が向上する優生社会を思い描いたのである。一九六〇年代に入る頃、ブラッカーが特に有効な手段とみなすようになっていたのはやはり断種であった。そこには、インドでのバースコントロール運動の経験が影響していた。一九五七年に、彼は自由党国会議員で優生学協会の理事であったサイモン卿（Sir Earnest Simon）が立ち上げたサイモン人口トラスト（ＳＰＴ）の初代議長となり、ＩＰＰＦや優生学協会と連携し、インドでのバースコントロール普及運動に関与した[50]。彼が見出したのは、インドでは女性向けの避妊普及活動が日本のようには成功しなかった一方で、断種を中絶よりも「効率的で人道的」だと捉えたＲ・Ａ・ゴパラスワミらの主導により、一九五〇年代終盤以降、顕著に任意断種（特に男性向けの精管切除術）の実施件数が増加したことであった[51]。

インドでの経験を経て、ブラッカーはイギリスでもバースコントロールの一環としての任意断種を普及させるべきとの認識に至った。当時議論されていたピルや子宮内避妊器具の安全性や確実性について彼は確信をもてずにおり、安全・安価・確実に実施できる断種の避妊効果に期待を寄せたのである[52]。

イギリスの世論も、障害者を対象とした断種の法制化が頓挫した一九三〇年代と比べると、かなり肯定的なものに変化していた。断種についての一九六〇年頃の国内法の状況は、次のようなものであった。強制断種は違法。本人同意がある任意断種については、妊娠が母体の健康や生命にとってリスクとなる場合は、治療目的として合法。優生学的目的や避妊目的の任意断種については、司法関係者の法解釈が割れるグレーな状況、というものである。第二次世界大戦前、多くの医師は違法とみなされるリスクを負ってまで非治療的な目的の断種行為を行おうとはしなかった[53]。だが一九六〇年頃になると、医療事故弁護組合（ＭＤＵ）や上級裁判所（控訴院）が遺伝性疾患のある人への任意断種に合法判断を出すなど、優生手術に肯定的な世論が形成されていった[54]。さらにブラッカーのもとでＳＰＴは、断種へのコンセンサスの形成に尽力した。ブラッカーは『ランセット』に寄稿し、断種が美容整形や臓器移植、献血などと本質的に変わるところはないとの見解を示した[55]。またSPTは「ヴァセクトミープロジェクト」と銘打ち、家族計画協会（八一頁参照）と連携しつつ、避妊クリニックの増設や精管切除術を請け負う医師の拡充に努めた。こうした運動の結果、イギリスでは二年間で約一五〇〇人から二〇〇〇人の男性が避妊目的の断種を行ったとされる[56]。ブラッカーらSPTの活動は、優生学的目的および避妊目的の断種を容認する世論形成に大きく貢献し、任意断種を正式に合法化した改正国民保健法（一九七二年）の地ならしを行ったのである。

おわりに

一九五二年に総書記の職を退いた後も、ブラッカーは優生学協会の名誉書記として、協会の理事会への出席や『優生学評論』への寄稿を続けた。五七年五月一日の理事会では、会員数の減少傾向に歯止めがかからない現状をふまえ、これからの協会の活動を「暗号的優生学（crypto-eugenics）」と呼びうるものに転換してはどうかと提案した。これは、ナチズムによって優生学という用語に否定的なイメージがついてしまったことを念頭に、「優生学的目的をそれとはわかりにくい方法によって」追求するという戦略であった[57]。

本稿が示したように、一九五〇年代以降のブラッカーの優生学もまた、彼がいう「暗号的優生学」の一例だったといえるだろう。彼のねらいは、社会に優生学という語を普及させることにではなく、優生思想を普及させることにあったのだ。そのために彼が掲げたのが、理念としての家族福祉と、手段としてのバースコントロールだった。優生政策の主眼は、家族福祉のために不可欠な手段である避妊と断種について個々の家族が自発的に学び、実践するための機会の提供に置かれたのである。国家の強制による消極的優生学ではなく、市民による自発的な「見込みのある家族」形成を促す積極的優生学の実践こそブラッカーの主眼であり、それは強制の不在という観点からみれば、たしかに「リベラルな優生学」と呼べるものであったといえるかもしれない。

だが、そこにはリプロダクティブ・ライツの観点は全く欠如していた。ブラッカーが求めたのは、産むべきだと社会がみなした子を産み、産むべきではないとみなした子は産まない選択を進んで行う、優生思想を内面化した「道徳的市民」であった。産む／産まないの基準を設けるのはあくまで社会の側であり、より具体的にいえば、ブラッカー自身のような専門家であることが前提とされたのである。ゆえに、専門家が産むべきでないと判断した親——疾患・障害のある親や、「見込みのある家族」を形成する能力に欠けるとみなされた「問題家族」の親——については、周囲の人々の「説得と世論によって（強制ではないやりかたで）、子どもを産むことを断念させるべき」とブラッカーは主張し続けた[58]。優生思想という社会規範に反する選択をした個人や家族に世論の非難という社会的制裁が科せられる事態を、彼の「リベラルな優生学」は許容したのである。

また、第二節で示したように、知的障害者については同意すら必要ではないとブラッカーは捉えていたふしがある。第三節で見たように、日本の優生保護法について論じた際も本人同意原則の適用除外を定めた同法第四条の規定について、ブラッカーは特段の論評を避け、強制断種を事実上黙認した。結局のところ、知的障害者の断種に際しての強制の有無は彼にとっては二義的な問題であったといえるだろう。彼の「リベラルな優生学」とは、市民の道徳性を軸とする優生思想の社会への浸透と、知的障害者を対象とした強制的・消極的優生政策の併存にあったのだ。

今日でもイギリス国内では、知的障害者の断種手術が、しばしば本人への十分な情報提供を欠いたまま、家族やソーシャルワーカーの決定によって行われている[59]。さらに、障害をもって生まれる実質的リスクが胎児に認められる場合は、妊娠週数にかかわらず中絶可能とする一九六七年中絶法胎児条項のもと、ダウン症と診断された胎児の約九〇%が中絶されている。[60] こうしたイギリス社会の現状をブラッカーが見たならば、自身の思い描いたリベラルな優生社会が着実に実現しつつある、とほくそ笑むのではないだろうか。

注

(1) Greta Jones, *Social Hygiene in Twentieth Century Britain* (London: Croom Helm, 1986); Pauline Mazumdar, *Eugenics, Human Genetics and Human Failings: The Eugenics Society, Its Sources and Its Critics in Britain* (London and New York: Routledge, 1992).
(2) John Macnicol, "Eugenics and the Campaign for Voluntary Sterilization in Britain Between the Wars," *Social History of Medicine* 2, no. 2 (1989): 147-169.
(3) Daniel Kevles, *In the Name of Eugenics: Genetics and the Uses of Human Heredity*. New York: Harvard University Press, 1985.〔西俣総平訳『優生学の名のもとに「人類改良」の悪夢の百年』朝日新聞社、一九九三年〕; Richard Soloway, *Demography and Degeneration: Eugenics and the Declining Birthrate in Twentieth-Century Britain* (Chapel Hill and London: University of North Carolina Press, 1990).
(4) C. P. Blacker, *Eugenics in Retrospect and Prospect: The Galton Lecture, 1945* (London: Eugenics Society, 1950), 9.
(5) N. A., "Obituary: Carlos Paton Blacker," *Lancet* 305, Issue 7915 (10 May 1975): 1096.
(6) ブラッカーの生涯については、*Oxford Dictionary of National Biography* の C. P. Blacker の項目を参照した。
(7) C. P. Blacker, *Birth Control and the State: A Plea and a Forecast* (London: Kegan Paul, 1926), 42.
(8) 「二二五万人近い失業者と大量の短時間労働者という途方もない数字が、現在の経済状況との関連で、この国が人口過剰であることを物語っている。」Ibid., 29-30.
(9) Ibid., 33.

(10) Ibid., 47.

(11) なお、人工妊娠中絶については、女性の健康被害のリスクが高いとしてブラッカーは否定的であり、避妊が普及するにつれて闇中絶を行う女性も減るだろう、と述べている。Ibid., 44–46.

(12) Soloway, *Demography and Degeneration*, 186.

(13) Blacker, *Birth Control*, 92.

(14) Soloway, *Demography and Degeneration*, 187.

(15) Blacker, *Birth Control*, 26.

(16) Ibid., 95.

(17) C. P. Blacker, "International Planned Parenthood Federation: Aspects of Its History," *Eugenics Review* 56, no. 3 (1964): 136.

(18) Mark Jackson, *The Borderland of Imbecility: Medicine, Society and the Fabrication of the Feeble Mind in Late Victorian and Edwardian England* (Manchester: Manchester University Press, 2000)；寺尾範野「「精神薄弱者」の隔離と幸福――軽度知的障害をめぐる世紀転換期イギリス優生思想の展開」『共立国際研究』三五巻、二〇一八年、八九―一〇五頁。

(19) Greta Jones, "Eugenics and Social Policy between the Wars," *Historical Journal* 25, no. 3 (1982): 723.

(20) David Barker, "How to Curb the Fertility of the Unfit: The Feeble-Minded in Edwardian Britain," *Oxford Review of Education* 9, no. 3 (1983): 197–211.

(21) Thomson, *Problem of Mental Deficiency*, 181–182.

(22) N. A., "Report of Committee for Legalizing Eugenic Sterilization," *Postgraduate Medical Journal* 6, no. 61 (1930): 13.

(23) *Hansard* (21 July 1931), vol. 255, CC1249.

(24) C. P. Blacker, "The Uses and Limitations of Sterilization in Social Psychiatry," *Proceedings of the Royal Society of Medicine* 28 (1935): 1355.

(25) Ibid.

(26) Thomson, *Problem of Mental Deficiency*, 72-73, 193.
(27) Ibid., 200.
(28) C. P. Blacker, “Eugenics in Germany,” *Eugenics Review* 25, no. 3 (1933): 158.
(29) ただし協会内にはコーラ・ホジソンやジョージ・ピットリバーズのように、ナチスとの連携を深めようとしたメンバーもいた。ナチスに対する優生学協会の多様な見解については、以下を参照。B. W. Hart, “Watching the ‘Eugenic Experiment’ Unfold: The Mixed Views of British Eugenicists Toward Nazi Germany in the Early 1930s,” *Journal of the History of Biology* 45 (2012): 33-63.
(30) Blacker, *Eugenics in Retrospect and Prospect*, 9.
(31) 「シティズンシップについての教育、そして親になることについての個人的な責任感および同程度に重要な人種的な責任感こそは、生物学的に好ましいかたちで〔産むべき人は産み、産むべきでない人は妊娠・出産を控えるという〕格差のある生殖(differential fertility)を実現するであろう。」Ibid., 10.
(32) 一九五一年に『優生学評論』に掲載した論文の再掲である。
(33) C. P. Blacker, *Eugenics: Galton and After* (London: Duckworth, 1952), 325-328.
(34) C. P. Blacker, “Promising Families: Elite and Moiety Eugenics,” *Eugenics Review* 46, no. 1 (1954): 21-22.
(35) Matthew Connelly, *Fatal Misconception: The Struggle to Control World Population* (Cambridge MA: Harvard University Press, 2008), 168.
(36) ウォーレン・トムソンの人口転換理論と日本との関わりについては、以下を参照。Alison Bashford, *Global Population: History, Geopolitics and Life on Earth* (New York: Columbia University Press, 2014), 310-317.
(37) C. P. Blacker, “Stages in Population Growth,” *Eugenics Review* 39, no. 3 (1947): 99.
(38) 「ぎりぎりの状況にあるアジア人口のせいで、私たちの妻は、そしておそらく私たちの娘も、この先何年も〔食糧配給の〕行列に並び続けることになるように思われる。」Ibid.
(39) Connelly, *Fatal Misconception*, 8.
(40) Aiko Takeuchi-Demirci, *Contraceptive Diplomacy: Reproductive Politics and Imperial Ambitions in the United States and Japan* (Stanford: Stanford University Press, 2018);豊田真穂「戦後日本のバースコントロール運動

とクラレンス・ギャンブル――第五回国際家族計画会議の開催を中心に」『ジェンダー史学』六巻、二〇一〇年、五五―七〇頁。

（41） C.P. Blacker, "Family Planning and Eugenic Movements in the Mid-Twentieth Century," *Eugenics Review* 47, no. 4 (1956): 230.

（42） Ibid., 233.

（43） C.P. Blacker, "Japan's Population Problem," *Eugenics Review* 48, no. 1 (1956): 1.

（44） 一九五二年の改正優生保護法下で導入された「受胎調節実地指導員制度」を指していると思われる。同制度については、以下を参照。高木雅史「戦後日本の家族計画運動における受胎調節指導の変容――実地指導員としての助産婦の役割拡大と困難化」『日本の教育史学』五六巻、二〇一三年、五八―七〇頁。

（45） Blacker, "Japan's Population Problem," 37.

（46） Ibid., 38.

（47） Ibid., 36.

（48） Blacker, *Birth Control*, 25.

（49） Blacker, "Japan's Population Problem," 38-39.

（50） ＳＰＴは一九六五年まで優生学協会と、その後はＩＰＰＦと、ロンドンの同じ建物に本部を構えるなど、両団体と緊密に連携した。Penny Kane, "The Simon Population Trust: A Brief History," *Journal of Family Planning and Reproductive Health Care* 28, no. 2 (2002): 2. を参照。

（51） Blacker, "Voluntary Sterilization: Transitions Throughout the World" *Eugenics Review* 54, no. 3 (1962): 151.

（52） C.P. Blacker and L.N. Jackson, "Voluntary Sterilisation for Family Welfare: A Proposal by the Simon Population Trust," *Lancet* 287, Issue. 7444 (1966): 971.

（53） Macnicol, "Eugenics and the Campaign for Voluntary Sterilization in Britain," 165.

（54） Penny Lewis, "Legal Change on Contraceptive Sterilisation," *Journal of Legal History* 32, Issue 3 (2011): 302-306.

（55） C.P. Blacker, "Sterilisation and the Law," *Lancet* 287, Issue. 7444 (1966): 1106.

(56) Lewis, "Legal Change," 309.

(57) Faith Schenk and A. S. Parkes, "The Activities of the Eugenics Society," *Eugenics Review* 60, no. 3 (1968): 154–155.

(58) Blacker, *Eugenics: Galton and After*, 290–291.

(59) Elizabeth Tilley et al., "'The Silence is Roaring': Sterilization, Reproductive Rights and Women with Intellectual Disabilities," *Disability and Society* 27, no. 3 (2012): 413–416.

(60) N. A., "Press Release–24% increase in abortions where baby had Down's syndrome, as landmark case against UK Govt to be heard by Court of Appeal," Don't Screen Us Out (Jun 21, 2022), https://dontscreenusout.org/press-release-24-increase-in-abortions-where-baby-had-downs-syndrome-as-landmark-case-against-uk-govt-to-be-heard-by-court-of-appeal/ (accessed Oct 21, 2024)

第2部　優生保護法と過剰人口という問題

「腐敗した西洋の倫理」
——占領期の優生保護法に対するオーストラリアの反応

クリスティン・デ・マトス
（寺尾範野訳）

はじめに

一九四七年、シドニーの『カトリック・ウィークリー』は、「日本にとっては異物」であるところの「腐敗した西洋の倫理」が出現したと宣言した[1]。優生思想に則りバースコントロール、中絶、断種といった人口抑制策をいままさに実行せんとしている日本の計画を、この「腐敗した倫理」が支えていると同誌は主張した。この論説を書いた編集長は、フランシス・ゴルトンがイギリスで生んだ優生学が、強制断種法を複数の州で制定したアメリカにも急速に広がり、北欧で実践され、最後はナチスの残虐行為へ行き着いたことを念頭に置いていたものと思われる。いまやそれが占領下の日本で、占領軍によって押しつけられようとしていると告発したのだ。「日本と東洋は西洋理想主義の美しさにただちに目覚めるだろうとの見通しをしたり顔で述べる前に、日本の人口抑制計画のいくつかの条項について考えてみるべきだ。われわれの責任が何であるかが見えてくるだろう」と、同誌は皮肉交じりに続けている[2]。

この論説は無視したが、それまでの日本にも独自の優生学の歴史はあった。ともあれ成立間近の優生保護法に対するオーストラリアの反応は、考察すべき興味深いトピックである。オーストラリアのメディアや民間人が日本の復興に関心を持っていたから、だけではない。同国が一九四六年から五二年まで日本の占領と統治に直接参加してもいたからである。上述の批判的な論説は一般のオーストラリア人の反応を代表していたのだろうか。あるいは、少数派の例外的な意見にすぎなかったのだろうか。

この章では、優生保護法に対するオーストラリア人のさまざまな反応やみずからの「責任」についての見解を、政府の公式見解や優生学関連団体およびメディア〔軍事関連、主要メディア、左翼系、カトリック系を含む〕の言説の検討を通して考察する。最初に戦前のオーストラリアにおける優生学をめぐる議論を概観した後、日本の占領にオーストラリアがいかに関与したかを確認する。これら二つの節は、第三節で論じる優生保護法に対する〔オーストラリア人の〕反応の検討に必要な背景を提供する。全体として、本章は三つの異なるオーストラリアの反応を明らかにする。第一に、優生保護法には触れずに経済発展と強い労働運動を日本の平和な未来のための鍵と認識した政府、第二に、日本の人口増加への懸念とオーストラリアへの日本人の移住を避けるために優生保護法を好ましい解決策とみなした一般大衆、最後に、オーストラリアのカトリック教徒が示した優生保護法と「腐敗した西洋の倫理」の完全な否定である。

一　戦前のオーストラリアにおける優生学

優生思想の中心地はイギリスとアメリカであったものの、優生学はグローバルな運動であり、二〇世紀前半のオーストラリアにも根を下ろしていた。二〇世紀前半はまさに優生学の「黄金時代」だった。[3] オーストラリアの優生学運動はややまとまりに欠け、そのせいで立法的な成功はほとんどなかったものの、多くの著名人は熱意をもって優生学を支持していた。当時の優生学者を結びつけた中心的特徴は、一九三〇年代にオーストラリアのある女性が述べた次の言葉に要約される。「オーストラリアには私たちが望む人種を作る力がある。それは白人種であるのみならず、**最高の白人種**であるべきだ」[4]。スティーブン・ガートンはこの運動を「改革主義の専有物」と要約している。「児童福祉改革者、産児制限運動家、道徳純潔運動家、禁酒運動家、リベラル、進歩主義者、急進派、社会主義者、フェミニスト」といった分野の主要な人々が、戦間期オーストラリアの優生学を主導したからだ[5]。

国際的な運動の一部であった一方で、オーストラリアの優生学は国内の状況や懸念にも対処し、既存の人種主義的な政策や実践とも関連していた。優生学のラベルを用いて異なる人口政策や人種論を一緒くたに議論することに警鐘を鳴らすガートンのような研究者もいるが[6]、優生学としての共通性を強調する研究者もいる。グレッグ・ブライトンは、優生学が先住民の扱いに及ぼした影響――彼が「知的帝国主義」と呼んだもの――に注目しているが、彼はこれを白人の「人種」優越性についての言説や用語〔の変化〕にも見出した。ブライトンが植民地時代の初期から一九世紀後半および二〇世紀初頭にかけての先住民を表す用語の変化を辿ったところによると、それは「ネイティブ」や「野蛮人」から、血に関連した用語へと移行したという。「純血」「混血」「八分の一混血」といった具合にだ[7]。人種の優劣に関する優生学的発想は、先住民人口が急速に消えつつあるという白人オーストラリア人の認識――血の希釈といった言葉に示されていた――と一致していた[8]。

もうひとつの関連する論点は、「白豪主義」として知られるオーストラリアの移民政策である。優生学は、「白人人種の退化」を防止する目的で一九〇一年に実施された白豪主義政策に「科学的」根拠を与えた[9]。ガートンは、「移民制限はオーストラリアとニュージーランドにおける優生政策の顕著な成功例であったかもしれない」と述べている[10]。また一九一二年の改革によって、「他の疾病や精神的・身体的欠陥を持つ人」の入国禁止が強化され、「白痴、精神薄弱者、知的障害者、てんかん患者」を対象とした「狂気」〔精神疾患〕条項が新たに盛り込まれた。検疫局長のウィリアム・ノリスは、世界の移民政策においてオーストラリアが世界初の「明確な優生学的段階」に入ったと宣言した[11]。このように、優生学と移民政策および先住民に対する政策のあいだには、関連性があった。他方、オーストラリアにおける優生学的言説の大部分は、国内白人人口の「質」の向上にも向けられた。

ダイアナ・ウィンダムによれば、一九一一年から一九三六年のあいだに、オーストラリアでは七つの優生学団体が設立された。最初はイギリス科学ギルド南オーストラリア支部優生学小委員会（一九一一―一九一六年）で、最後はビクトリア優生協会（ＥＳＶ、一九三六年―一九六一年）だった。ニューサウスウェールズ州では一九二六年に人種改良協会が設立され、すぐに名前を人種衛生協会（ＲＨＡ）に変更した。今日ではオーストラリア家族計画として知られる団体であり、現在も存続している。[12] これらに加えて国内各地には多くの優生学研究グループが設立された。たとえば労働者教育協会（ＷＥＡ）の優生学サークルや、[13] ニューサウスウェールズのニューカッスルにある優生学研究グループなどである。[14] これらのなかで最も活発だったのはビクトリア優生協会と人種衛生協会だった。前者はビクトリア州の圧力団体として出発し、州レベルでの「精神欠陥」法の制定に三度にわたり貢献した。ビクトリア優生協会は「人種の自殺」を懸念し、自然科学・医学・法の世界における男性専門家たちの思想に導かれつつ、一般大衆に優生学の原理を教える教育的役割を果たした。[15] 対照的に、女性連盟から出現した人種衛生協会は、主に女性によって率いられ、ルビー・リッチ、リリー・グッディソン、マリアン・ルイーザ・ピディントンなど〔連盟の〕主要な運動家を含んでいた。[16] 人種衛生協会の初期の関心は、性教育、性感染症の予防、および「優生学の原則に基づく人種の改善」にあった。[17]

オーストラリアの優生学運動の関心事は、健康、運動と身体文化、教育、乳幼児と母親の衛生、性感染症など、多岐にわたっていた。[18] ここでは主に、生殖の適性、断種、隔離の三つに注目したい。生殖の適性は人種衛生協会の主要な関心事であり、「「適者」の繁殖を奨励し、「不適者」のそれを抑制することに関わっていた」。[19] 遺伝性疾患の伝達や「「退化した子供たちの無秩序な繁殖」を阻止する手助け」として、バースコントロールが重要な役割を果たした。[20] これは「遺伝性疾患や「精神欠陥」のある既婚女性」

をターゲットにしたバースコントロールであり、アン・リースが述べるように、「退化の次世代への影響を防ぐために人種衛生協会が展開した武器の一部となった」[21]。協会は一九三六年に結婚相談センターを設立し、バースコントロールを補強した。センターの目的は、「婚約中のカップルに身体的・心理的検査を提供し、かれらの生殖適性を確認する」ことであり、「健康と適性のための結婚証明書」を発行し、当事者が結婚と育児に「適しているか」を示した[22]。一九三八年にはビクトリア優生協会が「今日のドイツにおける優生学」と題する講演を主催し、ナチスの出生政策を「人種の質と量を向上させる……世界で最も興味深い生物学的実験のひとつ」と称賛した[23]。

断種手術は生殖適性に関する懸念を別のレベルに引き上げた。イギリスと同様にオーストラリアは断種法を制定しなかったものの、立法化をめざす非常に熱心な運動があった。「精神欠陥のある者」が「正常な人口よりも速く繁殖している」という懸念や、断種という解決策こそ「精神薄弱種を根絶する」との信念があった[24]。一九二八年にはシドニーで人種衛生会議が開催され、全国から優生学の関連団体や支持者が集まり「「社会に脅威であると判断される人物は強制的に断種手術を受けるべきである」という決議を全会一致で採択した」[25]。ビクトリア州では「精神欠陥」に対処するために一九二六年、二九年、三九年の三回、法案が議会に提出された。ロス・ジョーンズが述べるように、これらは

非効率とみなされた人口のかなりの割合を施設に収容すること、および**断種を行いうる可能性も立法化すること**を目的としていた。対象には、スラム街の住民、同性愛者、売春婦、アルコール依存者、小頭症や低ＩＱを持つ者、そしてアボリジニが含まれた[26]。

一九三一年、『オーストラリア医学ジャーナル』は「精神欠陥者の断種を許可する何らかの形の法制化」を緊急事項として提唱する記事を掲載した[27]。一九三九年に〔精神欠陥〕法案がビクトリア州議会で検討

された際、ビクトリア優生協会は断種条項を法案に含めるよう働きかけた[28]。

最後に、上記のジョーンズの引用が示すように、オーストラリアの優生学運動のメンバーは「精神欠陥者」の施設収容と隔離を推奨した。ニューサウスウェールズ州フェミニスト・クラブの会長は「独自に設置した島での精神薄弱者の隔離」を一九二一年に閣僚に働きかけ、百エーカーの土地に「控えめなコロニーを設立する」ことを目指した[29]。人種衛生協会も「不適者」の隔離を支持し、一九三〇年代を通して「農場コロニー」の設立を求めて運動し、政府にも複数回の代表団を派遣した[30]。一九三八年になっても、協会のルビー・リッチは「精神的な不適者」のための隔離コロニーを求めていた[31]。ビクトリア州の一九三九年精神欠陥法は「白痴」「精神薄弱者」「道徳的欠陥者」（子供を含む）の施設収容を求めた。この法案は両院を通過したものの、おそらく戦争という緊急事態のために施行されることはなかった[32]。だが全体として、隔離は「精神欠陥者」とされた人々が「繁殖し遺伝的な汚れを伝えること」を防ぐ解決策とみなされた[33]。

優生学には多くの大衆の支持（や少なくとも好奇心）があった一方で、反対する声もあった。ガートンによれば、労働組合は「精神欠陥関連法が不当に労働者階級の子供たちを標的にすることを懸念していた[34]」。ウィンダムも、同様の法が制定された場合、失業者や「貧しいが正常な」人も断種されるかもしれないという懸念を見出している[35]。ブリスベンの『ワーカー』は、「精神的・道徳的・身体的基準を改善する」として環境要因を断種やバースコントロールよりも重視したが、これは後者が「無用で不妊でおしゃべりな怪物」の世界を生み出すからというのが理由であった[36]。『レイバー・コール』では、F・K・ヘイズが資本主義と環境の役割を次のように強調した。

犯罪、病気、狂気、汚れの原因は貧困であり、貧困の原因は土地と産業の私有である。これらが国民の手中にあれば、貧困、汚れ、伝染病、犯罪は数年のうちに消え、狂気と遺伝性疾患は二世代のうちに消え去るだろう[37]。

それでも『レイバー・デイリー』には労働者階級に優生学を売り込もうとするマリオン・ピディントンの記事が掲載されたし[38]、多くの労働者向け新聞も、優生学の発展を定期的に報道した[39]。ピディントンは労働者教育協会（ＷＥＡ）のために優生学の個人指導も実施した。労働運動は白豪主義政策の熱心な支持者であり、その主張は経済的根拠（つまり白人男性のためにオーストラリアの生活水準、雇用、賃金を保護すること）に基づいていた。ゆえにかれらは一部の人口管理にも反対ではなかった。

活発な抗議活動をおこなったのは、世界の他の地域と同様にカトリック教会だった。これは驚くことではないだろう。一九三一年のピウス十世の回勅「カスティ・コヌビイ」が示すように、争点はバースコントロールと中絶だった。結婚に関するこの回勅は、過剰な優生学とみなされうるものを明示的に非難し（六六―七一項目を参照）、断種を身体の切断とみなし、結婚と家族に対する個人の自然権の否定をいかなるものであれ非難した[40]。このような教会全体の見解にオーストラリアのカトリック教徒の見方も概して一致していたが、他の根拠に基づく優生学批判もあった。たとえば、一九二九年にメルボルンのカトリック出版物『アドボケイト』は、「精神欠陥は木製の脚と同じくらい遺伝しない」と述べ、労働者向けの出版物と同様に環境の重要性を強調した（「スラムを清掃せよ」と同誌は書いている）[41]。だが、優生学という用語や野望が完全に放棄されたわけでもなかった。多くの人々はカトリック優生学またはキリスト教優生学を推進した。かれらは「神の法」にしたがってキリスト教的・道徳的生活が人類を改善するとして、「超人種」を創り出すのは不要と述べた[42]。ウィンダムによれば、カトリックはオーストラリアで支配的な宗教ではなかったが、かれらは人口のかなりの部分を占めており、「イギリスやアメリカよりも大衆と政治に大きな影響を与えた[43]」。

以上が大戦勃発時のオーストラリアにおける優生学の状況であった。強制断種、結婚検査、隔離などにおける熱心な試みがあった一方で、その成功は限定的であった。以下では占領下の日本におけるオーストラリアの役割を見ていこう。

二　オーストラリアと連合国による日本占領

戦前のオーストラリアにおける人口に関する議論のなかでも、日本は頻繁に取り上げられていた。その際の主要な論点は二つあった。第一は人口増加である。一八七一年から一九一〇年の間に日本は顕著な人口増加を経験したが、同じ時期にオーストラリアの人口は減少した[44]。白人国家と非白人国家間にみられた人口増加の差こそ、グローバルな規模で優生学の議論に火をつけた主要因であり、この問題はしばしば「人種の自殺（race suicide）」という表現とともに語られた。これが第二の論点、すなわち人口増加によって日本人が行いうることへの不安につながった。日本人はオーストラリアに移住したいのかもしれないし、それどころかオーストラリアを侵略するつもりなのではないか[45]。このいわゆる「黄禍」の物語と侵略の恐怖は、二〇世紀初頭に登場したいくつかの本でも明らかである。日本の人口増加に対するオーストラリア人の不安はこのように長い歴史を持っていた。一九三〇年代の日豪関係は概して良好であったが、アジア太平洋戦争の勃発によって関係は複雑なものとなった。まず、戦争はそれ以前からあった侵略のナラティブを証明するように見えた。第二に、〔日本による〕オーストラリア兵捕虜への非人道的な処遇が問題視された。

以上が一九四六年から五二年までの連合国による日本占領におけるオーストラリアの関与の歴史的背景である。優生保護法の成立を含めた占領期最初の四年間、オーストラリアの政治はベン・チフリーが首相、ハーバート・エヴァットが外務大臣を務める労働党政権によって率いられていた。政府が日本占領への関与を希望した背景には、二つの理由があった。第一は、戦争の経験である。第一次大戦後のドイツのように日本がふたたび軍事的脅威となることへの不安があり、これを防ぐことでオーストラリアの将来の安全を確保したいという思いがあった。第二は、アジア太平洋地域で影響力のあるミドル・パワーを得たいという野心であった。労働党政権はこの地域でのアメリカの野心に対して疑念を抱いており、「いとこ」にあたるニュージーランドとイギリスそれぞれの国の労働党政権とともに、ソビエト共産主義とアメリカ資本主義の中間または第三の道の確立をめざしたのである。

オーストラリアの対日目標は、二点に要約できる。更生路線（または「厳格な平和」）と、改革路線（または「民主主義の奨励」）である。これらは優生保護法に対するオーストラリアの反応を文脈化・分析する上で重要である。更生路線は、責任、賠償、法的正義の問題に焦点を当てた。それには戦犯（潜在的には天皇も）の裁判も含まれていた。改革路線は、民衆の政治参加の保障と労働運動の発展による民主的な日本の再建に関心を寄せていた。別言すれば、オーストラリアは「第三の道」の観点に沿った公正な日本社会の構築に関心を持っていたのである。[46]

これらの目標の実現のために、オーストラリアは三つの重要な方法で占領に関与した。その政治的野心に最も関連した第一の方法は、占領統制機構への関与であった。占領のための名目上の政策立案機関はワシントンD・Cに拠点を置く極東委員会（FEC）であったが、オーストラリアはエヴァット率いる独立代表団を同委員会に提供した。同国が代表を送った第二の統制機構は対日理事会（ACJ）である。これは米ソ、中国国民党、イギリス連邦の代表からなるSCAPの四国諮問機関であったが、オーストラリアの外交官は常にイギリス連邦を代表していた。オーストラリアが代表を提供した第三の組織は、自らの更生路線に沿うものだった。オーストラリアの高等裁判所の裁判官、ウィリアム・フラッド・ウェッブが、東京で開催された極東国際軍事裁判所の議長を務めたのである。

オーストラリアが占領でおこなった二つ目の役割は、軍事的なものであった。米軍とともに占領軍を形成したイギリス連邦占領軍（BCOF）で、オーストラリアは主要国として軍隊の指揮を執ったのである。他のメンバーには、イギリス、英領インド、ニュージーランドがいた。占領期間中、約一万六〇〇〇人のオーストラリア人がＢＣＯＦで勤務した(47)。オーストラリア軍は広島県に駐留し、本部を呉市、主要な拠点は広地区に置いた。日本でのＢＣＯＦの役割は米軍と同様に非軍事化と民主化だった。これはオーストラリアの両方の目標、少なくとも当初は更生路線に関連していた。オーストラリア軍は、情報収集や警察業務、武装解除、復員および引き揚げ、地元労働力の雇用、選挙の監視、医療と看護、呉や東京でのパレードなどの示威活動を含む、さまざまな任務に関与した(48)。

占領下日本への第三の関与は、民間人によるものである。女性たちがボランティア、赤十字、キリスト教女性青年会のメンバーとして来日した。その最大の集団は軍人の妻と家族であった（厳密にいえばかれらも軍隊の一部だったが）。軍人の家族は、江田島や呉近郊の虹村開発のような特別に建設された家族エリアに住んでいた(49)。占領軍家族の子どもたちを教えるために来日した教師や、ジャーナリスト、宣教師、宗教指導者もいた。

日本とその未来に関心を持っていたのは、占領下の日本にいたオーストラリア人だけではない。すべてのオーストラリア人が戦争の影響を受けており、多くの人々が長い日豪関係の歴史と人口問題の不安を思い出していた。ゆえに一般のオーストラリア人も、占領に参加した家族親族からの連絡、そして何よりも報道を通じて日本の動向を追っていた。以上をふまえ、次節ではオーストラリア人が優生保護法に対して示した反応を探っていこう。

三　優生保護法に対するオーストラリアの反応

戦前のオーストラリアにおける優生学への関心が生殖の適性、断種、隔離に焦点を当てたのに対して、戦後における優生保護法への反応は、人口過剰やいわゆる遺伝病の伝達を最小限に抑えるための方策としての、生殖のコントロール（バースコントロール）、人工妊娠中絶、断種に焦点を当てていた。遺伝病の伝達防止という優生保護法の目的は、その実施を監督する優生保護委員会とあわせて同法に独特の優生学的性格を与えた。隔離は優生保護法の具体的な議題ではなかった（ただしハンセン病患者を対象とした一九五三年のらい予防法などでは論点であった）。オーストラリアの優生保護法に関する議論は、戦争の遺産と「優生政策の顕著な成功例」である白豪主義の双方と絡み合っていた[50]。同法への反応を分析するために、本節は二つに分けられる。最初に、占領下の日本にいたオーストラリア人の反応に焦点を当て、次にオーストラリア国内の反応に焦点を当てる。

「日本における革命的規定」――占領下の反応

優生保護法案が一九四七年に初めて日本の国会に提出されたとき、この法案はオーストラリア外交官で対日理事会イギリス連邦代表・在東京オーストラリア代表団責任者であったパトリック・ショーの目に留まった。ショーは、一九四七年一一月にオーストラリア政府に部署通信を送り、一〇月九日に社会党議員が提出した法案のコピーをまだ入手できていないが新聞報道から理解したところでは法案には「日本にとって革命的な規定が多く含まれている」と書いた[51]。そのうえで、次のように自分の見解を示した。

今のところ優生保護法案への関心は石炭法案、経済分権法案、予算などの他の主要課題の陰に隠れています。この法案は、日本の人口に直接影響を与えうる施策を合法化するため、保守政党や社会主義者の多くから強い反対に遭う可能性があります。占領開始以来、バースコントロールについて新聞や雑誌でかなりの議論が見られましたが、「人種の衰退（racial decay）」につながる政策の支持者だとみなされることへの恐れから、公人がこの政策への支持を公然と述べることは抑えられているように思います[52]。

ショーは戦時中の日本の出生奨励策も認識していたので、優生保護法案が国会で可決されるとは思っていなかった。しかし翌年、法案は比較的容易に可決され、ショーの予測が誤りであったことが証明された。だがこの通信以外には、法案や一九四八年に施行された同法についてのさらなる直接的な言及の記録はほとんどない。

優生保護法への直接的な言及が少ない理由の一つは、SCAP（連合国最高司令官総司令部）にあった。SCAPは戦後日本の人口増加を懸念していたものの、公式には「手出ししない」アプローチをとっていた。SCAPの懸念は、たとえば米軍陸軍長官ケネス・ロイヤルが「日本の人口は莫大な割合で増加している。一九五一年までに八四〇〇万人に達すると予想されている」と演説で述べたことにもあらわれている。予想される食糧不足を説明し、それによって日本は「不安と混乱と絶望に満ちた状態になるだろう」とロイヤルは主張した[53]。「優生保護法は日本の人口過剰問題に対する懸念が高まっていなければ成立しなかっただろう」と豊田真穂は述べている[54]。ともあれ、いくつか抗議があったにもかかわらず米国占領当局が同法に不作為を決め込んだのは、豊田によれば「人口問題に対するSCAPの不干渉政策と一致していた」からであった[55]。公式の「手出ししない」アプローチと非公式の「手を出す」アプローチの一端として、SCAPは「人口問題」解決のために三つのセクションを設け、本国から日本へ多数の専門家を招集した[56]。その一人は社会学者ウォーレン・トムソンである。トムソンの見解は、過剰人口と政治不安の関係についてロイヤル長官が示した懸念と一致していた[57]。デボラ・オークリーは、SCAPの公衆衛生福祉局長であったクロフォード・サムスの関与など、バースコントロール分野における同組織の関与について詳述している[58]。しかし全体としては、SCAPの見解と大きな隔たりがない限りは、バースコントロールや人口問題の解決は、日本政府自身に任せた方がよいとされた。

オーストラリア政府が公式には沈黙した第二の理由は、極東委員会も対日理事会も、人口問題を取り上げなかったためである。その理由は、ソ連代表が人口問題を「爆発的な政治問題」に変えるのではとアメリカが恐れたためであった。ソ連は人口抑止策をジェノサイドだと告発する可能性があったのである[59]。一九四六年に日本を訪問した際に極東委員会は人口問題を提起したが、話題はすぐに封じられ、極東委員会には人口に関する部署は設けられなかった[60]。対日理事会は、一九四六年にマッカーサーから保健政策に関する報告を求められたが、（占領軍兵士の健康にとって重要な）性感染症の問題や伝染病の報告、昆虫や齧歯類の制御、「ワクチンと血清の生産」に報告内容は限られた[61]。冷戦を予期するかのように、一九四七年五月二八日の対日理事会保健政策討論の場で、米ソは日本の性病統計の正確さをめぐって激しい論争を繰り広げた[62]。

だが、キャンベラと東京のオーストラリア代表団のあいだで人口問題に関する議論が行われなかったわけではない。オーストラリア政府の日本における優先事項は、その改革路線に沿って労働運動を強化し人々の生活水準を向上させることだった（隣国が持たない利点を与えないこと、という条件付きではあったが）。

> 日本が破壊した他の国々に認められていない特権や利益を日本が得るのは不公平である。他方で、オーストラリアが日本人の生活水準を不要に抑えようとするのも愚かである。大量失業や栄養不良、経済不安は、結局他の国々にも広がるのだから[63]。

オーストラリアはロイヤルの不安と予測を共有していた。生活水準の向上は日本の人口不安の解消のみならず、「望ましくない」移民の流入による自国の人口増大というオーストラリアの人口不安の解消にも資するであろう。抑制なき人口増加は、日本の将来に対するオーストラリア人の希望と移民政策の双方を脅かした。白豪主義はいまだ政府の移民戦略の中心であり続けていたが、それは増加する日本人のための空間を日本国内に見つけることも伴っていた。この〔オーストラリアへの日本人の流入可能性という〕問題は、日本の「人口問題」について、そして優生保護法についてのオーストラリア人の考え方に影響を与えた。

優生保護法への直接的な言及がほとんどなかった一方で、**間接的な**言及は数多くあった。日本の「人口問題」については、ニューギニアのオランダ領またはオーストラリア領のいずれかへの移住という解決策も提案されたが、ショーは一九四九年にこの提案に反対する報道声明を準備した。彼はいくつかの理由でこの提案を拒否した。まず、オーストラリア領は信託統治下にあるため、オーストラリア政府には、「先住民を搾取から保護すること」と「住民の利益を第一として」管理することへの義務があると彼は述べた。[64]次に、この方法は「人口問題」の解決ではなく、単に世界の別の地域に問題を移すだけである。[65]最後に、オーストラリアの安全保障に関する懸念があった。

日本人のニューギニアへの移民を提唱する人は、この島が数年前に日本によって占領されたこと、そしてオーストラリア侵略のための基地に使用されたことを忘れています。……遠い将来に私たちに敵対して使用される可能性のある基地を誰かに手渡すことは、戦略的観点から賢明ではないと考えます。[66]

ショーは、「人口管理こそ日本が自国と世界の他の地域を災厄から救う唯一の方法である」と結論づけた。[67]ここから彼が優生保護法によるバースコントロールの方針も支持したであろうことが推察される。

上のように主張する一方で、ショーは日本政府がバースコントロールへの否定的な態度を改めることには疑いの目を向けていた。一九四八年から四九年にかけて、彼は日本の報道記事のコピーや、ＳＣＡ

P民間情報教育部（CIE）の人口に関する報告を、日本政府の動きの最新情報とともに、オーストラリア政府に定期的に報告した。次のショーの報告は、彼の持続的な懐疑主義を示している。

この〔バースコントロール〕運動と政府の反応が、当初期待したような肯定的な結果をもたらすかは疑わしく思います。避妊具は日本のほとんどの薬局で容易に入手可能ですので、避妊薬を公認販売することが人口の大部分に顕著な違いを生むとも思えません。必要なのは、家族計画と家計管理について大衆を教育することでしょう。現在の日本政府〔吉田政権〕が本当にそれを望んでいるか、私は懐疑的です。バースコントロールを多くの日本人が強く嫌悪する理由が、〔日本民族を滅ぼしかねないとのバースコントロールのもつ〕いわゆる反民族的含意によるものであることを考慮すると、政府の突然の転換は驚くべきものだと述べる人もいます(68)。

オーストラリア政府へのショーの通信は、吉田政権が経済的理由に基づく中絶を優生保護法に含め、広範なバースコントロール運動の開始を決定した時期になされたものである。ショーは吉田政権の能力に懐疑的であり、バースコントロール運動が移住運動に転換することを懸念した。さらに彼は、日本の首相が避妊キャンペーンを推進する動機にも疑念を示している。吉田の「国の産児制限への努力は移住の機会を提供するかもしれない」との発言を参照し、ショーは次のように推察した。

年間出生数が異常に高水準だった一九四七年の一五〇〇万人および四八年の一七〇〇万人から、約一〇〇万人という戦前の水準まで政府が数値を減らす可能性はありえないわけではありません。これが驚異的な努力と称賛され、日本の誠実さの証拠とされ、移住の機会に対する再度の要求に繋がるかもしれません(69)。

つまり、ショーは日本のバースコントロール運動を、日本人移民を国際的に受け入れさせるための策略と見ていたのだ[70]。彼は人口問題が「現代日本の根本的問題」であり、すべての占領改革の成功に影響を与えるとも指摘した。そしてロイター社に務めオーストラリア通信社東京支局長であったジャーナリスト、デニス・ワーナーから情報を得たことで、SCAPが「本国教会組織の感情を害しないように」避妊教育への直接的関与を避けていることも認識していた[71]。この点は、オーストラリア政府が優生保護法について公式見解を示さなかった別の理由を示唆している。政府与党であった労働党には、首相チフリーや移民大臣のアーサー・カルウェルはじめ、かなりの数のカトリック教徒がいたからだ。ともあれショーの思索と日豪メディアから彼が収集した記事は、ショーがこの問題を日本人移民の脅威の観点から見ていたことを物語っている。

総じてオーストラリア政府は、賠償金の取り立てや早期の平和条約締結など、日本における他の政策目標に焦点を当てた。一九四八年までに、ショーは日本の国家公務員法におけるスト権および団体交渉権の廃止をめぐる争いに没頭していた。だが、日本でのオーストラリア政府の野心とオーストラリアおよびパプアニューギニア領の人口構成を崩壊させかねない脅威として、「人口問題」は常に背後に存在していた。「人口問題」の可能だが懸念すべき解決策として移民に繰り返し言及した事実は、オーストラリア政府がバースコントロールとしての優生保護法を受容可能な解決策として少なくとも暗黙の支持を示したこと、その一方で中絶や強制不妊手術といったより問題含みの施策については無視したことを強く示唆しているといえるだろう。

イギリス連邦占領軍による優生保護法への公式の反応はなかったが、日刊紙『イギリス連邦占領ニュース』は同法に注目していた。同誌は一九五〇年まで大阪の毎日新聞社で発行され、オーストラリアを含む連邦占領軍の全メンバーに提供された。四八年九月一七日、同誌は「世界でもユニークな日本の新法」という見出しの記事を掲載し、優生保護法とその中絶条項に言及した[72]。新法は「波紋を一つも起こさずに」実行に移されたという。[73] このコメントは、法案や実際に制定された法の中身に対する異議や疑問が、強制断種など論争の的となりそうな部分に対してもほとんど出なかったことの証左である。『イギリス連邦占領ニュース』の記事は強制断種については触れなかった一方で、同法の優生学的目標については次のような認識を示した。

優生学の権威者たちは、この立法が日本の深刻な人口問題を抑制し、劣等な子孫の出生を防ぎ、母親の健康を守るための大きな一歩であると信じている。

法律により、女性は「親族が四親等以内で遺伝性の狂気〔精神疾患〕、異常、奇形に苦しみ、それが子供に伝わる可能性がある場合」、認可された医師による中絶を受けることが許可される。[74]

記事は事実報告の形でなされており、これ以上のコメントはない。ありうる「批判」がなぜ欠如していたのか。その手がかりが残されている。このわずか一ヶ月前に、SCAPが「一九二六年以来最高」の出生率および「一八七二年以来最低」の死亡率をそれぞれ記録した日本の最新の人口統計を発表して注目を集めていたのだ。SCAPは、苛烈な食料不足と住宅課題を前に、優生保護法をこの警告的な統計に対する解決策として受容させるコンテクストを設定したのである。[75]

オーストラリア政府の対応と同様に『イギリス連邦占領ニュース』も翌年から「人口問題」に目を向け、バースコントロールを唯一の現実的な解決策とみなした。バースコントロールを移民よりも望ましいとするウォーレン・トムソンの主張を引用した記事や、バースコントロール教育を提唱する記事が同誌から出された。[76] 一九四九年三月、同誌は無料の避妊具が四月一日から提供されることを報じたが、「教育プログラムを伴わなければ意味がないだろう」ともコメントした。記事は優生保護法の「優生結婚相談所」開設が財政的理由で遅れていることを嘆き、これらの相談所の設立が「バースコントロール運動の効果をいくらかでも高めることを期待している」とも述べた[77]。同法の成功への願望がこうしたコメントや批評には明確に込められていた。

同様の懸念は、一週間後に出た特集記事に最もよく示されている。「過剰人口は日本の最重要課題」と題されたこの一ページの記事は、デニス・ワーナーが執筆し、ショーが外務省に送った「人口問題」に関する最新情報の一つである可能性が高い。ワーナーは約一〇人の子供を持つ日本の家族の困窮した生活状況についてのエピソードで記事を始め、このような人口増加が続けば、それは「黒雲の嵐のように」日本を覆うだろうと将来の苦境を示唆した。またオーストラリアの読者の関心に合わせて「戦後三年で……日本人は七百五十万人の子供を生んだが、これは、かれらにとって最も許し難いかつての敵国の一つであるオーストラリアの総人口とほぼ等しい」と書いた[78]。さらに一九四一年の国民優生法の出生奨励政策の詳細を述べ、それが現在の危機につながっていると指摘しつつ、移住やバースコントロールといったなじみのある方策に加えて、北海道や北本州のより良い利用やさらなる産業化といった解決策もあげている。人口問題は「マッカーサー元帥の上級顧問のほとんど」によって占領の最も切迫した問題とみなされていた、とワーナーは断言した。にもかかわらず、「占領下の日本の逆説は、マッカーサー元帥が来日した三年半前に直面した多数の問題の中で、この問題が認識されているにもかかわらず、彼の改革の対象外のままであることだ。……実際、そして残念なことに、政治的および宗教的な理由が、理性と常識の命令を上回っている」〔とワーナーは指摘した[79]〕。

これはSCAPがアメリカ本国のカトリック教徒や宗教指導者からの抗議を恐れていたことを明白に示している。ワーナーは「問題」が解決されないままであれば日本の人口を養うことが将来的に困難なものとなることを予測する厳しい統計で記事を締めくくった。全体として、『イギリス連邦占領ニュース』の記事は、オーストラリア政府の移民への懸念やバースコントロールを優先的解決策とすることへの関心と同様の視点から書かれており、ワーナーの記事を含め、優生保護法において特に倫理的に問題ある側面のほとんどを無視した。またこれらの記事は、占領軍と民間人およびかれらの家族が同法と日本の人口増加について最新の情報を得ていたことを示す証拠でもある。

「日本の赤ちゃんは勝利しつつある。／軍人たちは失敗したのに。」――オーストラリア国内の反応

オーストラリアの優生学関連団体による優生保護法への直接的反応については、驚くほど少ない情報しか見つからない。だが、かれらの反応がどのようなものであったかを残された記録から推測することはできる。たとえば、ビクトリア優生協会は一九四七年に「原則についての声明」として二二項目を承認するよう会員に要請した。この資料は、ナチズムやホロコーストの影響を受けた後も優生学的な発想が継続していたことを示している。優生保護法は未だ施行されていなかったものの、同法の思想や「人口問題」に協会が共感したであろうことを推測できる。たとえば、第一三原則は次のように記している。

生殖の管理は人間の自然に対する管理と軌を一にするものであり、その後に親の資格をも管理するようになるのは人類進化の自然な流れである。とりわけ人間が死亡率の管理を「自然」に任せるのを拒否したことが出生率をコントロールする必要性を生じさせている。[80]

また、具体的な言葉が使われていないものの強制断種への支持も続いている。第一五原則は次のように述べている。「遺伝が重要な原因であることが分かっているタイプの極端な欠陥をもつ人が、子を持つことを控える能力をもたないか、または控える意志がない場合、社会はその人が子どもを持つことを防ぐ権利を持っている。」こうした考えが日本に対する評価にも適用されたと推測できるだろう。第一七原則は、「自然資源に対して」すでに「過剰な」人口を抱える国々に言及している。[81]これらの例は、ビク

トリア優生協会が少なくとも優生保護法における断種とバースコントロールの側面を支持していたことを強く示唆している。

加えてビクトリア優生協会の代表ヴィクター・ウォレスは、一九四六年に『おんな子どもが第一オーストラリア人口政策の概要』という本を出版した[82]。内容はオーストラリアの未来についてのウォレスの個人的青写真であるが、ここで日本は何度も言及されている。ウォレスは白豪主義を強く支持し、それこそがオーストラリアを日本の侵攻から救った唯一のものであると主張した。加えてドイツ人、イタリア人、日本人は敵対行為の終結後も二〇年間はオーストラリアに入国すべきではないと言った[83]。また、日本の復興支援に反対し、むしろ食糧不足によって人口を減少させるべきだと主張した。「ネズミであろうとウサギであろうと日本人であろうと、いかなる種にとっても増殖のために食糧は必要不可欠な要素であるから」。この残酷な人口削減計画は、彼が主張するには「何百万人もの人々を原子爆弾で殺すことになるであろう次の戦争で」復興を助けるよりも「より人道的なもの」であった[84]。優生保護法施行よりもかなり前にこの本は出版されたが、ウォレスは日本における人口管理の到来について書かれた一九四五年のオーストラリアの記事に次のように反応した。

現在の日本の指導者たちが賢くなったというのは本当だろうか。国土の天然資源に適合するよう将来の日本の人口をより小さくすることを決めたという可能性はあるだろうか。はるかに少ない人口の方が生活水準と幸福を高めることに日本人は気づけただろうか。そのような決定が五〇年前になされなかったことは残念だ。莫大な苦しみ、虐殺、悲惨さがそれによって防がれていただろうから[85]。

ウォレスの言葉は、戦後すぐのオーストラリア国内の〔日本に対する〕厳しいまなざしを示している。日本の人口管理計画に対する彼の反応は、当時あった日本への懐疑的な態度を示すものである。ともあれ、ウォレスの日本への厳しい見解は、ビクトリア優生協会の代表として彼が優生保護法を全面的に承認したであろうことも示唆している。

利用可能な情報源からは、ニューサウスウェールズ州の人種衛生協会による優生保護法への明確な反応を確認することはできない[86]。国際家族計画連盟（IPPF）のメンバーとなりアメリカ社会衛生協会とも提携するなど、戦後の人種衛生協会は国際機関との関係を重視するようになり、よりグローバルな視座を得た。そのことは日本を含む海外諸国で家族計画が普及していることを読者に知らせた協会の通信からも見て取れる[87]。人種衛生協会の代表者たちは、家族計画に関する戦後の国際会議にも出席した。国際部門の代表であったロッテ・フィンク博士は、一九五二年にボンベイで開催された第三回家族計画国際会議に出席し、協会の活動について話した。会議報告書でフィンクは、戦前から戦後にかけてのバースコントロール運動で重要な役割を果たした二人の日本人、馬島僩と加藤シズエの出席に言及している（後者は戦後国会議員となり、マーガレット・サンガーともつながりがあった[88]）。また、フィンクは日本の発表に対する聴衆の反応を報告した。

中絶の数値に関する日本の報告は多くの代表者を震撼させた。一九四九年には公式に報告された中絶が二四万六一〇四件、五〇年には四八万九一一一件、そして五一年には六三万八三五〇件だった。この数と、〔中絶が〕女性たちに及ぼす悪影響は、避妊の可及的速やかな必要性を政府に認識させた。一九五一年一〇月二六日に日本政府は受胎調節の普及に関する件に同意することを決定した。具体的な内容は東京の厚生省が準備している。たとえばコンドームや避妊用ペッサリーの使用法を図解で示すパンフレットが母親たちに配布される予定である。不妊手術も増加しており、一九四九年には五七四九件、五〇年には一万一四〇三件、五一年には一万六二三三件、五二年の最初の三か月間の割合は年間約二万三〇〇〇件であった[89]。

フィンクの報告は、中絶が違法であったオーストラリアと、優生保護法を制定した日本との、中絶に対する見解の相違を示している。不妊手術に関してフィンクは自発的なものと非自発的なものを区別していないが、ともあれ何の価値判断も挟んでいない点は、彼女が不妊手術については特段の懸念を抱いていなかったことを示している。中絶以外の点では、人種衛生協会は優生保護法に同意していたと想定することができるだろう（一九五六年に東京で開催された第五回会議にフィンクが出席した事実はこの想定をさらに強める）(90)。

優生学団体とは異なり、オーストラリアのメディアは優生保護法を広く報じた。他と同様に、同法の倫理的な考察ではなく人口抑制という論点が報道の主な焦点だった。一九四七年の記事では、「「不適格」な人々に断種を提供する「驚くべき優生学システム」」と日本の法案を評したものの(91)、その後のオーストラリアのメディアは主に経済的理由による中絶を許可した四九年五月の改正に注目し、「世界で最もリベラルな中絶法」が日本に与えられたと評した(92)。メルボルンの新聞『アーガス』は、「日本でバースコントロールの動き」という見出しのもと、母親への身体的・経済的な損害の予防のために「優生学委員会の同意を得て行動する」医師による中絶の合法化について論じた(93)。一九四九年後半、『デイリーテレグラフ』はＳＣＡＰによって東京に招かれた別の専門家であるエドワード・アッカーマンの講演を報じた。アッカーマンは、日本が「他の人口過密国よりも移住の権利を多く持つということはない」と述べ、「意識的・意図的なバースコントロールのみが日本の人口問題とそれが引き起こす経済的社会的問題を解決できる」と論じた(94)。

このように、「人口問題」に言及した後に、解決策として中絶やバースコントロール運動に言及するというのがオーストラリア主要メディアの共通した報道内容だった(95)。優生保護法がはらむ倫理的問題への言及の明らかな欠如は、移民受け入れというもうひとつの解決策が、ほとんどのオーストラリア読者にとって受け入れられないものだったからであろう。『デイリーテレグラフ』は「移住が解決策という意見に同意しない人々に日本人が含まれていることは、オーストラリアにとって幸運である」と書いた[96]。第二次大戦期のオーストラリアのジャーナリスト、チェスター・ウィルモットは「容赦ない日本の出生率抑制」と呼びつつ、優生保護法の効果について報告した。彼はフィンクの報告と同様の統計を用いた。それによると、日本国内での中絶は一九四九年の二四万六〇〇〇件から一九五一年に六三万六〇〇〇件、五二年には一〇〇万件以上、将来的には年間二〇〇万件にも達する可能性があった。「政府と日本人の双方は、この驚くべき増加を過酷だが不可避のこととして受け入れている」とウィルモットは書いた[97]。日本軍によるオーストラリア捕虜や民間人収容者の扱いに関する記憶が、優生保護法に対する一般のオーストラリア人の反応を和らげた可能性もある。ある見出しは次のように宣言した。「日本の赤ちゃんは〔ニューギニアの領土獲得という戦いに〕勝利しつつある。軍人たちは失敗したのに[98]。」

労働党系と左派系の報道は優生保護法にはほとんど触れていない。これは戦前の彼らの優生学に対する態度や戦後日本の労働運動への関心を考えると意外だが、彼らの関心が移民政策にあったことを考えるとそうではないかもしれない。『ウェストラリアン・ワーカー』は、移民流入の可能性と残る「黄禍」の脅威に対して次のように警戒を表明した。「〔人口増加が〕現在のペースで続けば日本の指導者たちはまた拡大を求めるだろう[99]」。優生保護法への言及は一行に限られ、「一般人の意識にはほとんど影響を与えないだろう」と退けられた。代わりに生活水準への労働党政府の関心を反映して、「科学的な住宅、より高い生活水準、文化レベルの全般的向上こそが新生児の爆発的な増大を食い止めるのに役立つだろう」と述べている[100]。だが、一九四九年の終わりに日本政府は、バースコントロールだけでは「人口問題」を解決できず、移住の必要性に言及する人口報告を発表した。これはメディアに新たな恐怖を引き起こした[101]。ショーやワーナーと同様に、恐怖は日本人のオーストラリアへの流入よりも、ニューギニアの委任統治領への移住に対するものだった。

これはオーストラリア人をぞっとさせる議論である。ニューギニアから侵略者として追い出された日本人が今度は植民者として戻って来る。そのようなことが起きれば、先住民の生活は混乱させられ、本土から数百マイルの地にかれらが居座ることになるわけで、大きな脅威となるだろう。英領コモンウェルスは、日本の新たな「南下政策」に断固反対し続けるだろう[102]。

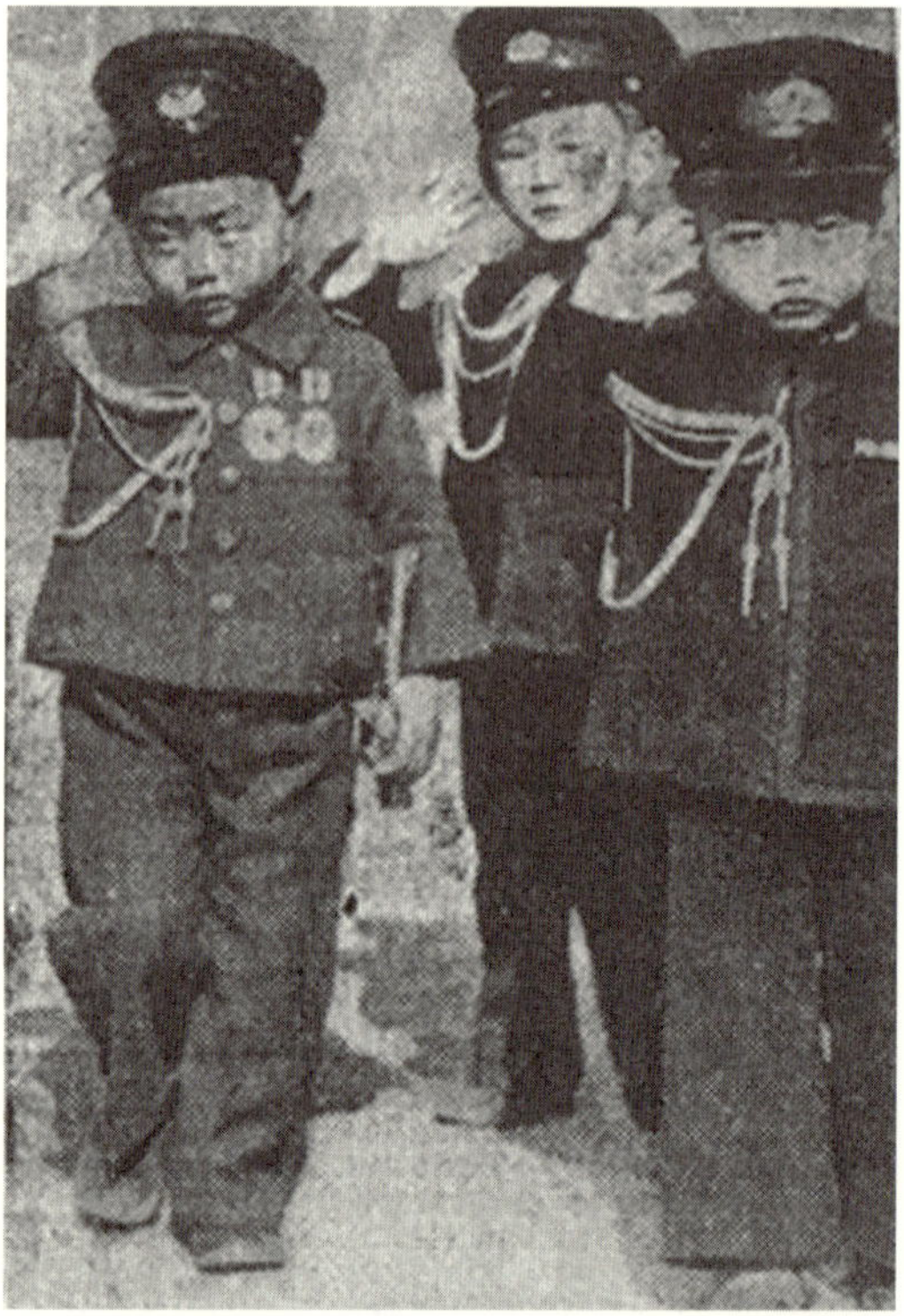

図1 「この制服を着た幼児たちは、次の戦争で「万歳」と叫ぶのだろうか?」(オーストラリアのある新聞に掲載された一九四七年の画像。記事は日本の高い出生率について書いている。この画像は、戦争、移民、人口増加に関する戦後オーストラリア人の考えを効果的に表現している[104]。)

共産主義の『トリビューン』も、ニューギニアや太平洋地域への日本人移民の懸念を表明した。それは「「日本の過密状態の解消のため」ではなく南アジアとオーストララシア〔オーストラリア、ニュージーランド、メラネシア〕の民主派と民兵(democrats and militants）に敵対する「信頼できる」部隊を帝国主義者に提供するため」だと述べ、同誌はこの問題を脱植民地化と冷戦のイデオロギーを通して理解した。[103] ここには優生保護法に関する他の議論がすべて移民流入への不安によってかき消された様子を再び見て取ることができる。

戦前のオーストラリアでの優生学をめぐる議論と同様に、優生保護法に公然と批判的だったのはオーストラリアのカトリック教会の反応であり、オーストラリアのカトリック系のメディアだった。前述の通り、SCAPが懸念していたのは人口政策に対するカトリック教会の反応であり、オークリーによればこれが当局の中立姿勢に寄与した。[105] 竹内愛子が指摘するように、「「普遍的」道徳規範」を普及させたいというカトリック教会の野心は常に国際的なものであり、優生保護法をめぐっては、米豪のカトリック教徒のあいだにもつながりがあった。[106] 一九四七年初頭に計画中の法案の詳細が『ジャパンタイムズ』を通して知らされると、オーストラリアのカトリック教会はただちに批判を開始した。本章のタイトルも、かれらの批判的な反応のひとつにあった表現である。

おそらく編集者ジェームス・ケレハーによるものと思われるが、[107]『カトリック・ウィークリー』は、その非凡な社説で日本の「人口減少」計画をオーストラリアのカトリック教徒にとっての衝撃と描写し、その責任は占領当局にあるとはっきり述べた。記事はバースコントロールや中絶のみならず断種についても言及している。「卑劣な計画が進行中である……不治の感染症のキャリアや性犯罪者のような不適者への断種が提案されているのだ。[108]」このように、記事では優生学が何度も言及されている。「政府が計画を承認すれば、「人口の質的向上」のために出生率は規制され、「一般的優生学」が実践されることになるだろう。[109]」そして以下の恐ろしい三重奏が完成するだろう。「避妊は子どものいのちの開始を阻止する。中絶は出生前にいのちを奪う。断種は人を不妊にし、生殖能力を奪う。……これらのすべては野火のように広がる本質的な悪である。[110]」以下の引用文が示すとおり、記事はアジア地域の人口を意図的に減らそうとする西洋の思想や計画も批判の対象とした。特にその目的のためにカトリック教徒のいのちを犠牲にしたことへの嫌悪が表現されている。

日本の人口政策委員会の提言の背景には何があるのだろうか。東洋人にはあまりに異質なこの提言はどこから来たのだろうか。もしも不幸な事態が起こったら、誰がこの提案の採用と存続に最終的な責任を持つのだろうか。東洋にこのような習慣を押し付けようとする明確かつ広範に組織されたアメリカのはたらきかけの証拠が存在する。

多くの心ない人々が、日本だけでなく多産な東洋全体の過疎化を望んでいる。かれらが提唱している手段はいつでも非道徳的なものだ。

自然に反する悪習、嬰児殺し、人体の損傷という意図的なプログラムによって自身を弱体化させた欧米諸国は、同じような破壊的手段を軍事的支配の続く限り日本に押しつけることで、自身を救おうとしているのだろうか。

日本は征服された国であり、武力によって規制され、連合軍と政府の承認を得て作られた政策の下で管理されている。そこではオーストラリアも一定の役割を担っている。

いまオーストラリアが享受できている勝利者会議の席を得るために、カトリック教徒の息子たちは太平洋戦争の長い年月を戦い、血を流したのだ。各国のカトリック教徒の若者が命を落とし、血を流し戦ったのは、不名誉のためだったのだろうか。断じてそうではない。だが、かれら、そしてすべてのオーストラリア人の名において、日本人の男らしさや女らしさの弱体化と、人工的な人口政策のために道徳を犠牲にすることをもたらす決定が、東京でなされてしまうかもしれない。それは日本や東アジアの近隣に住む数百万の人々の精神的荒廃へと最後は行き着くだろう。(111)

この社説が興味深いのは、その強い感情的・道徳的憤慨ゆえのみではない。第一に、「西洋」がこのような考えを日本に押しつけているに違いないといういわば「反転したオリエンタリズム」に基づく思い込みを指摘できる。ここでは日本が戦前から避妊と優生学運動の歴史をもっていたことは無視され、(112)「西洋」が占領によって「東洋」を汚染していると認識されている。汚染という植民地主義の言説のねじれを見てとることができる。西洋が腐敗、衰退しているというのは、カトリックのメディアではお決まりの表現だった。たとえば「ドクター・ランブル」として知られるカトリック聖職者のレズリー・ランブルは、人口の多い「東」の人々はまだ「われわれ自身の腐敗し死にゆく文明の不道徳なやりかたを教わっていない」と述べた。(113)『カトリック・ウィークリー』の社説は、オーストラリア人の戦争への貢献、とくにカトリック教徒の参戦を、日本での政策の帰結と明確に結びつけている点でも注目に値する。オーストラリアのカトリック教徒の犠牲は〔人口抑制という〕非カトリック的な目的のためではないことが強調された。最後に、この社説は、優生保護法へのSCAPの（表向きの）中立性が、白人世界を救出するために日本とアジアを意図的に「人口減少」させるジェノサイドの一環だとみなしたカトリック（と他の立場）からの批判をかわすためであったとの、デボラ・オークリーの主張を補強するものである。(114)

オーストラリアのカトリック系メディアは、アメリカの著名なカトリック指導者による優生保護法に関する記事を定期的に掲載し、編集を通して彼らの見解に共感を示していた。その一例として、上述の『カトリック・ウィークリー』の記事よりも少し早く発行されたメルボルンの『アドボケイト』の記事がある（書いたのは米国カトリック福祉会議家族生活部門長のエドガー・シュマイデラーである）。この記事も「人口減少」に言及し、人口管理の慣行を西洋と結びつけている。批判は他の記事よりも網羅的で、多くのページを断種に割きつつ、遺伝性を正確に測定することの困難や手術を受けた人の性的な乱れと病気の蔓延への懸念など、戦前の数十年間にみられたものと同様の批判を展開している[115]。とりわけ記事が懸念したのは、国家が断種法を濫用する可能性であった。そのような法律はもっぱら貧困層に影響を与え、「個人の身体の不可侵性への権利を侵害」するものだと捉えられた。シュマイデラーは『カトリック・ウィークリー』よりもさらに踏み込み、一九三三年のナチ断種法とそれが「ユダヤ人など全ての人種集団」へ与えた影響に言及しつつ、「私たちは日本の被支配民にこの不道徳な原則を押しつけるために影響力を用いるべきなのか。それが行われているあいだ共謀すべきなのか」と問いかけた[116]。それぞれの記事は、カトリック思想に反する優生法が奨励され（あるいは要求され）ることへの懸念を共有していた。そして、それぞれが自国の経験の文脈でこの問題を意味づけした。それはシュマイデラーにとっては、アメリカの断種法であり、『カトリック・ウィークリー』にとっては戦争におけるオーストラリア人の犠牲であった。

また、米国カトリック福祉会議の東京特派員であるパトリック・オコナー神父など、著名なアメリカのカトリック教徒の論考もオーストラリアのメディアに掲載された。オコナーの記事は一九四九年一〇月の『カトリック・ウィークリー』の冒頭に二本掲載された。最初の記事は断種に焦点を当てたもので、「日本の法律は「ナチ断種法の先例」に従っている」と指摘し、一九三三年のドイツと四九年の日本とのあいだに直接的な関係を見出した。さらにオコナーは、実際には日本の法律がナチスのそれよりも進み、色覚異常、てんかん、「異常な犯罪傾向」など、さらに多くの「病気」を断種手術の理由に含んでいるとも指摘した。彼は記事を占領軍の政治的目的に対する非難で締めくくった。

占領の目的の一つは、「個人の自由と尊厳」という理念を日本で確立することだった。〔だが〕スズキャワタナベといったまだ幼い普通の日本人は、青と黄色を区別できなかったり足が変形したりした際に、強制的に断種手術を受ける可能性があることを知って、少なくとも困惑しているに違いない。[117]

日本をナチスと比較したオコナーの記事は『イギリス連邦占領ニュース』でも言及されたため、カトリック教徒以外のオーストラリアの読者層にも広がった。[118]「新しい日本の兵器は原子爆弾よりも悪い」という刺激的な題の記事でオコナーは中絶に焦点を当て、「合法化された中絶は、原爆が広島と長崎で合わせて奪ったよりも多くの日本人の命を、今年〔一九四九年〕最初の七ヶ月で奪った」と書いた。[119]SCAPのきわめて大きな影響力を考えると、「この致命的な法律を管轄外とした〔SCAPの〕原則は理解できない」と、オコナーはSCAPが優生保護法に不介入を通したことに失望を表明した。『カトリック・ウィークリー』の編集方針には、シドニー大司教ノーマン・ギルロイ枢機卿が影響を及ぼしていたため、[120]オコナーとギルロイの見解は一致していたと推測できる。オコナーは四九年に東京の聖パトリック教会の祝福会に出席したが、それは二度目の訪日中だったギルロイ枢機卿によって執り行われた。[121]

一九四九年にギルロイ枢機卿は、フランシスコ・ザビエル到来四〇〇周年を記念して教皇特使として日本を訪れた。「日本には多くの資産があります、その中で最良のものは子どもたちです」と述べたギルロイは、日本のバースコントロール運動と一九四九年の改正優生保護法に教会として反対する旨を繰り返し表明した。[122]オーストラリア、日本、そして世界のどこにおいても、バースコントロールは教会によって「本質的な悪」とみなされているとギルロイは主張した。「政治、国民、私利、論理のどの観点からも、バースコントロールを受け入れることはできない。表面上立派な目的が悪い手段を正当化することは決してない」。[123]ギルロイは、「農業の科学的改善」が「人口を養うのに十分である」と述べた。また、反バースコントロールはカトリック教会と日本の共産党の数少ない一致点であることに「笑って同意した[124]」。興味深いことに、この報道はニューギニアへの日本人移住に関するものと、東京の皇居の外での共産党の集会に関するものに挟まれている。

各国が巨大な人口圧力に直面する中、ギルロイやカトリック勢力がバースコントロールに批判的な態度をとり続けていることを疑問視する論稿を『サンデー・ヘラルド』が出したとき、ランブル博士は主流メディアとはかけ離れた回答を寄せた。「私益に基づき避妊という不道徳な方法で人口を減らすよう日本人を説得しようとする行為は許されない」と言い、ランブル博士はギルロイの見解を踏襲した。彼はさらに踏み込み、多くのオーストラリア人にとって衝撃的だったであろうが、「移住がその人に有利であるならば、移住させるがよい。もし他国が移住を拒否した結果、日本人がそうした世界の非人道的行為によって飢餓に追い込まれたとしたら、他国に移り住むためにかれら日本人が武器をとることは正当化される」とさえ述べた[125]。そしてギルロイと同様に（だがウォレスなどとは対照的に）、「もしも移住という手段が不可能ならば、日本人が日本国内で適切な快適さで生活できるようにする以外に代替案はな」く、それは「産業拡大のためにかれらが原料や機械を利用できるようにし、生活の必要を満たすべく食糧や他の財を輸入するための、および輸出品製造のための確実な市場を用意すること」によってのみ実現するとランブルは書いた[126]。優生保護法の代替として示されたこれらの案は、アメリカのカトリック教徒が示したものとも似ていた。移住の選択肢は、オーストラリアの他の多くのカトリック指導者たちにも支持されており、そのためランブルの次の言葉に共感する人々も多くいたのである。「私たちの福祉が弱まることへの不安は、不道徳的な実践を日本に広げる行為を正当化しない[127]」。別言すれば、移民増加への不安が日本の人口抑制を支持する結果をもたらしてはならない、と彼は主張したのであった。

白人市民を対象とした戦前のオーストラリアの優生学運動は、熱心ではあったものの顕著な立法上の成果を達成することはなかった。その主要な関心事は、特にバースコントロールと関連した生殖の適性、不適者の断種、および「精神に欠陥がある」とみなされた者の隔離であった。前二者は特に日本の優生保護法とも共通点があり、日本では「母親の生命と健康を守」り「劣等な子孫の増加を防ぐ」ために、バースコントロール、断種、および中絶を認めた[128]。優生保護法は、日本のみならずオーストラリアを含む世界の望まない人口増加の解決策として宣伝されたが、〔人口抑制は〕法の目的としては明示的に言及されず、同法はむしろ明確に優生学的な文書であった。このため、法律の優生学的な野心がオーストラリアのメディアや公的な議論のなかでほとんど取り上げられなかったことは注目に値する。むしろ焦点は、制御不能な人口増加の可能性とその帰結、すなわちオーストラリアやその近隣領土への日本人の移住にあった。ここから結論を導き出すと、戦時中の敵意、安全保障上の不安、および長期にわたる移民増加に対する恐れがオーストラリアの一般人と指導者たちにとってはより重要であったことがわかる。

優生保護法の優生学的目的に疑問を呈し、「私たちの責任は何か」を問いかけたオーストラリアで唯一の重要な声は、カトリック系のメディアと聖職者だった。バースコントロールと中絶に対するカトリック教会全体の態度（一九三一年の回勅カスティ・コヌビイで明確に述べられているような）を考えればこれは驚くべきことではない。ただ、オーストラリアの報道は、戦勝国の責任、戦争遂行におけるカトリックの人々の犠牲、制限的移民政策など、オーストラリア特有の文脈に関係したものでもあった。社説、記事、米国カトリック系ジャーナリストの論説の掲載などを通じて、『カトリック・ウィークリー』や『アドボケイト』、『サザン・クロス』といったカトリック系報道機関は、優生保護法の断種条項や

「優生手術」に注目した[129]。これらの記事は、当局による権力乱用の危険性、ナチ断種法との類似性、個人の自由の増大を目指した占領の理念との矛盾を指摘した。しばしばオリエンタリズムとパターナリズムの性格を伴ってはいたが、これらはカトリックの問題を越えて、第二次世界大戦の悲劇が呼び起こした人権や尊厳へのグローバルな責任という諸問題にも踏み込む論点であった。竹内愛子によれば、優生保護法が提起した問題は、カトリック教徒にとっては「他の社会正義の原因と切り離せないもの」だったのだ[130]。だが、日本からオーストラリア、ニューギニアへの大量移民の亡霊が結局は実現しなかった一方で、「腐敗した西洋」に責任を負わせるカトリック教徒の真剣な警告も聞き入れられることはなく、宗教的なドグマとして容易に退けられた。一九五〇年代初頭には出生率低下によって人口危機の最悪の時期は過ぎ去ったとみなされた。いわゆる「遺伝性」疾患や精神疾患のための強制断種条項を含む優生保護法は一九九六年まで残った。だが、一九五〇年代にオーストラリア人兵士と結婚した最初の日本人妻がオーストラリアに入国し、両国のあいだに通常の貿易関係が戻ると、優生保護法は静かに、そして徐々に、ほとんどのオーストラリア人の心から消え去っていったのだった。

注

（1） "Editorial Comment: Depopulating Japan", *Catholic Weekly*, 8 May 1947, 4.

（2） Ibid., 4.

（3） Philippa Mein Smith. "Blood, Birth, Babies, Bodies", *Australian Feminist Studies* 17, no. 39（2002）: 305; Diana H. Wyndham, "Striving for National Fitness: Eugenics in Australia 1910s to 1930s", PhD thesis University of Sydney, 1996, 4.

（4） Mrs Priestly of Sale, cited in Jane Carey, "'Not only a White Race, but a Race of the Best Whites': The

Women's Movement, White Australia and Eugenics Between the Wars", *Historicising Whiteness: Transnational Perspectives on the Construction of an Identity*. Proceedings of 'Historicising Whiteness Conference' (University of Melbourne, 22–24 November 2006), 162. 太字は筆者によるもの。

(5) Stephen Garton, "Eugenics in Australia and New Zealand: Laboratories of Racial Science", in *The Oxford Handbook of the History of Eugenics*, Alison Bashford and Philippa Levine eds (Oxford: OUP, 2012), 245.

(6) Ibid., 253–254.

(7) Greg Blyton, "Australia: Tainted Blood — Scientific Racism, Eugenics and Sanctimonious Treatments of Aboriginal Australians: 1869–2008", in *Get Your Knee Off Our Necks: From Slavery to Black Lives Matter* Bruce E. Johansen and Adebowale Akande eds (Cham: Springer, 2022), 264–265.

(8) Jane Carey, "The Racial Imperatives of Sex: Birth Control and Eugenics in Britain, the United States and Australia in the Interwar Years", *Women's History Review* 21, no. 5 (2012): 745.

(9) Jane Carey, "'Wanted! A Real White Australia': The Women's Movement, Whiteness and the Settler Colonial Project, 1900–1940", in *Studies in Settler Colonialism: Politics, Identity and Culture*, F. Bateman, and L. Pilkington eds (London: Palgrave Macmillan UK, 2011), 123; Garton, "Eugenics in Australia and New Zealand", 249.

(10) Garton, "Eugenics in Australia and New Zealand", 250.

(11) Jennifer S. Kain, *Insanity and Immigration Control in New Zealand and Australia, 1860–1930* (Cham: Palgrave Macmillan, 2019), 143–144, 153.

(12) Wyndham, "Striving for National Fitness", 144. Current website: https://www.fpnsw.org.au/.

(13) ＷＥＡは労働者階級に教育機会を与える目的で設立された。Wendy Michaels, "When the Political Becomes Personal: Millicent Preston Stanley's Embrace of Eugenics, 1915–1927", *ISAA Review* 15, no. 2 (2016): 58.

(14) Carey, "'Wanted! A Real White Australia'", 126.

(15) Michaels, "When the Political Becomes Personal", 53; Ross L. Jones, "Eugenics in Australia: The Secret of Melbourne's Elite", *The Conversation*, 21 September 2011, https://theconversation.com/eugenics-in-australia-

the-secret-of-melbournes-elite-3350.

(16) Carey, "'Not only a White Race, but a Race of the Best Whites'", 163; Blyton, "Australia: Tainted Blood", 267.

(17) Carey, "'Not only a White Race, but a Race of the Best Whites'", 163–164.

(18) Garton, "Eugenics in Australia and New Zealand", 244; Carey, "'Not only a White Race, but a Race of the Best Whites'", 164; Grant Rodwell, "The Eugenic and Political Dynamics in the Early History of Physical Education in Australia, 1900–50", *Critical Studies in Education* 40, no. 1 (1999): 94, 96; Anne Rees, "The Quality and Not Only the Quantity of Australia's People: Ruby Rich and the Racial Hygiene Association of NSW", *Australian Feminist Studies* 27, no. 71 (2012): 79.

(19) Mein Smith, "Blood, Birth, Babies, Bodies", 306.

(20) Carey, "'Not only a White Race, but a Race of the Best Whites'", 165, citing RHA Minutes, 18 March 1930; Rees, "The Quality and Not Only the Quantity of Australia's People", 71.

(21) Rees, "The Quality and Not Only the Quantity of Australia's People", 82.

(22) Ibid., 83; Wyndham, "Striving for National Fitness", 302.

(23) Cited in Wyndham, "Striving for National Fitness", 196.

(24) Ross L. Jones, "The Master Potter and the Rejected Pots: Eugenic Legislation in Victoria, 1918–1939", *Australian Historical Studies* 29, no. 113 (1999): 334; Rees, "The Quality and Not Only the Quantity of Australia's People", 83, citing eugenist Angela Booth.

(25) Rees, "The Quality and Not Only the Quantity of Australia's People", 83.

(26) Jones, "Eugenics in Australia." 太字は筆者によるもの。

(27) Jones, "The Master Potter and the Rejected Pots", 329.

(28) Ibid., 329.

(29) Michaels, "When the Political Becomes Personal", 61.

(30) Carey, "'Not only a White Race, but a Race of the Best Whites'", 166.

(31) Rees, "The Quality and Not Only the Quantity of Australia's People", 71.

(32) Jones, “The Master Potter and the Rejected Pots”, 325; “An Act to make provision for the Care of Mentally Defective Persons and Mentally Retarded Children and for other purposes 1939”, Victoria, 18 December 1939, 320–321. AustLII Victorian Historical Acts, http://corrigan.austlii.edu.au/au/legis/vic/hist_act/mda1939153/.

(33) Ibid., 322.

(34) Garton, “Eugenics in Australia and New Zealand”, 248.

(35) Wyndham, “Striving for National Fitness”, 309.

(36) “The Problem of Mental Defectives”, *The Worker*, 27 December 1933, 3.

(37) F.K Hays, “Survival of the Fittest”, *Labor Call*, 29 January 1914, 2.

(38) Marion Piddington, “Labor, Eugenics and the People”, *Labor Daily*, 23 October 1929, 7.

(39) Wyndham, “Striving for National Fitness”, 7.

(40) Pope Pius X, “*Casti connubii*”, 31 December 1931. https://www.vatican.va/content/pius-xi/en/encyclicals/documents/hf_p-xi_enc_19301231_casti-connubii.html.

(41) Cited in Jones, “The Master Potter and the Rejected Pots”, 340.

(42) “Plain Words on Eugenics: The Position of the Catholic”, *Freeman’s Journal*, 16 June 1927, 41. See also “The Catholic Church and Eugenics”, *The Advocate*, 17 April 1930, 7; “Catholic Doctrine and Eugenics”, *The Catholic Advocate*, 22 October 1931, 12.

(43) Wyndham, “Striving for National Fitness”, 152–153.

(44) Ibid., 29.

(45) David Walker, “Rising Sun”, David Walker and Agnieszka Sobocinska, eds., *Australia’s Asia: From Yellow Peril to Asian Century*, (Crawley: UWA Publishing, 2012), 81–89.

(46) Christine de Matos, *Imposing Peace and Prosperity: Australia, Social Justice and Labour Reform* (North Melbourne: Australian Scholarly Publishing, 2008), 47–48; Christine de Matos, “Encouraging ‘Democracy’ in a Cold War Climate: The Dual-Platform Policy approach of Evatt and Labor toward the Allied Occupation of Japan 1945–1949”, *Pacific Economic Papers*, no 313 (2001): 4–5.

(47) "British Commonwealth Occupation Force 1945–52", Australian War Memorial, 2023. https://www.awm.gov.au/articles/atwar/bcof.

(48) For more on BCOF, see James Wood, *The Forgotten Force: The Australian Military Contribution to the Occupation of Japan 1945–1952* (St Leonards: Allen & Unwin, 1998).

(49) See Christine de Matos, "A Very Gendered Occupation: Australian Women as 'Conquerors' and 'Liberators'", *US-Japan Women's Journal* no. 33 (2007): 87–107; and Roma Donnelly, "The Forgotten Women: Women in the British Commonwealth Occupation Force in Japan, 1946–1952", Vera Mackie and Paul Jones, eds., *Relationships: Japan and Australia, 1870s-1950s* (Parkville, Vic: University of Melbourne, 2001), 189–216.

(50) Garton, "Eugenics in Australia and New Zealand", 250.

(51) National Archives of Australia (NAA): A1838, Item 478/3/1, Eugenics Bill, "Departmental Despatch No. 25 from Australian Mission in Tokyo: The Eugenics Bill", 4 November 1947, 1.

(52) NAA: A1838, Item 478/3/1, "The Eugenics Bill", 1.

(53) Kenneth Royall, Secretary of the US Army, to the Commonwealth Club, San Francisco on American Policy Towards Japan, 6 January 1948, in *East Asia: China, Korea and Japan 1947–50*, V. P. Dutt ed. (London: Oxford University Press: 1958), 633.

(54) Maho, Toyoda "State, Sterilization, and Reproductive Rights: Japan as Occupier and Occupied", C. de Matos and M. E. Caprio, eds., *Japan as the Occupier and the Occupied* (Basingstoke: Palgrave Macmillan, 2015), 53.

(55) Ibid., 53.

(56) Aya Homei, "The Science of Population and Birth Control in Post-War Japan", David G. Wittner and Philip C. Brown, eds., *Science, Technology and Medicine in the Modern Japanese Empire*, (New York: Routledge, 2016), 230–231.

(57) Ibid., 232.

(58) Deborah Oakley, "American-Japanese Interaction in the Development of Population Policy in Japan, 1945–52", *Population and Development Review*. 4, no. 4 (1978), 626 and *passim*.

(59) Ibid., 625.
(60) Ibid., 624–625.
(61) NAA: A5104/1, Item 1/3/1/9, "Allied Council for Japan Proposed Discussion Agenda 9a-710–2", 1, and Inclosure A to Inclosure [sic] 3, Memorandum SCAP to ACJ, 3 July 1946.
(62) NAA A5467/1 ACJ/C/12, Allied Council for Japan Verbatim Minutes 1947, "33(rd) Meeting ACJ Corrected Verbatim Minutes", 28 May 1947, 1–6.
(63) NAA A5954/69 Item 1641/1, "Departmental Despatch No. 114/49, From Australian Mission in Japan: Possible Peace Treaty", 7 October 1949.
(64) NAA A5104 2/3/8, Australian Mission to Japan–Office–Statements by Head of Mission "Press Statement–Mr Patrick Shaw" nd. c. 1949, 1, 2.
(65) Ibid., 1.
(66) Ibid., 1.
(67) Ibid., 2.
(68) NAA 1838 3103/1/5 PART 1, Departmental Despatch 49/1949, "From Australian Mission in Japan: Population and Birth Control", 7 May 1949, 5.
(69) Ibid., 6.
(70) 同様の主張をオーストラリアの各紙は繰り返した。たとえば『ヘラルド』は、人口統計が「移住の承認を得るための長期的な計画の一環として」日本人によって意図的に操作されているとの、駐日イギリス連邦外交代表の言葉を伝えている。Herald Special Service, "Japan Faking Brith Rate?", *Herald*, 16 June 1949, 8.
(71) NAA 1838 3103/1/5 PART 1, Departmental Despatch 15/1949 Australian Mission in Japan [Shaw], Subject "Japan's Population Problem", 4 February 1949, 1–2.
(72) "New Japanese Law Unique in the World", *British Commonwealth Occupation News* (*BCON*), 17 September 1948, 3.
(73) Ibid., 3.

(74) Ibid., 3.
(75) Ibid., 3.
(76) See for example "Emigration not Japan's Answer, Expert Declares", *BCON*, 19 March 1949, 1.
(77) "Birth Control Education for Japanese", *BCON*, 5 March 1949, 1.
(78) Denis Warner, "Over-Population is Japan's Most Vital Problem", *BCON*, 12 March 1949, 5.
(79) Warner, "Over-Population is Japan's Most Vital Problem, 5.
(80) NLA: Records of the Eugenics Society (as filmed by the AJCP) [microform]: [M2565], [c. 1910]-1961, The Eugenics Society of Victoria, "Statement of Principles Suggested for Acceptance by the Society", Annual Meeting November 1947, 2.
(81) Ibid., 2.
(82) Victor Wallace, *Women and Children First: An Outline of a Population Policy for Australia* (Melbourne: Oxford University Press, 1946).
(83) Ibid., 331.
(84) Ibid., 29.
(85) Ibid., 234.
(86) See State Library of New South Wales (SLNSW) MLMSS 3838, Family Planning Association records, 1926–1977 and Family Planning Association of Australia, *Bulletin*.
(87) RHA, *Monthly Bulletin*, no. 21, May 1950, 1.
(88) SLNSW: MLMSS 3838, Family Planning Association Records, 1926–1977, Papers of Dr Lotte A. Fink (1898–1960), "Report on the Third International Conference on Planned Parenthood, November 24-December 1, 1952 in Bombay", 2.
(89) Ibid., 7.
(90) SLNSW: MLMSS 3838, Family Planning Association records, 1926–1977, Papers of Dr Lotte A. Fink (1898–1960), The Racial Hygiene Association of Australia, "Thirtieth Annual Report 1955–1956", Dr Lotte Fink,

International Correspondent's Report. この会議は『イギリス連邦占領ニュース』の後継紙『ジャパンニュース』によって広く報道された。
(91) "Japs Propose Eugenics System", *Townsville Daily Bulletin*, 2 January 1947, 1.
(92) Oakley, "American-Japanese Interaction in the Development of Population Policy", 628.
(93) "Birth Control Move in Japan", *Argus*, 24 May 1949, 4. Also "Abortion in Japan: Counters to Growing Population", *West Australian*, 24 May 1949, 3; "Abortion Legalised in Japan", *Advocate*, 24 May 1949, 15.
(94) Australian Associated Press (AAP), "Birthrate menace to Japan", *Daily Telegraph*, 31 December 1949, 2.
(95) "Abortion in Japan", 3.
(96) "Opinion: Birth Limit for the Japs?", *Daily Telegraph*, 17 April 1949, 7.
(97) Chester Wilmot, "Japan's Ruthless Birthrate Check", *Sydney Morning Herald*, 11 December 1953, 2.
(98) Richard Hughes, "Jap Babies are Winning Where Warlords Failed", *Courier Mail*, 8 December 1948, 2.
(99) "The 'Yellow Peril' Still Threatens Australia: Birthrate Needs Control", *Westralian Worker*, 11 February 1949, 4.
(100) Ibid., 4.
(101) "Japan Makes Bid to Have its Population Shifted", *Border Morning Mail*, 9 December 1949, 3.
(102) "Japanese Not Wanted in New Guinea", *Kalgoorlie Miner*, 7 December 1949, 4.
(103) "Bar Japanese Killers from New Guinea", *Tribune*, 10 September 1949, 2.
(104) Richard Huges, "Problem the War Didn't Solve: Australia Menaced by Japanese Birthrate", *Melbourne Herald*, 30 September 1947, 4. オーストラリアの著作権法によれば、この写真は著作権保護の対象外(一九五五年よりも前のもの)であるので、許可なく使用できる。
(105) Oakley, "American-Japanese Interaction in the Development of Population Policy", 626.
(106) Aiko Takeuchi-Demirci, "Sexual Diplomacy: US Catholics' Transnational Anti-Birth Control Activism in Postwar Japan", Gillian Frank, Bethany Moreton and Heather R. White, eds., *Devotions and Desires: Histories of Sexuality and Religion in the Twentieth-Century United States* (Chapel Hill: University of North Carolina

Press, 2018), 114.

(107) Kevin Hilferty. "Kelleher, James Michael (1909–1964)", *Australian Dictionary of Biography*, 2006. https://adb.anu.edu.au/biography/kelleher-james-michael-10670.

(108) "Depopulating Japan", 4.

(109) Ibid., 4.

(110) Ibid., 4.

(111) Ibid., 4.

(112) For instance, see: "Notes and Memoranda: Eugenics in Japan", *Eugenics Review* 22, no 4 (1931): 273 on the establishment of the Japanese Society for Race Hygiene.

(113) "The Question Box by Dr Rumble: Anglican Bishop Barnes tries to Defend Birth Control for the East", *Catholic Weekly*, 16 June 1949, 2.
レズリー・ランブル博士は、シドニーのカトリックラジオ局2SMで日曜の夜に1時間の「質問箱」プログラムを主催し、その1部はカトリック系新聞にも掲載された。"Life Story: Dr Leslie Rumble MSC", Missionaries of the Sacred Heart, nd. https://misacor.org.au/item/1274-life-story-dr-leslie-rumble-msc#!.

(114) Oakley, "American-Japanese Interaction in the Development of Population Policy", 625, 628.

(115) Edgar A. Schmiedeler, "'Population Control' Decreed for Japan: Destructive Ethics to be Foisted Upon the Orient", *Advocate*, 23 April 1947, 18.

(116) Ibid., 18.

(117) Patrick O'Connor, "Sterilisation Legal in Japan: 'Eugenics' Law Follows Lead of Pre-War Nazi Decree", *Catholic Weekly*, 20 October 1949, 1; "Eugenic Protection Law in Japan (Latest Revised Edition)", 1.

(118) "Compares Japanese Eugenics with Nazi", *BCON*, 22 October 1949, 3.

(119) Patrick O'Connor, "New Japanese Weapon is Worse than Atomic Bombs", *Catholic Weekly*, 27 October 1949, 1. オコナーは、九万三八六三件の中絶（日本厚生省の統計）と八万八三六七件の爆弾による死亡（米国原爆被害者委員会の統計）を使用した。現在の推定では、広島で最大一四万人、長崎で七万人の死者が出たとされている。

see Alex Wellerstein, “Counting the dead at Hiroshima and Nagasaki”, *Bulletin of the Atomic Scientists* (2020): https://thebulletin.org/2020/08/counting-the-dead-at-hiroshima-and-nagasaki/.

(120) Hilferty, “Kelleher, James Michael (1909–1964)”.

(121) “Bless St. Patrick’s in Tokyo” [photo], *The Catholic World in Pictures*, 8 July 1949, 1. ギルロイの最初の来日は一九四六年のことであった。

(122) AAP Reuter, “‘Japan not Warlike’–Cardinal Gilroy”, *Sunday Herald*, 12 June 1949, 1.

(123) AAP, “Cardinal on Jap Birthrate”, *The Sunday Sun and Guardian*, 12 June 1949, 44. Cutout copy also in Sydney Archdiocesan Archives (SAA): Box ID A001071, Gilroy Correspondence Records of Trip to Japan as Papal Legate May-June 1949.

(124) Ibid., 44.

(125) Rev. Dr Rumble, “Radio Replies: What about the Japs? ‘Birth Control for Japan’”, *Southern Cross*, 12 August 1949, 4. 太字は筆者によるもの。

(126) Ibid., 4.

(127) Ibid., 4; AAP Reuter, “‘Japan not Warlike’”, 1.

(128) “Eugenic Protection Law in Japan”, 3.

(129) Ibid., 3.

(130) Takeuchi-Demirci, “Sexual Diplomacy”, 121.

第三世界の出現
——戦後日本の人口政策における国際情勢

マシュー・コネリー
（小原理乃訳）

一　植民地における危機

時として、戦争はある種の人口抑制政策であると称されてきた。しかし、史上最悪の戦争〔第二次世界大戦〕でさえ、世界人口の増加を阻止することはできなかった。大都市を戦火が蹂躙し、地方も焦土と化していくなかでもなお、当時の世界人口は一年で平均一五〇〇万人増加していたと推定されている。雇用の拡充、そして早婚が新たな人口増加を招いていた。しかし、主な理由は一九三〇年代から四〇年代にかけて、カナダをはじめ、デンマーク、オランダ、スウェーデン、アメリカ、イギリスなどの多くの国々に加え、日本においても乳幼児の死亡率が半減したことにある(1)。

戦争は、すでに増加傾向に転じていた世界でベビーブームを巻き起こし、人口増加を加速させた。フランスの著名な人口学者アルフレッド・ソーヴィーはのちに、これは世界人口の増加を引き起こした最初の戦争であったと語っている。生まれてくることができなかった人数も含め、先の戦争では約六〇〇〇万人の犠牲者が出たが、この戦争がもたらした抗生物質、ワクチン、そして殺虫剤などの技術の進歩も合わさった結果、一九五〇年代には、これまでの技術では毎年亡くなっていたであろう、五〇〇〇万人が助かるようになった[2]。

しかし、第二次世界大戦の終戦直後には、人口の増加は新たな戦争や将来の飢饉が発生する危険性を増大させるとして、人口学者でさえ警戒していた。ソーヴィー自身も、超大国の間での軍事衝突によって起こり得る結果を考慮し、第二次世界大戦は世界規模で人口増加を引き起こす「最後」の戦争になると指摘していた。さらに彼は、ヨーロッパの植民地における人口増加が独立運動を後押ししているとして、次のように主張した。「原因と結果の関係については、もはや疑う余地もない。人口動態的な起因によって、政治的な拡大主義が促される[3]」。

レーベンスラウム（生存圏）の必要性を掲げた枢軸国のプロパガンダを支持しているとみられる心配がなくなったことで、人口「爆発」に対する懸念は広く論じられるようになった。さらに、専門家たちは最新の人口統計に加え、新しく登場した国際機関が提供する、今後の人口増加の見通しや農業生産量、資源枯渇の予測も参考にできるようになった。予測を上回る速さで世界人口が急増するにつれ、より喫緊の課題となり、急成長する人口統計学分野に対する投資と注目はさらに増した。研究者たちは「人口転換理論」を提唱し、出生率の引き下げをより大きな「近代化」計画の一環として位置づけた。一方で、自然保護活動家たちは人口抑制についてまったく異なる主張を展開した。何百万もの「避難民」が難民キャンプに押し寄せ、国連の配給物資で生活していることを指摘し、人口増加を支えるために必要な経済的発展によって、すでに環境は破壊されていると主張した。ハリー・S・トルーマン大統領は、当時の指導者の大半と同じく、西ヨーロッパにおける「人口過多」は「現在の国際危機から生じる、最も深刻な問題の一つ」であると結論づけた[4]。

しかし、公衆衛生の改善によって救われる命の質に関するこれまでの懸念は、戦後も根強く残ることになった。ナチスが敗北し、支配民族の地位を確立しようとした彼らの取り組みが明るみに出たからといって、一夜にして優生学への信用が失墜したわけではなかったのだ。より早い段階からこの過程は始まっており、戦前から戦中にかけて優生主義に基づく強制不妊手術が行われていた地域の多くでは、一九五〇年代、さらにはそれ以降も続けられることになった[5]。

消極的優生学を政策として正式に取り入れなかったイギリス、フランス、インド、中華民国を含む諸国政府は戦後、〔集団間や階層間での〕出生率の格差に大きな関心を寄せるようになった。また、人口開発委員会や教育科学文化機関（ユネスコ）などといった国連機関の議題としても取り上げられた。ニューヨークのポピュレーション・カウンシルやパリのＩＮＥＤ（フランス国立人口統計学研究所）といった権威ある人口学の研究機関や、新たに編成されたＩＵＳＳＰ（人口の科学的研究のための国際連合）といった機関は、それぞれの憲章に人口の「質」を課題として盛り込んだ。優生学運動に賛同していた個人や団体の一部は、家族計画への国際的な支援が必要であると提唱した。しかし、優生学はただ退化への恐怖に限らず、「人的資源」への投資を増やすなど、実に多様な意味を持ちうる。だからこそ、優生学の影響力の性質を決めてかかるのではなく、検証しなければならない[6]。

ナチスの人口政策による直接的な影響として、およそ一二〇〇万人のドイツ語話者の追放や逃亡によって、中欧から東欧において報復的な民族浄化を誘発したことは注目すべき点であろう。アジアでは、台湾や朝鮮半島といった植民地に数十年も暮らしてきた人々も含め、数百万人規模の日本の民間人が本土へ引き揚げさせられた。

しかし、戦後の人口政策において、最も野心的で、広く実施された政策は、単に不適者の生殖を防いだり、国境を越えて人々を移動させたりすることを目的としていたわけではなかった。むしろ、人種間のヒエラルキーを無効にするような、人間の質的な変革をもたらすことにあった。すなわち、それはアジアやアフリカ、ラテンアメリカにおける公衆衛生を改善するための、新たな国際的政策の導入であった[7]。

公衆衛生の変革力に寄せられていた信頼は深く根差されたものであり、一九一三年のロックフェラー財団の国際キャンペーンにまで遡る。当時から、これを推し進めてきた人々は、大規模に実行することで「家族全体、ひいては地域社会」までをも「刷新するような影響力」があると主張していた。彼らの最終目標は、無気力で諦観的であるとされた小作農たちを、国際市場に参入できる近代的な労働者兼消費者に変えることであった。この目標はアメリカ独自の取り組みだけでなく、ユニセフの結核撲滅キャンペーンや、WHOのマラリア撲滅への取り組みの指針となった。こうして、「発展」として広く知られるようになった出来事は、単に政治に対する経済の勝利、そして自然に対する人類の勝利として考えられていたわけではなかった。少なくとも、一部は生物学的な進化の過程における、人類の人類自身に対する勝利として捉えられた(8)。

自然による人類への復讐として、進化の最終過程では、白人ではない人々が世界に溢れかえることで、欧米の人々がマイノリティとなり、迫害されるのではないかと危惧する声は当初から上がっていた。アメリカ政府の対外援助政策を担っていた人々は、公衆衛生の改善によって「現在の経済状況下においてすでに人口過多に陥っている地域の人口をさらに増加させることになり、政策の成功は、同時に最大の課題の一つを激化させる」ことを認識していた。〔共産主義勢力の「封じ込め」政策を提唱した〕ジョージ・ケナンが表現したような、共産主義は「病変組織を餌とする悪性の寄生虫」とする考えは、西側諸国の政治家たちに、貧しい国の人口急増を懸念する新たな理由を与えることになった(9)。

正当化する必要性がないほどにまで、異なる人種に対する恐怖は強く感じられ、時として従来の地政学的な計算を、この恐怖心が凌駕することさえあった。第二次世界大戦初期における日本の勝利とアジア統一を目指す計画は、この恐怖心をさらにかき立てた。ウィンストン・チャーチル首相は、この戦争によってアジアが目覚め、ヨーロッパを衰退させかねないと危惧していた。ヒトラーでさえ、シンガポールの陥落に懸念を示し、「黄色人種を追い払うためなら、喜んでイギリス軍に二〇個師団を提供する」と提案したといわれている。一方で、ローズベルトは「一一億人の潜在的な敵」を作らないための方法として、脱植民地化を加速させたかった[10]。

列強諸国が、次第に主要な地域の支配権を失っていくと同時に、アジア、アフリカ、そしてラテンアメリカにおける、より正確な人口の増加数が明らかになったことで、北と南、そして東と西の出生率の格差は、植民地における危機の一つとみなされるようになった。海外の領土の管理を直接担っていた西洋人は、次第に人口増加を仇敵とみなすようになった。後述するように、占領下の日本におけるアメリカ政府関係者にとっても、人口増加は不安材料であった。ヨーロッパの列強国において、高い出生率は貧困と政治不安を引き起こす要因であると考えられていた。ケニアの植民地総督は、「アフリカの人々が困難な状況に陥っている原因を一つあげるとすれば、それは驚異的な出生率の高さである」と主張した。一九四四年、アルジェに置かれたフランスの委員会は、北アフリカ領の将来にとっての「最重要課題」は、「人口問題」だとする報告を受けていた[11]。

一九四八年、植民地省内の医療諮問機関のメンバーであったT・H・デイヴィーは、新しい公衆衛生技術が大英帝国全体に広まれば、イギリスはやがて救いようのないほど人口過多と貧困にあえぐ国々と対峙することになり、「生存をかけた戦争に巻き込まれ、科学が生み出したもっとも恐ろしい兵器を彼らに対して使用することになる」と警告した。しかし、社会的、経済的な発展を構想する前に「過度に医療の進歩を重視する」ことを避ける猶予はまだあるとしたデイヴィーとは反対に、他のメンバーは大幅に遅れている公衆衛生対策を抑え込むことに対し警戒感をあらわにしていた。人道上の配慮は当然として、反植民地運動の高まりによって、英仏両国の政府高官は責務を改善していることを示す必要性があった[12]。

国連人口委員会の初代委員長であったフランク・ノートスタインにとって、死亡率を下げるために用いられていた農薬やワクチンの使用を控えることは、いつか西側諸国を脅かすかもしれない人々をあらかじめ弱体化させておく方法としてのみ意味があった。彼は、人口過密になることで平和を脅かす地域が出現する一方で、単に「管理コストが膨らみ、厄介になり、取引相手として満足できなくなる」地域も出現すると考えていた。しかし、帝国列強が植民地を近代化する気がないこと、あるいは近代化する力がないことは、すでに明らかになっていた。したがって、たとえ「現在、覇権を握っている国々の国民が次第にマイノリティとなり、所有できる世界の富と権力の割合も次第に減る未来を作り出す」ことを意味していたとしても、列強にとっての解決策は、外部支配を終わらせ、社会的および経済的発展を援助することであった[13]。

のちに人口転換理論として知られるようになる最初の概論を提唱したプリンストン大学の人口学者、ダドリー・カークは、死亡率の低下と急速な人口増加という西洋のパターンがアジア圏にも広がると予測した。彼は、「白人至上主義」を維持しようとするいかなる試みも「現在の戦争を凌駕する、大陸間の激しい衝突」をもたらすと考え、出生率を下げるためには開発を援助する以外に方法はないと捉えていた。特効薬やDDTは死亡率を急速に低下させるかもしれないが、出生率が下がり始めるのは、小作農たちが都市に移り住み、給料を得るようになり、子どもを学校に通わせるようになってからであるため、それまでは避妊具を配布したところで何の効果もないと考えていた。こうして、当初は人口学者の間でさえほとんど注目されていなかった歴史的および解説的なモデルとしての「人口転換」は、政策構想へと変容した[14]。

カークやノートスタインらとともに、人口転換理論の普及に大きく携わったキングスレー・デイヴィスは、「アジアにひしめいている数百万もの人口が、今後数十年の間に二倍から三倍にも膨らむと同時に、西洋の手法も手に入れる可能性は、傍観者の多くをぞっとさせるフランケンシュタインのようだ」と述べている。しかし、彼は「アジアの人々が後戻りできないほど西洋化する」ことで、「現在の東洋文明のレベルにまで全世界を「衰退」させることはない」とも主張した。これにより、他の国々が西洋化することで、国際社会の中で白人がマイノリティになっていくという見通しは、次第に脅威ではなくなっていった[15]。

アメリカの人口学者たちは、怪物を退治する、あるいは少なくとも飼い慣らすと公約したことで一躍脚光を浴びるようになった。これを実現するには、ただ死亡率や罹患率を下げるだけでは、非白人の貧困と潜在的な力を増すことにつながるだけで、彼らを西洋人の模造品に変えることはできないと考えられていた。ノートスタインが言うには、「出生率の低下に適した社会環境を作り出すため、あらゆる手段を同時に適用させなければならない」のであった[16]。

一九四八年八月にイギリスのチェルトナムで開催された「家族に関連する人口と世界資源」と題した国際会議で、マーガレット・サンガーをはじめ、バースコントロールの提唱者たちは、既存の方法では、現在ある需要に対しても不十分だと主張した。サンガーたちは、こうした地域の社会的および経済的発展を待たずして今の需要にも応えられるよう、全力を尽くすべきだと提案した。これに対し、デイヴィーは淡々と「それはすでに試みられたことであり、原始的な人々は、避妊具であろうと他の手段であろうと、いかなる形であれ家族数の制限（family limitation）を受け入れないだろう。彼らは大家族を信奉しているのだから」と答えた。ノートスタインの同僚で、プリンストン大学の学者であったアイリーン・トイバーのように、女性の教育へのアクセスが出生率と直接的かつ比例関係を持つ可能性があると指摘する者もいたが、ほとんど関心が寄せられることはなかった。代わりに、近代性は総合的な一つのまとまりとして捉えられていた[17]。

貧困層の人々が、実際に出生率の低下を望んでいたのかという疑問には、実証研究でしか答えられないであろう。ノートスタインもデイヴィーと同じく、懐疑的な態度をあらわにしていたが、死亡率の低下の速さにも不安を募らせていた。彼は「農耕社会の出生率を低下させる方法を見つけなければならない」と訴え、さらに「この問題は、緩やかな都市化の進行の結果を待つことが許されないほど、切迫している」と続けた。彼は、一九四八年九月に国連人口委員会の委員長を退任し、ロックフェラー財団の日本、中国、台湾、韓国、インドネシア、そしてフィリピンでの事業に参加した。ジョン・D・ロックフェラー三世は、同財団の疾病根絶への取り組みが、人口増加を悪化させる可能性を考慮していないことに懸念を抱きながら、同地域の視察から帰国していた。そして、彼が思い描いた使命は、のちに続くすべての事業に影響を与えることになった(18)。

二　日本と人口転換理論の変遷

アメリカの人口学専門家による初めての事業であったロックフェラー使節団が訪問した国々の中で、日本は出生率抑制の「具体的な実験」を行う上で、最も差し迫った問題があると同時に、最も好ましい展望があると考えられていた。植民地と資源を獲得するための無謀な試みによって商船と産業の大半を失った日本では、記録史上最高のペースで人口が増加していた。また、戦争に勝利した連合国は、ミクロネシアから満洲にかけて散在していた六六〇万人の日本兵と入植者を全員引き揚げさせる決定を下した。戦後の混乱期には、数十万人が略奪行為や飢餓、あるいは厳しい環境に晒されて命を落としたり、ソ連のシベリア抑留で消息を絶ったりした。それでも、一九四七年末までにおよそ五〇〇万人が本土に戻ることができた。アメリカの占領軍当局は、チフスを媒介するシラミを駆除するため、日本に入国する全員にDDTを散布した。また、数千万人もの日本人が天然痘、コレラ、そして結核の予防接種を受けた。緊急の食糧支援と合わさり、公衆衛生事業によって死亡率は戦前の水準を下回った。家族が戻り、再会することで、出生率もまた回復していった。このため、田舎を放浪したり、貧民街で暮らしたりしていた多くの復員兵や引揚者たちに加えて、一九四五年から一九五〇年の間に、亡くなった人数のおよそ倍である一二〇〇万人以上が誕生した(19)。

アメリカ当局はこうした動向を注意深く監視し、本国への引き揚げ、出生、そして死亡についての月次報告書を作成し、五年にわたって国勢調査を五回以上実施した。公衆衛生福祉局の局長であったクロフォード・F・サムス准将は、人口転換理論の研究者でもあり、日本の都市部や産業が早期に回復できなかった場合のことを懸念していた。最高司令官としてのダグラス・マッカーサーの当初の指示は、日本人の生活水準を向上させることに責任は持たないというものであった。しかし、増加し続ける日本の人口が、今後もアメリカの支援に頼る可能性が高まると、サムスは、出生率を低下させるためにも日本の産業を復興させる必要性があると、マッカーサーと連合国の極東委員会に訴えた。日本の国会が厳しい規制を設けながらも、「劣った子孫の増加」を防ぐという目的を明確にした上で、バースコントロールと中絶を合法化する法案を可決したことをサムスは歓迎していたが、上層部からの指示で一国の人口動態を変えられると決め込むのは「馬鹿げている」とも考えていた。ロックフェラー使節団が到着する直前、彼は「現実的かつ適切な全ての措置はすでに実施済みであると同意を得られる」と自信を持っていた。[20]

戦時中に規制下に置かれるまで、日本ではバースコントロールに関する研究や活動が積極的に行われていた。たとえば、世界で初めて正確に排卵のメカニズムを記録した荻野久作や、子宮内避妊具（避妊リング）を最初に発明した一人である太田典礼などの業績があげられるであろう。アメリカのコムストック法を覆した画期的な判決は、日本製ペッサリー（女性用避妊具）の輸入がきっかけとなった。軍国主義のエリートと彼らが支持していた出産奨励主義に対する信用が失墜したことで、太田は、石本と離婚し社会党の大臣と再婚したばかりの加藤シヅエとともに、国会で議席を獲得した。彼らは、のちに優生保護法の原案となった法案を提出したが、これは内閣以外で発案された画期的な法案でもあった。[21]

原案では、公的医療機関に避妊具を支給するための資金も割り当てられていた。しかし、保守的な新政権が後援となり、加藤にとって打撃的な修正を経た上で、ようやく成立した。結果として、バースコントロール関連の業務を提供できるクリニックのネットワークが作られることはなく、強制不妊手術を指示したり、中絶を望む女性の申し立てを裁定したりする権限を与えられた優生保護委員会が置かれ、中絶は遺伝性疾患と母体の保護を理由とする場合にのみ許可されることになった。一部の占領軍当局者からは「悪用される可能性が高い」として、この法案を危惧する声も上がったが、「西洋の倫理的、宗教的、あるいは社会的な思想を、本質的に異なる東洋の文明に押し付けるのは賢明でない」という結論に至った。サムスは、欠点はあるものの「人口抑制に役立つ」法案であり、日本が主導した法案であるとみなすべきとの考えから可決を後押しした。しかし、皮肉にも、国会でこの法案が審議されていた時、法案を推し進める議員たちが、ノルウェーやスウェーデンでは経済的困窮を理由とした中絶は認められていないことに言及した。これまでと同様に、人口政策を推し進める人々は、海外における先例や類似例に着目していた。この時点では、望まない妊娠を終わらせたいと願う女性たちの申し立ては、不適格な子孫の誕生を防ぐことほど切実な理由とみなされなかった。[22]

加藤はこの結果にひどく落胆し、アメリカ政府関係者がロックフェラー財団のメンバーとの会談の機会を設けた際に、ようやく不満を口にする機会を得た。加藤が、日本政府の無策さ、そしてアメリカの無関心さを痛烈に批判した際の周囲の反応は、想像するしかない。「私たちはこの問題に直面しなければならないが、残念ながら、首相から大衆に至るまで、国民の大半はこの問題を真剣に考えていない。それどころか、まったく考えていない」と彼女は批判した。彼女はこれまで二人の首相に忠告してきたが、彼らは何の計画も構想も持ち合わせておらず、アメリカの指示をひたすら待っていたと指摘した。占領軍当局者たちが公衆衛生事業を推し進めた結果、日本の天然資源に不釣り合いなまでの人口増加を招いたのに、なぜバースコントロールに対して中立的な立場を装っているのか、「本当に人間の福祉を考えているのか」と、彼女はさらに問いつめた。[23]

アメリカ側の使節が何も答えられないのを見かねた加藤の同僚は、人口転換理論を引き合いに出し、時間の経過とともに人口増加は落ち着くとする議論を例にあげた。しかし、加藤はそれを拒否し、政策の根本に関わる問題は、学者や役人ではなく、選挙で選ばれた議員によって決定されるべきだと抗議した。彼女は、その年の初めに、優生保護法案の起草者が、バースコントロール・クリニックを提供するものと誤解して進めていたことを思い浮かべていたのかもしれない。承認する条項が省かれた理由については何の説明もなかったが、厚生省の官僚たちの影響はうかがえた。それから一年半経ってもなお、避妊具は一つも承認されていなかった。これにより、医師にとって中絶と不妊手術は、独占的で儲かる事業と化していた。しかし、加藤にとって、解決策は明白であった。政府は中絶だけでなく、バースコントロールのための無料クリニックも開設すればいいのだ。彼女の発言に促され、その場にいた他の日本側の代表者たちは、中絶へのより自由なアクセスと医師の再教育の必要性を訴えた。[24]

ロックフェラー使節団の一員だった二人の人口学者ノートスタインとトイバーは、人口転換理論の再評価に着手した。トイバーは、死亡率と出生率の低下といった生活水準が向上している社会と同じ傾向が、一九二〇年代から三〇年代の日本でもみられたことを指摘した。しかし、同時期の日本には、生活水準の改善がみられなかったのである。生産性の向上によって発生した利益は、産業の発展に再投資されていた。それでも、戦後の混乱期には、小作農の間でさえも比較的低い出生率が続いた。トイバーは、この先も維持できるか不安をあらわにしながらも、より小さな家族が好まれる傾向を維持するのにバースコントロール教育が役立つのではないかと推測していた。ノートスタインはというと、「物質的な繁栄よりも先に、人口抑制が起きるという前例のない過程は、この地球上のどこよりもここ日本で発生する可能性が高く、東アジア全体の前例となるかもしれない」と「ますます確信」を強めた。[25]

ロックフェラー使節団の最終報告書では、一部のアジア人がより小さな家族を望んでいる理由を解明し、これらの人々を支援する政策を正当化するためにも、人口転換理論の巧みな応用方法が提案された。社会学者タルコット・パーソンズのアイディアからヒントを得て、文化全体を変えなくても、生殖に関する行動は変えられると主張していた。「どれだけ強制的な社会体制であっても、人々の行動が絶対的に均質であることはない。どの体制においても、画期的な提案を受け入れる反乱因子が存在しており、〔現在の体制に〕同調している人々も、ただ代替案がないゆえに従っているに過ぎないのである」。このため、夫は一人の子どもで満足しているとトイバーに語った農家の妻の話は、ただの統計上の異常値ではなく、より広い意味での社会的変化の先駆けとなる指標であり、こうした変化を促し、加速させることも可能だと考えられるようになった。また、それまでは出生率を、その文化の社会的および経済的発展を反映する従属変数として扱っていたノートスタインも考えを改め、出生率の低下そのものが発展の必要条件である可能性を提唱しはじめた。やがて、この「反乱因子」を近代化の先駆けとする考え方は、世界各地の支援機関とバースコントロール活動家たちとの協力関係へとつながっていった。[26]

報告書では、インドネシアや中国、朝鮮半島における急激な人口増加が差し迫っていることも警告していた。しかし、識字率が低く、医師にかかったこともない人々に適した、シンプルで、安価で、効果的な避妊法はないと報告書は続けている。中国の農村部で助言を求められた際も、彼らは決まり悪く、「民間療法や、経済的状況が異なっていれば何ができるかについて、自信なさげに回答した」。ノートスタインはのちに、もっとも無力感を感じたのは、この苦境に立たされた時だと打ち明けている。しかし、この苦境はノートスタインと彼の同僚たちが、問題全体を見直すきっかけになったようだ。避妊具が適切であるか否か、動機が十分であるか否かと捉えるのではなく、どちらも相互に影響し合っているとして次のように結論づけた。「家族数を制限する動機がなければ、どのような手段も有効ではない。また、動機が乏しければ、より効率的な手段が必要となる。これらの問題はどちらも極めて重要であり、どちらも有効な手段であるにも関わらず、これまで充分に注目されてこなかった」。この見識は、人口増加の管理を、親個人の希望から、出生数の制限を考えうる限りどの代替案よりも容易にする、あるいは「代替案がない」ことを確実にしたかった政治家たちに主導権を握らせるおそれがあった。[27]

三　人口転換理論の実践——日本と国際社会のための人口政策をめぐる攻防

ロックフェラー使節団の報告書はワシントンの要人たちに送られ、おそらく初めてアメリカの外交政策として人口抑制が取り上げられた。報告書そのものは、さらなる調査が必要であると提言しているに過ぎなかったが、調査結果はいずれも、占領下の日本が最も「受け入れ体制が整っている」国であることを示唆していた。より簡易な避妊法の発明を待つまでもなく、避妊具を提供できるだけの十分な識字率と医療インフラが整っていた上、すでに同様の取り組みを求めていた「反乱因子」を占領当局が保護し、支援することも可能であった。事実、ノートスタインとトイバーは、日本社会そのものを反乱因子として捉え、アジア全体の人口抑制を推進できる可能性があると考えていたのであろう。

シェル石油の化学者で、占領軍の天然資源局の顧問でもあったダニエル・ルーテンは、ロックフェラー使節団に同行し、すぐさまバースコントロール教育のための働きかけを始めた。彼は日本を「東アジアの最後の希望」であり、「実現可能性を示すのに世界で最も適した場所」であると考えていた。出生率を抑制せずに生産量を増やそうとするのは、畔が壊れた水田に水を送り込んでいるようなものだと考えていた。おそらくクロフォード・サムス傘下の公衆衛生福祉局のことを指し、彼は「この重荷を背負うもう一方の担い手は、その責務を果たしていない」とし、「こちらから積極的に働きかけない限り、その責務を果たすことはなさそうだ」と記している。[28]

そこに、ウォーレン・トムソンという人物が助け舟を出した。彼は、人口転換理論に関する最初期の報告を発表したことに加え、死亡率が低下することで、日本特有の問題が起きると同情を示していたことでも知られていた。太平洋戦争の最中でさえ、彼はオーストラリアの一部地域はいずれ入植地として開放されるべきだと提言していた。このため、彼は日本側のトップに人口抑制の必要性を説得する広報活動にうってつけの人材でもあった[29]。

一九四九年のトムソンの来日後、日本の新聞において人口に言及している記事数は四倍に膨れ上がった。トムソンがもはや移住を実施可能な解決策として考えておらず、バースコントロールによる出生率の抑制を強く求めていたことにルーテンは安堵していた。トムソンが占領軍の顧問を務めていたことから、これが占領軍の公式見解であったことがうかがえる。これにより、サムスも公的医療機関は避妊に関する情報提供をすべきだと考えるようになった。吉田茂首相がトムソンと会談した直後の四月一四日には、官房長官によって、バースコントロールは「日本の人口問題の根本的な解決策」であることに賛同したことが明かされている[30]。

その翌月にかけ、内閣は人口問題審議会を設置し、人口抑制計画を策定したと伝えられている。厚生省はバースコントロール・クリニックへの厳しい規制を撤廃し、二七種類もの避妊具を認可した。さらに、国会は優生保護法の改正に乗り出し、経済的な理由による中絶を認め、公的医療機関で避妊具を提供できるよう動き出した。五月一〇日には、衆議院が「日本国は極めて人口過剰の状態にある」と表明し、国民は出生率の抑制政策を支持すべきだとする決議案を採択した[31]。

しかし、人口抑制を推し進める人々にとっては残念ながら、マッカーサー自身は考えを改めていなかった。トムソンとの一時間にわたるインタビュー内で、マッカーサーは、本島で現在の人口を維持することは不可能であることに加え、移住は解決策にならないこと、そしてより小さな家族を求める強い動機があるため、芽生えつつあったバースコントロール運動を止めることは無理であることは認めていた。しかし、この流れを加速させられるかについては懐疑的であり、「積極的な対策を講じる必要はない」と考えていた。皮肉なことに、これはトムソンが二〇年も前に初めて発表したのと同じ、純粋な人口転換理論であった[32]。

大統領になるという政治的野心を抱いていたマッカーサーには、この問題そのものを回避したい動機もあった。東京カトリック女性クラブ連合が、トムソンによる公式声明の一部に抗議した際、マッカーサーは、自身のオフィスは「日本の人口抑制の問題についての調査や検討は一切行っておらず、このような問題は占領軍の定める範囲には含まれていない。決定権はすべて日本人自身にある」と主張した。これにより、人口問題についての新聞報道は激減し、厚生省は避妊具の認可を取り消し、バースコントロールに関する映画を上映した人物が警察に逮捕される事例も出た。占領軍側は、人口抑制政策をほのめかす文言を含む出版物を厳しく検閲し、他の人口学者たちの来訪も取りやめていた。ルーテンの上官も、これまでと同じ対策を続けようとしたところ、懲戒された上、カトリック女性クラブを宥める書簡に署名させられた[33]。

当局はさらにサンガーの来日も拒否し、エレノア・ローズベルトが新聞に批判的なコラムを寄稿するなど、ついに本国でも反発を招くまでに至った。マッカーサーはかつてないほど多くの書簡を受け取り、それに対してシングルスペース〔行間を空けない〕で三ページにわたって書かれた返答を用意していた。彼は、日本人はすでに合理的かつ冷静に人口問題に取り組んでおり、実際彼らはいまだにバースコントロールを合法化していないアメリカの州よりも進んだ立場をとっていると釈明した。もしサンガーが来日すれば、占領軍が「占領下の日本人のジェノサイドを行うための措置」をとったと糾弾するためのプロパガンダに使われると反論した[34]。

実際、国連のジェノサイド条約には、支配下にある人々の出生率を意図的に抑制することが含まれていた。しかし、マッカーサーのこうした懸念が真実であったかは疑わしいところだ。サンガーは戦前すでに二度来日しており、日本の新聞社からも再度招待を受けていた。マッカーサーが最も懸念していたのは、明らかに本国での政治生命であった。だからこそ、彼の対応はただ不誠実なだけではなかった。このことは、人口抑制を推進する人々にある種の教訓を与えた。それは、より直接的なバースコントロールの支援に対する、現実的かつ明らかなカトリック教会の権威による反発があることを認めるよりも、外部からの干渉に対するアジア人の反発を言い訳にした方がよいということであった。ロックフェラー財団でさえ、ニューヨークのフランシス・スペルマン枢機卿から人口問題を追求しないよう指示されたことを少なからぬ理由にして、調査団の提言を拒否した。しかし、アジア人自らが責任を持って自身の人口抑制を行うのであれば、マッカーサーのような権威ある人物でも、それに逆らうことはできなかった。一九三〇年代からすでに「ローカル・キャパシティ（地域の能力）」の発展が、活動家たちにとっての関心事になっていた。この頓挫を経て、ノートスタイン、トムソン、そしてウェルプトンは、それを基本原則とした(35)。

実際に、日本の出生率は減少傾向に転じたが、その大半はコンドームの使用と人工妊娠中絶によるものであった。厚生省は、女性自身が使える新しい避妊具の承認を拒否した一方、産婦人科医たちが自らの判断で中絶手術を行うことを認めた。厚生省の報告によれば、一九五五年の出生数一七〇万に対し中絶数は一二〇万であるが、この数字はほぼ間違いなく実数より少ないといえる。日本における家族計画は、他のアジア諸国の模範となるものではなく、どの国とも異なる様相を呈していた。バースコントロールの活動家、占領当局、財団の顧問、政府官僚、そしてカトリックの反対派が錯綜した末に、人口増加を抑制する国家政策よりも、特定の利害関係が優先される結果となった(36)。

こうして、戦後日本における人口政策をめぐる奮闘は、より大きな権力の絡み合いとそれらが特定の文脈で展開される複雑な様相を象徴することになった。また、人口抑制論を提唱する人々は、世界のどこに住んでいようと、たとえその中のごく僅かしか自覚していなかったとしても、「世界人口」に属しているという意識と、自身の社会を作り直そうという意志を共有していたことがうかがえる。彼らの多くはある意味で宗教的な熱意をもとに行動していたとはいえ、国際的な組織であり、数十カ国もの政府に対する影響力を持ち合わせ、神にしか従わない組織に、彼らは立ち向かったのだ。対するカトリック教会は、出産奨励主義はすでに多くの政治機関に取り入れられていたため、現状を維持するだけでよかったのだ。それに比べれば、バースコントロールを推進すること、さらにいえば合法化することでさえ、はるかに多くの困難を伴う問題であった。

この視点から考えると、一九五二年八月にアルフレッド・ソーヴィーがフランスの週刊誌に寄稿した、ある有名な記事の真の意味が見えてくる。それまで、政治家たちは世界のどこよりもヨーロッパにおける人口問題を注視していたが、人口過多は世界のどこででも起こりうることであり、「世界人口」という概念によればあらゆる場所で起こり得た。しかし、ソーヴィーは、世界は一つでも二つでもなく、共産主義圏、資本主義の西側諸国、そして彼が「第三世界」と呼ぶ三つの世界があると主張した。

ソーヴィーからすると、イデオロギー上のライバルであった東側と西側は、実際にはその対立が互いのアイデンティティを作り上げていたことで、共依存の関係にあったのだ。しかし、それぞれが近代化への道を進むにつれ、両者の違いは必然的に消えていくと考えていた。対して南半球との違いは、東西の違いよりもはるかに大きく、ソーヴィーにとって彼らは別世界の住人だった。アメリカの人口学者たちが楽観的に想定していたように、第三世界は従来の伝統的な社会から近代的な社会へと、ある種の想像上の推移に沿って進まなければならないと彼は考えていなかった。ソーヴィーによると「これらの国々は、我々の一九一四年の死亡率と、一八世紀の出生率を有して」いた。命を救うこと自体は安くつくが、その人々に生きる糧を与えることは高くつくため、彼らは「不幸の連鎖」に陥っていた。この第三世界は、革命期のフランスにおける第三身分と同じく、極度に貧しい上、次第に人口過密状態になっていた。エジプトやチュニジアでは、抵抗の機運が高まっていた。彼の読者の多くが休暇を過ごしていた「コート・ダジュールで、地中海の対岸から漂ってくる、悲痛な叫びが聞こえないのか」とソーヴィーは問いかけた。そして彼は、「人類の溶鉱炉内の圧力は絶えず高まっている」と続けた[37]。

同じく重要なのは、この「第三世界」がいかに出現しつつあるかを描写するためにソーヴィーが用いた比喩表現だ。彼はこれを、「謙虚でありながら猛々しく、生命に向かってゆっくりと、確実に突き進んでいる」と例えた。この赤ん坊は、まだ自分の言葉で語ることができなかった。ソーヴィーにとって、この赤ん坊は帝国主義に対する政治的な抵抗からではなく、自分で作り出したのではない生物学的な過程によって誕生したのであった。実際、近代化への二つの道のどちらかを選べるように成長するまで養育するだけでよいと考えられていた。ソーヴィーは、「結局のところ、第三身分と同じように無視され、搾取され、誤解されているこの第三世界も、ただ何かになりたいのだ」と締めくくった。[38]

冷戦を批判し、開発途上国の開発援助を提唱した点では、一見進歩的に見えるソーヴィーの「三つの世界」は、実際には極めて保守的な考え方であった。すなわち、彼の考えでは、全人類が共通の責務を負う、ただ一つの世界が存在する可能性を、恒久的に排除しようとしていたのである。彼自身もよく知っていたように、人口抑制を掲げる人々は、民族自決や開発援助よりもさらに過激な考えを推し進めていた。彼らは、すべての人に、自ら家族計画を決定する権利と義務が等しく存在すると主張していた。インドを筆頭に、パキスタン、韓国、さらにその他多くの、独立したばかりの国々の指導者たちに、資本主義か共産主義かの選択を迫っただけではなかった。そこでは、生殖行動は近代化の副産物かどうでも良いことであった。彼らは、近代化の過程を加速させる手段として人口抑制を提示したのだ。生殖の合理化と方針転換をすることで、一世代で国民を近代化できると説いたのだ。しかし、新たに登場した第三世界の出生率を管理することは、国境を超えた人口抑制を目指す新たな体制を率いるリーダーたちにとっては、人類を作り変えるというより壮大な計画のごく一部に過ぎなかった。

【附記】小野直子監修

注

（1） Department of State, Office of Intelligence Research, “World Population Estimates,” March 1, 1947, United States National Archives, College Park, MD (hereafter USNA), RG59, Records of the Bureau of Intelligence and Research, OIR Report No. 4192; Irene B. Taeuber, *The Population of Japan* (Princeton: Princeton University Press, 1958), 341. 出生率については、United Nations, *Demographic Yearbook, 1948* (Lake Success, NY: United Nations, 1949), 260–265 を参照のこと。乳幼児の死亡率については、Frank McDougall to directors of divisions, “Food and Population,” October 3, 1952, FAO Archives, Rome (hereafter FAO), RG 3.1, Series C1, “F. L. McDougall Memoranda to Director-General,” および U. N. Secretariat, Department of Social Affairs, Population Division, “The Situation and Recent Trends of Mortality in the World,” *Population Bulletin*, no. 6 (1963): 16, 39 を参照のこと。

（2） “La Population dans le Monde et le Développement économique,” June 13, 1960, Ministère des Affaires Etrangères, Paris (hereafter MAE), Série Asie Océanie 1944, Dossiers Généraux, ECAFE, Juin-Août 1960, dossier 441、また、Richard Law, John Boyd Orr, Alexander Kunosi, et al., *Freedom from Want of Food* (London: Lincoln’s Prager, 1944), 31–32 を参照のこと。

（3） Julian Huxley memo to Trygve Lie, March 30, 1948, UNESCO, inactive correspondence files, 312 A 06 (45) “54”; E. Caine minute to file, National Archives, Kew, U.K., CO 927/10; Auguste Rencurel, “Rapport sur la création d’industries nouvelles capable d’absorber un plus grand nombre de travailleurs musulmans,” circa February 1944, Centre des Archives d’Outre-mer, Aix-en-Provence (hereafter CAOM), 7CAB/17; Sauvy, introduction to *Le Problème Démographique Nord-Africain*, by Louis Chevalier (Paris: Presses universitaires de France, 1947), 7.

（4） “Special Message to the Congress,” March 24, 1952, *Public Papers of the Presidents of the United States: Harry S. Truman, 1952–53* (Washington: U.S. Government Printing Office, 1966), 209.

（5） Gunnar and Nils Roll-Hansen Broberg, ed., *Eugenics and the Welfare State: Sterilization Policy in Denmark, Sweden, Norway, and Finland* (East Lansing, MI: Michigan State University Press, 1996), 61, 180–181;

Clarence J. Gamble, "Human Sterilization and Public Understanding," *Eugenics Review* 45, no. 3 (1953): 166-167; Yuehtsen Juliette Chung, *The Struggle for National Survival: Eugenics in Sino-Japanese Contexts* (New York, NY: Routledge, 2002), 173; Paul Weindling, *Health, Race, and German Politics Between National Unification and Nazism, 1870-1945* (New York: Cambridge University Press, 1989).

(6) 優生学の残存については、Bonnie Mass, *Population Target: The Political Economy of Population Control in Latin America* (Toronto: Women's Press, 1976)、および Germaine Greer, *Sex and Destiny: The Politics of Human Fertility* (London: Secker and Warburg, 1984) を参照のこと。ここでの優生学が何を意味したのか、その重要性については、Linda Gordon, *The Moral Property of Women: A History of Birth Control Politics in America* (Urbana: University of Illinois Press, 2002), 281-282, 415 を参照のこと。

(7) "Point Four: Cooperative Program for Aid in the Development of Economically Underdeveloped Areas" (Washington, DC: Department of State, 1949), 9-10.

(8) Rockefeller Foundation Press Release, July 21, 1913, Rockefeller Archive Center, Tarrytown, NY (hereafter RAC), RG 3.1, Series 908, box 11, "Program and Policy, 1909-1927." また以下も参照のこと。Ilana Löwy and Patrick Zylberman, "Medicine as a Social Instrument: Rockefeller Foundation, 1913-45," *Studies in History and Philosophy of Biological and Biomedical Sciences* 31, no. 3 (2000): 367-369; Amy Staples, "Constructing International Identity: The World Bank, Food and Agriculture Organization, and World Health Organization, 1945-1965" (Ph.D. diss., Ohio State, 1998), 387-389.

(9) "Point Four: Cooperative Program for Aid"; George F. Kennan, *Memoirs: 1925-1950* (Boston: Little, Brown: 1967), 559.

(10) チャーチルについては、Christopher Thorne, *Allies of a Kind: The United States, Britain and the War Against Japan, 1941-1945* (London: Hamish Hamilton, 1978), 7-9, 191 を参照のこと。ヒトラーについては、Milan Hauner, "Did Hitler Want a World Dominion?" *Journal of Contemporary History* 13, no. 1 (1978), 25、ローズベルトについては、Gary R. Hess, *Vietnam and the United States: Origins and Legacy of War* (Boston: Twayne, 1990), 29 を参照のこと。

(11) Julian Huxley memo to Trygve Lie, March 30, 1948, UNESCO, inactive correspondence files, 312 A 06 (45) "54"; E. Caine minute to file, National Archives, Kew, U.K., CO 927/10; Auguste Rencurel, "Rapport sur la création d'industries nouvelles capable d'absorber un plus grand nombre de travailleurs musulmans," circa February 1944, Centre des Archives d'Outre-mer, Aix-en-Provence (hereafter CAOM), 7CAB/17; Sauvy, introduction to *Le Problème Démographique Nord-Africain*, by Louis Chevalier (Paris: Presses universitaires de France, 1947), 7.

(12) T. H. Davey, "The Growth of Tropical Populations," circa March 1948, "Extracts from Minutes of C.A.M.C. 443rd Meeting," March 23, 1948, and accompanying minutes to file, National Archives, Kew, U.K., CO 859/154/6.

(13) Frank Notestein, "Problems of Policy in Relation to Areas of Heavy Population Pressure," in *Demographic Studies of Selected Areas of Rapid Growth* (New York: Milbank Memorial Fund, 1944), 148–149, 153–157.

(14) Dudley Kirk, "Population Changes and the Postwar World," *American Sociological Review* 9, no. 1 (1944): 32, 35; Dennis Hodgson, "Demography as Social Science and Policy Science," *Population and Development Review* 9, no. 1 (1983): 7–12; Simon Szreter, "The Idea of Demographic Transition and the Study of Fertility Change: A Critical Intellectual History," *Population and Development Review* 19, no. 4 (1993): 670–671.

(15) "The World Demographic Transition," *The Annals of the American Academy of Political and Social Science* 237 (January 1945): 7–8, emphasis in original; Susan Greenhalgh, "The Social Construction of Population Science: An Intellectual, Institutional, and Political History of Twentieth-Century Demography," *Comparative Studies in Society and History* 38, no. 1 (1996): 37–38.

(16) Frank Notestein, "Problems of Policy," 151, 153.

(17) *Proceedings of the International Congress*, 21–22, 82–83, 136–140.

(18) ノートスタインについては、Szreter, "The Idea of Demographic Transition," 671 より引用。日本に関する下記の論考の多くは、デボラ・オークレイの論文に依拠している。Deborah Oakley, "The Development of Population Policy in Japan, 1945–1952, and American Participation" (Ph.D. diss., University of Michigan, 1977), 278. ロッ

クフェラーについては、John Ensor Harr and Peter J. Johnson, *The Rockefeller Century: Three Generations of America's Greatest Family*（New York: Charles Scribner's Sons, 1988）, 462 も参照のこと。

(19) John W. Dower, *Embracing Defeat: Japan in the Wake of World War II*（New York: W. W. Norton, 1999）, 48-54, 92-104; Taeuber, *Population of Japan*, 343-346, 355-356, 369-370; Deborah Oakley, "American-Japanese Interaction in the Development of Population Policy in Japan, 1945-1952," *Population and Development Review* 4（1978）: 619.

(20) Oakley, "The Development of Population Policy in Japan," 114-131, 152-154; Tiana Norgren, "Abortion Before Birth Control: The Interest Group Politics Behind Postwar Japanese Reproduction Policy," *Journal of Japanese Studies* 24, no. 1（1998）: 67; Taeuber, *Population of Japan*, 372; John Sharpless, "Population Science, Private Foundations, and Development Aid: The Transformation of Demographic Knowledge in the United States, 1945-1965," in *International Development and the Social Sciences*, ed. Frederick Cooper and Randall Packard（Berkeley, CA: University of California Press, 1997）, 180.

(21) Oakley, "The Development of Population Policy in Japan," 172-175; Oakley, "American-Japanese Interaction," 226.

(22) Helen M. Hopper, *A New Woman of Japan: A Political Biography of Katô Shidzue*（Boulder, CO: Westview Press, 1996）, 224-225; Oakley, "The Development of Population Policy in Japan," 226-235.

(23) この会談の記録は、Hopper, *A New Woman of Japan*, 225-227 に基づいている〔加藤の発言も英語原文による〕。

(24) Ibid.; Oakley, "The Development of Population Policy in Japan," 220, 235-236.

(25) Daniel B. Luten, memoranda of October 7 and 18, 1948, Hoover Institution Archives, Palo Alto, CA, Daniel B. Luten Papers, box 2, and see also Deborah Oakley, "American-Japanese Interaction," 630-631.

(26) Marshall C. Balfour, Roger F. Evans, Frank W. Notestein, Irene B. Taeuber, *Public Health and Demography in the Far East*（New York: The Rockefeller Foundation, 1950）, 117-118; Notestein and W. Henry Lawrence memorandum of conversation, October 5, 1948, RAC, Population Council Papers, Record Group IV3B4.2, General

File Series, box 1, folder 3; Szreter, "The Idea of Demographic Transition," 672–674; Hodgson, "Demography as Social Science and Policy Science," 12–13.

(27) Balfour et al., "Public Health and Demography in the Far East," 83, 97, 118–119.

(28) Luten memoranda for the record, October 8 and December 17, 1948, Hoover Institution Archives, Palo Alto, CA, Daniel B. Luten Papers, box 2.

(29) Luten memorandum for record, December 9, 1948, Hoover Institution Archives, Palo Alto, CA, Daniel B. Luten Papers, box 2. トムソンの日本に関する主要な著作は、*Danger Spots in World Population* (New York: Knopf, 19 29)、および *Population and Peace in the Pacific* (Chicago, IL: University of Chicago Press, 1946).

(30) Oakley, "The Development of Population Policy in Japan," 207–210.

(31) Ibid., 220, 238, 421–427.

(32) マッカーサーとトムソンのインタビュー、一九四九年四月九日。Hoover Institution Archives, Palo Alto, CA, Daniel B. Luten Papers, box 2; Warren Thompson, "Population," *American Journal of Sociology* 34, no. 6 (1929): 959–975.

(33) Luten to Thompson, August 24, 1949; Luten to Whelpton, November 17 and December 19, 1949; Maurie Roche to Ed Ackerman, January 30, 1950, all in Hoover Institution Archives, Palo Alto, CA, Daniel B. Luten Papers, box 1; Oakley, "The Development of Population Policy in Japan," 212–213, 228, 248–260.

(34) Oakley, "The Development of Population Policy in Japan," 260–265; MacArthur to Roy Howard, February 23, 1950, Hoover Institution Archives, Palo Alto, CA, Daniel B. Luten Papers, box 2.

(35) Johnson and Harr, *The Rockefeller Century*, 465–466.

(36) Norgren, "Abortion before Birth Control," 69–72; Oakley, "The Development of Population Policy in Japan," 240–244. オークレーは、日本には人口増加を抑制する明白な政策があったと主張している。実際、当局はそうした政策があったことをわざわざ否定していた。たとえば、世界保健機構『公式記録』四二番、一九五二年（ジュネーブ）二三九頁を参照のこと。

(37) "Trois mondes, une planète," *L'Observateur*, August 14, 1952.

（38） Ibid.

戦後日本の再／生産とトランスナショナルな科学の実践
――優生保護法再考

保明　綾

はじめに

優生保護法は、一九四八年の公布後から一九九六年に母体保護法に置き換えられるまでの四八年間、日本に住む人々の性と生殖の様相を形作る重要な要素として法的枠組みを提供していた。たとえば、日本では、人工妊娠中絶は刑法堕胎罪によって原則的に犯罪とされているが、一部の中絶は非犯罪化している。しかし、それでも既婚の女性（事実婚も含む）が中絶を望む場合には配偶者の同意が必要となっており、「パートナーからの同意」を中絶のルールとしている病院も多い[1]。並行して、元ハンセン病患者や障害者の中には、自身の意志に反して、あるいは自分が知らないうちに不妊手術を施されてしまった過去を持つ者がいる。これら現在の生殖にまつわる逸話は、優生保護法の遺産である。

本論は、優生保護法を再考する試みである。優生保護法に関する史的研究は蓄積が多く枚挙にいとまがない[2]。しかし、先行研究は往々にして優生保護法下の不妊手術・人工妊娠中絶・受胎調節（家族計画）の政策および実践を個別に検討する傾向にあった[3]。個別検討することにより優生保護法下で展開された生殖の詳細な分析が可能になった一方、他方では優生保護法が形作った戦後日本の性と生殖をめぐる社会構造が見えにくくなっている。特に、優生保護法下の不妊手術・人工妊娠中絶・受胎調節は政策的に地続きであったが、これら生殖の実践を個別のものとして検討すると「地続き性」の要素が不可視化される可能性がある。

また、先行研究では、研究対象である優生保護法が日本の法律ということから、日本国内での実践を注視してきた。実際、優生保護法は日本国内でしか適用されなかったので、この視座自体は妥当である。しかし、優生保護法が策定・実施される時期、日本は敗戦・帝国喪失・占領という、国のあり方自体が揺るがされる事態にあった。そのような状況の中、日本には、占領のために日本に駐在した戦勝国の軍人、占領下の日本人、敗戦に伴い「外国人」と再定義され人生の舵切りを迫られた旧植民地出身の移住者、旧植民地からの移動を余儀なくされた日本人等、様々な人々が存在していた[4]。敗戦・占領を経て「日本」の輪郭が目まぐるしく変化していくなか、日本に何らかの関わりを持つ人々の性と生殖の営みは既存の国を超えたトランスナショナルな要素を秘めていたし、そのトランスナショナルな要素が優生保護法の策定に色濃く影を落としていた[5]。また、優生保護法は、策定自体が占領期に行われたことから、日本人だけではなく、GHQ／SCAPの職員も（非公式ながら）策定への議論に参加しており、そういう意味で、優生保護法は、「国」の枠組みを超えた為政者間のトランスナショナルな交流の産物として策定された法律だともいえる[6]。

上記の点をふまえ、本論では、優生保護法下での不妊手術・人工妊娠中絶が数の上でピークを迎えた一九五〇年代を中心に、優生保護法下の不妊手術・人工妊娠中絶・受胎調節の政策および実践を、その「地続き性」とトランスナショナルな要素という観点から再考する。また、そうすることにより、優生保護法の戦後日本社会における意義および戦後日本の生殖をめぐる様相を形作ったグローバルな文脈を可視化することを目的とする。まず、優生保護法下の不妊手術・人工妊娠中絶・受胎調節政策を、人口をめぐるポリティクスという視点から検討することにより、それら政策の「地続き性」を浮き彫りにする[7]。特に、貧困が政策にどう反映されていたかに焦点をあて、優生保護法による国レベルでの生殖の管理は、一九五〇年代において、資本主義経済の論理に支えられながら日本人の身体を「産む・産まない権利を付与された生産的な性」と「産まない・産めない非生産的な性」に二分化し、敗戦・占領直後の戦後復興を下支えしていたことを示す。優生保護法下の生殖をめぐる政策の「地続き性」を明らかにすることにより、優生保護法が、単に戦後日本における性と生殖のあり方に影響を与えただけではなく、戦後日本の復興を支える社会の構図を形作る基盤を提供したという点で歴史的な意味があることを示す。次に、優生保護法のトランスナショナル性を浮き彫りにするために、優生保護法の施行過程で、「家族計画」の手法として行われた不妊手術・人工妊娠中絶・受胎調節について調査した国立公衆衛生院衛生人口学部の研究を分析する。国立公衆衛生院衛生人口学部の研究は、単に日本国内の生殖をめぐる政策を支えたのみではなく、敗戦後日本を巡る上記のトランスナショナルな要素を背景としつつ、当時世界的に出現していたトランスナショナルな営みである人口抑制運動とのつながりを持っていた。このことから、優生保護法の立案・施行を支えた構造的枠組みは国家に限定されず、グローバルな人口をめぐるポリティクスの文脈の中で形作られたことを論じる(8)。

一　優生保護法下の不妊手術・人工妊娠中絶・受胎調節

優生保護法は、日本が太平洋戦争に敗戦して間もない一九四八年に公布された。敗戦後、出生率や闇中絶が急増し日本民族の質の低下が叫ばれる中、戦時期一九四〇年に公布された国民優生法をもとに議員立法として成立した法律である。一九九六年に母体保護法になるまで、「優生上の見地から不良な子孫の出生を防止するとともに、母性の生命健康を保護する」ことを目的とし、目的遂行のための不妊手術・人工妊娠中絶・受胎調節を一定の条件下で認めていた。

優生保護法に基づく不妊手術数は、同法が適用された一九四八〜九六年の間八四万四九四八件あり、一九五〇年代に集中した（三三万四八九四件）[9]。一九五〇年代後半には最盛期を迎え、手術数が最大数に達した一九五六年には全国で四万四四八五人（うち女性四万二七一一人・男性一七七四人）が、優生保護法に基づく不妊手術を受けた[10]。人工妊娠中絶数に関しては、公布翌年の第一次改正（一九四九年六月二四日）で、人工妊娠中絶の地区優生保護委員会への審査申請の条件として、「妊娠の継続又は分娩が身体的又は経済的理由により母体の健康を著しく害する虞れのあるもの［下線は筆者］」と、下線部分が第十四条に追記されたこと（一般的に「経済条項」として知られる）により中絶数は着実に伸びをみせた。また、一九五二年には、大幅に改正された優生保護法により地区優生保護委員会の審査制度が廃止され、指定医師の判断と本人および配偶者の同意のみで人工妊娠中絶ができるようになってから中絶数は飛躍的に伸びた。一九五三〜六一年は、届出のあったものだけで毎年百万件以上の中絶が行われた。中絶数がピークを迎えた一九五八年には一一二万八二三一件の中絶数が報告された。また前年の一九五七年には中絶の対出生比がピークを迎え、出生一〇〇に対し七一・六という驚異的な数を叩き出した。

優生保護法下での受胎調節は、不妊手術・人工妊娠中絶と違った様相を呈していた。不妊手術・人工妊娠中絶が一九四八年の公布時から明記されていたのに対し、優生保護法に受胎調節に関する条項が導入されたのは、一九五二年の第二次改正時である。第二次改正後公布の優生保護法では、第十五条で「受胎調節の実地指導」について定め、医師および「厚生大臣の定める基準に従つて都道府県知事の認定する講習を終了した助産婦、保健婦又は看護婦」が「女子に対して厚生大臣が指定する避妊用の器具を使用する受胎調節の実地指導」を行うこととした。さらに第二十条では「受胎調節に関する適正な方法の普及指導をするため、優生保護相談所を設置する」ことが定められた。優生保護法第二次改正で受胎調節が導入された主な理由として、政府は、第一次改正後の経済条項による人工妊娠中絶数の急激な増加による母体保護の必要性をあげた[11]。当時、人工妊娠中絶は搔把（そうは）法という母体にダメージを与えうる手術法だったことから、経済条項により、より多くの女性が中絶をした結果、「母性への生命健康」が損失されるおそれがあるということだった[12]。優生保護法下において受胎調節は、正式には人工妊娠中絶に起因する母体保護問題対策として取り入れられた経緯があった。

先行研究では、優生保護法下の不妊手術・人工妊娠中絶・受胎調節の政策・実践が各々細分化された形で記述されることが多かった[13]。しかし、以下に論じるように、優生保護法を、国家レベルでの生殖を通じた人口の管理という観点からみた場合、同法下で繰り広げられた人工妊娠・受胎調節・不妊政策は地続きだったことがわかる。特に、敗戦後、経済発展を中心として戦後復興を目指した一九五〇年代の日本において、優生保護法は、日本人の身体を「産む・産まない権利を付与された生産的な性」と「産まない・産めない非生産的な性」に二分化し、戦後復興を下支えする機能を持っていた[14]。以下、優生保護法の不妊手術・人工妊娠中絶・受胎調節（家族計画）政策で浮上した「貧困」に焦点をあてながら、上記の点を検討する。

二　家族計画――戦後復興のための「生産的」な身体の創出

優生保護法は、一九五〇年代の日本における生殖の実践に法的枠組みを提供していた。と同時に、この時期、占領後、経済活動による復興を目指していた政府にとって、優生保護法とは、経済発展に寄与する質の高い労働力および人材の確保を可能にする人口政策を下支えする重要な法律でもあった[15]。

一九五〇年代、優生保護法が下支えしていた人口政策に家族計画があった。「家族計画」は当時英語で定着しつつあった family planning の直訳で、占領期から政策議論内で birth control（受胎調節・産児制限）の同義語として散見された表現だった[16]。一九五四年、財団法人人口問題研究会が「人口対策としての家族計画の普及に関する決議」を公表した際、当時問題視されていた人口増加の解決法を指す言葉として政策文書に出現した[17]。同年八月、政府の人口問題審議会がこの決議をもとに「人口の量的調整に関する決議」を採択するにあたり、家族計画は、「総合的人口政策」として政策策定の場で広く共有された[18]。

「人口対策としての家族計画の普及に関する決議」では、「家族計画」の理念は、「近代的合理主義に基づく生活態度」とある[19]。手段としては、「近代的」な避妊具を用いた受胎調節が奨励されており、決議では「堕胎、人工妊娠中絶及び人工不妊の濫用を極力防止」するよう勧告していた。さらに、家族計画には夫婦の「自主性」が重要な位置を占めていた。つまり、政策としての家族計画とは、夫婦が「自由かつ自主的」に生殖を調節しながら家族を築いていくことであり、中絶や不妊に頼らず避妊方法を用い、「合理的」に執り行うものであった[20]。

一九五〇年代、家族計画は、財団法人人口問題研究会が率いた半官半民の「新生活運動」の主な事業として展開された[21]。その際、財団法人人口問題研究会は国鉄・日本鋼管・常磐炭鉱等、戦後日本の経済復興を支えた企業とタッグを組み、それら企業の被雇用者の妻を巻き込んで家族計画を普及させていった。新生活運動で展開された家族計画事業とは、官民協調型の戦後経済復興を効率的に実施するための規律的な（disciplined）社会的単位としての「家族」の形成を促すツールであった[22]。そこでの「家族」の構成員とは、労働を通じての生産（production）および生殖を通じた人口の再生産（reproduction）によって戦後復興に寄与することを期待された日本国の「生産的」な「国民」であり、再／生産（production／reproduction）を可能にするそれらへテロノーマティブな夫婦には、産む・産まないことへの決定権および自主性が付与されていた[23]。しかし、決定権や自主性の裏側には、子どもを「計画的に」少なく産んで、よく育てることで経済市場に質の高い労働力を供給してもらうという政策側の期待が織り込まれていた。優生保護法は、新生活運動で展開された家族計画が、戦後復興のための「生産的」な身体を創出することを制度的に支えていた。

三 「非生産的」な身体の庇護・統制——貧困へのまなざしを中心に

優生保護法は、新生活運動の家族計画事業を通じて戦後復興のための「生産的」な身体の創出を支えていく一方、他方で資本主義経済において「非生産的」と判断された身体の統制も後押ししていった。さらに、統制は往々にして庇護という形をとった。戦後日本において優生保護法下で身体の統制・庇護の対象となったのは、貧困と近接していた人々であった。以下、優生保護法下における不妊手術・人工妊娠中絶・受胎調節の事例を紹介しつつ上記の点を検討する。

不妊手術

一九四八年の公布時には、遺伝性疾患を持つ者に限られていた優生保護法による不妊手術は、一九五二年の改正により「遺伝性のもの以外の精神病または精神薄弱に罹っている者」へと対象を非遺伝性の疾患をもつ人々にも拡張していった。並行して、実践面では、同法が認める範囲を逸脱し、レントゲン照射や子宮摘出等の非合法な術法も不妊手術に適応された。優生保護法下での不妊手術の対象は圧倒的に女性であったことから、利光《としみつ》恵子や瀬山紀子・臼井久美子は、優生保護法で許容された不妊手術の現象を、「障害者と女性への複合差別」で説明できると論じている。[24]

優生保護法下の不妊手術を容認した重要な要因として他にも貧困があげられる。この点を実証する例として、一九六三年早春に優生保護法に基づいて不妊手術を受けさせられた飯塚淳子さん（仮名）の体験があげられる。[25] 飯塚さんは、貧困家庭で育ったゆえ学校にもろくに行けず、中学三年生の四月、軽度知的障害児入所施設の社会福祉法人K学園に入所することになった。[26] 卒業後、身柄を引き取ったYの計らいにより一九六三年一月宮城県精神薄弱者更生相談所で知能テストを受けさせられた。知能テストにより「精神薄弱者、内因性軽症魯鈍、優生手術の必要を認められる」と判断された結果、本人の同意もなく不妊手術を施された[27]。

他の例として、一九五八年二月、A県に提出された優生保護審査申請書類の中には、当時二八歳の独身女性「聾唖」者aさんのケースがある[28]。A県にある国立大学の医学部神経精神科学教室教授の調査に基づき作成された「優生手術該当者調査書」によると、aさんは生来性の「聾唖」ではなく、「三才迄は発育尋常で「とうちゃん」「かあちゃん」その他を喋ったが、三才の時母親が背負っていて母親が前屈みになった拍子に逆さに落した。その後全く喋らなくなった[29]」。aさんには子どもが一人いるが、その子どもは「聾」ではなく、さらに家族のいずれにもその傾向がないことから、「聾唖の遺伝的負因はない」とされ、優生保護法の条文に厳格に従うならば、強制不妊手術の対象外となるはずであった（優生保護法によると、「先天性聾」（第一次改正後には「遺伝性の難聴又はつんぼ」）が強制不妊手術の対象になる症状として別表に掲げられていた[30]）。aさんは母と生別しており、調査当時、母は「状況不明」にあった[31]。さらに、父は、「命知らずの乱暴者」で「妻は転々として変え何人変えたか分らぬ」人物で、「現在家に居ら」なかったので、父の兄である伯父がaさんの保護者となっていた。調査当時は、伯父と伯父の孫娘と一緒に暮らしていた。aさんが保護下にある家族の家計を支える職業はなく（つまり伯父は無職）、aさんも生活保護に頼っていたと思われるが、保護者である伯父は、「若い頃から酒好きで家財を質においても酒を飲む」「酒乱」で、aさん宛てと思われる「生活保護のかねを皆取って」いた[32]。aさんのケースの他にも、優生保護法四条あるいは十二条の下で強制不妊手術の申請対象となった者の家族は、世帯主が無職や日雇など経済的に不安定な地位にいた者が多い傾向にあった[33]。

上記の例は、優生保護法に従い不妊手術の対象者が同定される際に貧困が重要な要素となっていたことを示唆している。飯塚さんの場合、貧困により教育を受けられなかったことから知能テストがうまくできず、結果スコアが芳しくなかったことが「精神薄弱者」であるとされ、その診断が不妊手術につながった。ａさんの場合、飯塚さんのように貧困が当事者の障害者診断の原因として直接的に存在することはなかった。しかし、ａさんをとりまく家庭環境には、父の暴力、母の家出、伯父の酒癖などがあり、これら家庭生活を崩壊させるような要素は貧困につながっていた。さらに、ａさんの「聾啞」症状自体が、ａさんの強制不妊手術を正当化する決定的な証拠として存在するには不十分な状況の中、強制不妊手術申請の判断材料を提供する遺伝調査書では、上記の貧困に近接する要素を兼ね備えていた家族が、あたかもａさんの不妊手術を正当化するかのように、「精神病質」の判断を受けていた[34]。これらの点を鑑みると、貧困は独立した要素ではなく、障害と交差しながら不妊手術の対象者を作り上げていったことがわかる。前述したように、日本では不妊手術の対象が圧倒的に女性に偏っていたことからも、優生保護法下の不妊手術を検討する際、貧困・障害・ジェンダーのインターセクショナリティへの考慮は欠かせない[35]。

人工妊娠中絶

先述した通り、優生保護法の第一次改正で導入された、いわゆる「経済条項」により中絶数は着実に伸びをみせた。先行研究では、この現象を注視し、優生保護法は中絶の実質的合法化を可能にしたという点が強調されてきた[36]。また、廣嶋清志は、優生保護法下の中絶を「人口増加抑制につながる」実践と描写し、政府が表立って人口抑制を肯定しない中、優生保護法が「優生と母性保護の目的としてなら〔中絶を〕認めるという論理をとった」と述べた。中絶を含む産児調節を容認した優生保護法は「人口の質政策という外観をもちながら実は量対策であった」と結論づけている[37]。

実際、戦後から現在まで一貫して人工妊娠中絶の殆どが優生保護法の「経済条項」に依拠してきたし、「経済条項」の中絶は戦後日本の人口抑制の要因として機能していたので、先行研究の指摘は的を射ている[38]。反面、「経済条項」は、そもそも貧困層をターゲットとしていた点も留意しなければならない。貧困層は、当時「貧乏子沢山」と揶揄され、人口増加に加担する社会集団として理解された。そして、優生学のもとでも人口の質を脅かす存在として捉えられていた。それら貧困層の生殖を抑制するため、政府は優生保護法の第一次改正で「経済的理由」による中絶を容認した。並行して、貧困層の中絶を滞りなく進めるための制度作りにも尽力していた。第一次改正前の一九四九年一月二四日、厚生省は、公衆衛生局長・社会局長連名で各都道府県知事宛に「生活困窮者の優生手術又は人工妊娠中絶手術に要する費用等に関する件」の通達をだした（衛発第八二号）[39]。通知では、優生保護法第十二条および第十五条の人工妊娠中絶を受ける者が「生活保護の適用を受けている場合」さらに生活保護受給者ではなくとも「生活困窮者」である場合、民生委員の証明書があれば、「生活保護の医療の保護を適用」することができる、とあった。つまり、通知では、経済的困難な状況にいる者には国が中絶の費用を負担することが伝えられている。民生委員の証明書を獲得する、という条件付きではあるものの、この通知は、第一次改正の「経済条項」とセットになって貧困層の中絶を容易なものにしたであろうことは想像に難くない。

また、この通知は「経済条項」だけではなく、優生学的理由による中絶を許可する条項を含んだ優生保護法十四条すべての条項に適用された点を鑑みると、優生保護法下の中絶の検討の際にも、上記の貧困・障害・ジェンダーのインターセクショナリティへの考慮は必要であることがわかる[40]。

受胎調節

一九五〇年代、新生活運動が家族計画普及事業を進めるなか、厚生省は、貧困層を対象とした受胎調節普及の制度化を進めた。その下調べとして、古屋芳雄《こやよしお》率いる国立公衆衛生院衛生人口学部の研究班は東京都葛飾区の生活保護受給者を対象に受胎調節普及パイロット事業と研究を行った[41]。その結果を基に、厚生省は一九五五年に「生活困窮者」を対象とした受胎調節普及指導を始めた。当初は五年の予定であったこの事業は一九六〇年に更に五年間延長され、厚生事務次官は、一九六〇年四月二〇日付各都道府県知事・各政令市市長あての通知（発児第九七号）「家族計画特別普及事業の実施について」で、「生活困窮者には、特に家族計画を普及する必要があるので、これらの者に対し受胎調節の方法についての正しい知識と技術を習得させるとともに、その実行に必要な器具、薬品を提供し、その普及を図」ることを促した[42]。また、対象者を「生活保護法による被保護世帯に属する者」だけではなく他にも生活保護受給者に「準ずる世帯に属する者」とし、「保健所、市町村保健センター、母子健康センター、母子保健地域組織等を活用し、指導の効果をあげるよう配意すること」とした[43]。

企業とタイアップし、組織立って行われた新生活運動の家族計画普及事業に比べ、上記の「家族計画特別普及事業」の実施は、地方自治体の裁量に委ねられていたこともあり、政策として実際にどのような効果があったかは検証が必要だ[44]。しかし、優生保護法に基づく人工妊娠中絶同様、「家族計画特別普及事業」も、貧困層を金銭面で庇護しながら生殖の統制を行うことを目的としていた点では通じるものがある。

四　優生保護法下でのトランスナショナルな政策科学の実践

前節において、国立公衆衛生院衛生人口学部が生活保護受給者を対象とした受胎調節普及事業を試験的に行い、その効果を評価するために研究を遂行した点を指摘した[45]。その研究組織としての国立公衆衛生院衛生人口学部は、一九四九年に設立された。当時院長であり、設立にあたって初代学部長に就任した古屋芳雄が創設に尽力した学部である。このことから、同学部の研究は古屋の関心を大いに反映することとなった。古屋は、戦前・戦中と優生学を支持し、厚生省の技官として国民優生法の立案に関与した人物である。戦後には優生学の必要性を訴え続けながら、当時問題になっていた人口増加問題を解決するため、人口政策としての受胎調節に大いに興味を示し、国立公衆衛生院という政府の公衆衛生政策方針を実施する組織の長として影響力のある立場から、さらには人口審議会の一員として厚生省等関連省庁の要人に受胎調節（後に「家族計画」）分野での助言を与えていた[46]。このことから、国立公衆衛生院衛生人口学部は、古屋の政策活動に資するような家族計画研究を学部の研究課題の柱とし、一九五〇年代には官民主導の家族計画が隆盛を極めるなか、古屋の指導のもと、葛飾区での事業研究だけではなく、新生活運動における受胎調節実地事業にも関わり、優生保護法を基盤として展開された家族計画政策を実践への協力と科学知を提供するという両面で下支えしていた[47]。

受胎調節事業に並行して、この時期、国立公衆衛生院衛生人口学部は、院外の研究者との協同のもと、人工妊娠中絶および不妊手術の研究を進めてもいた。同学部の村松稔《むらまつみのる》および安方魁人《あがたさきと》は、一九四九年の優生保護法第一次改正直後に人工妊娠中絶が急増するなか、古屋芳雄の息子で産婦人科専門医の古屋輌《こやとも》彦《ひこ》と共に、人工妊娠中絶手術についての公衆衛生学的および人口学的研究（以下、「中絶研究」）を行った[48]。さらに、村松と安方は、静岡県衛生部公衆衛生課の技官医鈴木《すずき》愛男《なるお》の協力のもと、静岡県下の不妊手術の公衆衛生学的・人口学的研究（以下、「不妊手術研究」）を行ってもいた[49]。

上記の研究で対象となった人工妊娠中絶と不妊手術は、優生保護法に基づき行われた施術行為であった。しかし、国立公衆衛生院衛生人口学部の研究自体が、古屋の関心事である人口増加問題対策としての家族計画に関連するような内容であったことから、本研究で対象となったのは、特定の手術――つまり、人口抑制のための「家族計画」として有効な、出生率低下の要因となり得るくらいに数が圧倒的に多い人工妊娠中絶および不妊手術のカテゴリー――に限定されていた。具体的に、中絶研究で対象となったのは、「経済条項」を含む、優生保護法第十三条第二項（一九五二年の第二次改正後は第十四条第四項）「妊娠の継続又は分娩が身体的又は経済的理由により母体の健康を著しく害する虞れのある」の理由による人工妊娠中絶であり、不妊手術研究では、優生保護法第三条の任意の不妊手術が対象となった。この前提に基づき、中絶研究では、一九四九年八月一日から翌年一九五〇年七月三一日までの期間、大都市・中都市・農漁村のいずれかに住み、優生保護法第十三条第二項に則り人工妊娠中絶手術を受けた一三八二人の既婚女性に個別訪問し、面接を行った。不妊手術研究では、一九五三年六月から九月にわたり、静岡県下四地域（静岡市・浜松市・沼津市・吉原市の各保健所地域）在住で一九五二年四月一日から一九五三年三月三一日に医師が不妊手術の届出を提出した三三八人の女性に個別面接調査を行った。[50]

中絶研究および不妊手術研究は、受胎調節研究同様、古屋の家族計画分野における政策活動に有用な資料を提示できるように設計されていた。まず、両研究とも、人工妊娠中絶や不妊手術が出生率低下を招く原因を探るため、個別面接で中絶・不妊手術への動機を尋ねた。結果、中絶研究では、約半数にあたる五〇・五％（六九七人）の女性が「主として経済上の理由」をあげ、次に多かった「純然たる健康上の理由と考えられる」理由（二三七人）を大きく引き離したことがわかった。さらに、健康上の理由と同列のものとして、「次の子供までもう少し間をあけたい」（二二九人）、「之以上子供が欲しくない」（一八四人）があることも判明した。これらの結果をふまえ、村松や安方は、古屋との共著論文で、多くの既婚女性が中絶を繰り返し行い、その行為は、健康上の理由以外「殆ど全部の場合は……何等かの意味で家計の困難と結びついている」と結論づけた。[51]

翻って、複数回答が可能であった不妊手術研究では、不妊手術を受けた理由として回答が一番多かったのが「健康上の理由」（三三八人中一三四人）で、その中でも妊娠中毒症と答えた女性の数が一番多かった（四一人）。[52]その次に多かったのが「子供はもう充分」（一一四人）で、著者によると、この理由は三番目に多い「経済上の理由」（六〇人）と「大部分」が重なるという。[53]他にも少数ではあるが、「社会的理由」として「家事、商売上、妊娠したり、子供がふえるのは好ましくない」（一五人）、「同居家族（他人）又は先妻の子供え《ママ》の気兼」（六人）、「夫又は妻の高年齢」（五人）、「子供はきらい」（三人）、「長男が嫁をとる年なのでみっともない」（一人）があった。[54]尚、強制不妊の対象となる優生学的理由も「健康上の理由」の一項目としてあったが、他の項目に比べると圧倒的に少ない八人が回答したのみであった。[55]

上記の研究から推測され得るのは、一九五〇年代時点で、「経済条項」下での人工妊娠中絶および任意の不妊手術は、優生保護法の本来の目的である「母性の生命健康を保護すること」を一定程度は果たしている可能性はありながら、もう一つの「優生上の見地から不良な子孫の出生を防止する」においては目的を完遂した証拠は見つからなかった点であった。他方、両研究とも、無視できない数の女性が中絶・不妊手術を受胎調節＝家族計画の手法として採用しており、それら医療行為が出生率低下をもたらしている可能性があることを顕著に示した。[56]

次に、人口学的研究でもあった両研究は、古屋の人口分野での政策提言の手助けとなるよう、中絶・不妊手術の社会経済的背景を明らかにするようにも作られていた。中絶研究では、調査の結果、対象となった世帯の教育水準および経済状態は、「国全体よりや、低い」こと、さらに、全体の四分の三が中絶以前に受胎調節を実行したことがないとわかった。[57]不妊手術研究では、中絶研究に比べてより詳細な情報を得ていた。たとえば、手術時の家庭の生活程度について、三三八人中一七二人の女性が「過不足なし」および七四人が「家計黒字」と答え、この二つのカテゴリーを足した数は、「家計赤字」（八四人）・「生活保護（受給状態）」（七人）を足した数よりも多くなった。個別面接では、女性の夫が従事していた職業についても尋ねており、その結果、最大数の女性の夫（三三八人中七九人）が官公吏・会社員・事務員、その次に多かったのが商業に従事する夫（六三人）であり、一般的に医師・教師・弁護士・僧侶も含んだ「いわゆる「ホワイト・カラー」と呼ばれる」人々が多いことがわかった。[58]さらに、夫妻の教育程度についてもデータ集計をし、中絶研究と比べて夫妻ともに中等教育以上の教育を受けた者の割合が不妊手術では多くなっていることを示した。[59]これら両研究から得られた結果を受けて、「不妊手術は、中絶手術より社会経済的に高い階層のものにより多く見られ」る一方、他方では「経済上の理由から、不妊手術を希望しながらこれを実際には行い得ず、しばしば人工妊娠中絶を繰返している人々の多い」ことに注意しなければならない、とし、受胎調節の手法として用いられている人工妊娠中絶・不妊手術においては階層化がみられることを指摘した。

最後に、名目上「母性の生命健康を保護」を主要な目的とする優生保護法の下において行われる中絶・不妊手術が、目的に反して母体を傷つけるような手術になっていないかを判断するため、両研究では、術後の肉体的ダメージについてのデータも収集した。結果、中絶研究では、第一回目の中絶で条件にあった対象全体の四五・九％（一三五一人中六二〇人）、第二回目で五一・四％（二九六人中一五二人）の女性が術後何らかの自覚的障害を訴えていたことがわかった[60]。その中には、「例えば再び医師の治療を必要とする様な長期出血の如き」「重症障碍」のケースも、僅かだが含まれていた[61]。不妊手術では、対象総数三三八人中、大半が不妊手術に並行して他の手術を受けており、不妊手術のみを受けた者は僅か四五人であったことから統計的に有意な結果は得ることができないと判断された。それでも、四五人の女性から得られた情報を基に、論文では、過半数（二三人、五一・一％）が術後「何の変化も感じなかった」こと、一三人（二八・九％）が「異常を感じ」、頭痛・腰痛・腹痛・疲労感・神経症状を訴えた、と記した[62]。

これら両研究の結果に基づき、古屋は、一九五〇年代を通じて、人工妊娠中絶および不妊手術に代わる避妊を中心とした家族計画を推し進めていった。一九五〇年代初頭には、当時の厚生大臣橋本龍伍に接近し、人工妊娠中絶および不妊手術は母体を傷つけるリスクがあることを指摘し、母体保護の観点から避妊を中心とした受胎調節普及の必要性を説いた[63]。さらに、優生学の普及を牽引していた古屋は、優生保護法下の経済的理由による中絶および任意の不妊手術の動向は、優生保護法が当初の意図から離れたところで運用されていること、さらに、それら医療行為には社会階層化のパターンがあり、その階層化が将来的に日本民族の質の低下を招く恐れがあることを危惧していたかもしれない。いずれにせよ、優生学的に「優良」とされた「ホワイト・カラー」層が不妊手術による受胎調節を行う一方、「劣等」とみなされた低所得・低教育層が避妊を行わず、妊娠したら中絶を繰り返している現象に対し何等かの問題意識を持ち、特に後者に対しては、避妊による受胎調節を中絶の代替案として押し出すことによって、優生学的に「劣等」とみなされた社会集団の生殖行動への政策的介入を試みたのであった。

このように、国立公衆衛生院衛生人口学部の研究は国の政策の動向に影響を与える性格をもつ、いわば政策科学とでもいえるものであったが、実際には国の枠組みを超えたトランスナショナルな要素がふんだんに織り込まれた事業でもあった[64]。トランスナショナルな要素は、国立公衆衛生院衛生人口学部をめぐる人脈および研究支援によってもたらされた。中絶・不妊手術に関していえばオリバー・R・マッコイが、受胎調節に関してはクラレンス・J・ギャンブルが重要な役割を果たした。マッコイは、アメリカのロックフェラー財団の職員として占領期に国立公衆衛生院に駐在していた人物である[65]。駐在中は、占領軍顧問として占領軍に仕えるアメリカ人の医療系専門家と関係を保ちつつ、国立公衆衛生院では院長である古屋との親睦を深め、さらには古屋率いる衛生人口学部の職員とロックフェラー財団との間を取り持っていた[66]。具体的には、アメリカ人口学の第一人者アイリーン・B・トイバーが一九五二年に日本を再訪した際、マッコイはトイバーを衛生人口学部の職員に引き合わせ、それにより両者は日本の中絶の事情について話し合いを持つことができた[67]。トイバーは、後に、中絶研究の個別面接で使用した調査票作成に協力し、不妊手術研究では、村松を通じてデータ分析への助言も行った[68]。一九五〇年代初頭には、上記の中絶・不妊研究で重要な位置を占めていた村松を公衆衛生分野で名高いジョンズ・ホプキンス大学にロックフェラー財団のフェローとして留学させるため、助成金申請を手助けした[69]。さらに、中絶・不妊手術研究遂行のため、マッコイはロックフェラー財団の助成金に申請する等、ロックフェラー財団が国立公衆衛生院における中絶手術および不妊手術研究を支援できる手立てを裏方としてサポートした[70]。最後に、マッコイは、古屋や村松が研究結果を世界に発信できるよう、ロックフェラー財団から派生した人口研究・事業団体ポピュレーション・カウンシルの助成金獲得申請にも協力した[71]。

マッコイに並行して国立公衆衛生院人口衛生学部の家族計画関連事業を支えていたクラレンス・J・

ギャンブルは、古屋同様、自身も受胎調節分野の専門家であった[72]。また篤志家でもあったギャンブルは、自身の財力を元手としてバースコントロール運動にも関わっており、特に、当時「低開発国」と呼ばれていたアジア・ラテンアメリカ・アフリカの国々の出生率を家族計画によって低下させることにより世界の人口増加を防ぐことを目指し国際的に展開していた人口抑制運動に積極的に関わってきた[73]。日本への関心は、戦後、ロックフェラー財団の調査団として日本を訪れたアメリカ人人口学者フランク・W・ノートスタインから得られた情報をもとに培われた。ノートスタインとの対面後マッコイを通じて古屋と知り合い、古屋の家族計画運動を支える傍ら、国立公衆衛生院人口衛生学部の受胎調節研究を支えていた[74]。具体的には、葛飾区における受胎調節研究、新生活運動の一環として展開された常磐炭鉱での受胎調節事業等、古屋の政策提言に直接的影響を与えた研究事業を資金面で支えた[75]。さらに、ギャンブルは、国立公衆衛生院人口衛生学部での受胎調節研究が「低開発国」における家族計画事業に良質な資料を提供できると考えていたことから、古屋に対して研究成果を英語で出版するよう促し、さらにその実現に向けて、アメリカの人口研究・事業団体に掛け合った[76]。その結果、国立公衆衛生院人口衛生学部での受胎調節研究は、グローバルな人口抑制運動を支えていた学術雑誌（*The Millbank Memorial Fund Quarterly*）で出版され、さらに、古屋は、ポピュレーション・カウンシルの支援で論文集『家族計画の開拓者となって（*Pioneering in Family Planning*）』を出版した[77]。ギャンブルは、古屋が論文原稿を執筆する際に添削をする等、執筆過程に積極的に関与し、さらに論文が出版された暁には「低開発国」の人口学者や家族計画推進者に配布することも怠らなかった[78]。マッコイ同様、ギャンブルも自身の人脈を動員して古屋が研究結果を国際的に発信することのお膳立てをした[79]。

マッコイやギャンブルの支援のもとで行われた国立公衆衛生院人口衛生学部の事業は、一方で、全国に展開された家族計画事業に関与しながら優生保護法の法的枠組みの中で行われた不妊手術・人工妊娠中絶・受胎調節を可視化する科学知も提供した。それにより、敗戦後「日本国」復興の基盤である優生保護法の実践に寄与していた。他方で、その背景には国の枠組みを超えて展開した人口抑制運動があった。さらに、ギャンブル等人口抑制運動の内側にいた人物が国立公衆衛生院人口衛生学部の研究に積極的に関与することにより、人口抑制運動は、ただ背景として静的にたたずむのではなく、学部の研究や事業の方向性さえも決定づけるような動的な要素として存在した。また、マッコイを通じたロックフェラー財団やポピュレーション・カウンシルの支援により古屋や村松が学部の成果を発信することができたが、それにより、「外国」の団体や人物が「日本」の優生保護法の科学知に一方的に関与するだけでなく、「日本」の科学知が世界的に展開されていた人口抑制運動に影響を与える可能性を作り上げた。つまり、優生保護法は、実施面でトランスナショナルな営みでもあったことがわかる。この優生保護法の「トランスナショナル性」は、優生保護法について再考する際に、見逃せない点だ。前述した通り、国立公衆衛生院人口衛生学部の事業は、ただ単に優生保護法の実践を認識・評価するための科学的知見を提供していたのみならず、特に受胎調節に関しては、新たな避妊法や家族計画事業を治験的に行う等、日本における性や生殖の実践を変えていくような特徴を内包していたからだ[80]。優生保護法は、結局何のための法律だったのか。優生保護法が引き起こした結果に対して、誰が責任を持つべきなのか。優生保護法の「トランスナショナル性」は、これら重大な問いへの答えを編み出す際に一旦立ち止まって熟考することの必要性を示唆している。

おわりに

優生保護法とは、敗戦直後の政治社会的混乱のなかで民族・人口的危機が叫ばれた時代に、国レベルで生殖の管理により危機を乗り越える試みの所産であった。一九五〇年代には、人口政策が戦後経済復興政策と交錯するなか、優生保護法の擁護のもとで不妊手術・人工妊娠中絶・受胎調節は盛んに行われた。優生保護法下で行われた不妊手術・人工妊娠中絶・受胎調節の実態解明には、さらなる調査が必要だ。しかし、優生保護法に基づく不妊手術・人工妊娠中絶・受胎調節政策は、日本人の性を「産む・産まない権利を付与された性」と「産まない・産めない非生産的な性」に二分化する作業であり、それは、戦後日本の国をあげた経済復興事業に参与できる「生産的な」人々とそこから排除された「非生産的」な人々の二分化と重なり合っていたということは可能であろう。そこで前者のカテゴリーにあるものは、「自発的」かつ「合理的」に自身の生殖権を「家族計画」を通じて行使しながら戦後日本が掲げる経済復興に寄与する「国民」、対して後者は、社会政策の庇護のもと生殖が統制されるべき貧困と密接した存在として認識された。そしてこの身体の二分化は、戦後日本の人口をめぐるポリティクスを下支えする構図として一九五〇年代を生きた日本人の性と生殖の日常を形作っていった。その意味で、優生保護法は、単に敗戦後の日本で成立した法律なのではなく、戦後日本の復興に寄与する社会構造を担う基盤でもあった。

このように、優生保護法は戦後日本の国としてのあり方に影響を与えた法律でもあったが、優生保護法の施行過程で行われた科学の実践を検討すると、国を超えたトランスナショナルな要素が優生保護法に織り込まれていたこともわかる。国立公衆衛生院人口衛生学部における事業や研究は、いずれも、学部長で院長でもあった古屋芳雄が優生保護法の策定や施行に裏方の専門家として活躍していた中、古屋の政策活動を下支えする形で家族計画事業に関与し、優生保護法下で行われていた人工妊娠中絶・不妊手術・受胎調節を「見える化」し、評価するための判断材料を提供していた。この意味で、古屋の研究は国の政策を下支えしていた政策科学とでもいえるべき存在でもあった。しかし、その科学の実践は、マッコイやギャンブルの活動を通じ、国を超えたトランスナショナルなものとなった。優生保護法は、このようなトランスナショナルな政策科学の実践の下で繰り広げられた法律でもあったのである。この点は、敗戦後、性や生殖への規制を通じて独立国日本の復興に貢献した優生保護法を再考する際に、トランスナショナルな視座が欠かせないことを示している。

注

（1）塚原久美『日本の中絶』筑摩書房、二〇二二年、二三―二七頁、三九―四六頁。

（2）代表的なものとしては、松原洋子「中絶規制緩和と優生政策強化」『思想』八八六号、一九九八年、一一六―一三六頁、松原洋子「戦後の優生保護法という断種法」第五章、米本昌平・松原洋子・橳島次郎・市野川容孝『優生学と人間社会――生命科学の世紀はどこへ向かうのか』講談社、二〇〇〇年、田間泰子『母性愛という制度――子殺しと中絶のポリティクス』勁草書房、二〇〇一年、同『「近代家族」とボディ・ポリティクス』世界思想社、二〇〇六年、斎藤有紀子編『母体保護法とわたしたち――中絶・多胎減数・不妊手術をめぐる制度と社会』明石書店、二〇〇二年、荻野美穂『家族計画への道――近代日本の生殖をめぐる政治』岩波書店、二〇〇八年、Masae Kato, *Women's Rights? The Politics of Eugenic Abortion in Modern Japan* (Amsterdam: Amsterdam University Press, 2009)、由井秀樹『人工授精の近代――戦後の「家族」と医療・技術』青弓社、二〇一五年、横山尊『日本が優生社会になるまで――科学啓蒙、メディア、生殖の政治』勁草書房、二〇一五年、Aiko Takeuchi, *Contraceptive Diplomacy* (Stanford: Stanford University Press, 2018)、藤野豊『戦後民主主義が生んだ優生思想――優生保護法の史的検証』六花出版、二〇二一年、ティアナ・ノーグレン（岩本美砂子監訳、塚原久美・日比野由利・猪瀬優理訳）『新版　中絶と避妊の政治学――戦後日本のリプロダクション政策』、岩波書店、二〇二三年を参照のこと。

（3）これは、現在までの自身の研究に対する反省点でもある。例として、以下の拙著を参照のこと。Aya Homei, "Birth Control Survey Research, Technical Bureaucrats and the Imagining of Japan's Population, 1945-60," *Japan Forum* 33, no. 3 (2021): 338-60, Aya Homei, "Between the West and Asia: 'Humanistic' Japanese Family Planning in the Cold War," *East Asian Science, Technology and Society* 10, no. 4 (2016): 445-67, Aya Homei, "The Science of Population and Birth Control in Post-War Japan," in *Science, Technology, and Medicine in the*

Modern Japanese Empire, eds. David G. Wittner and Philip C. Brown (London: Routledge, 2016), 227-243. 最新の研究では、優生保護法下の家族計画を不妊手術と地続きのものとして捉えたものも出現している。由井秀樹「一九五〇年代から六〇年代日本における家族計画と優生手術——優生保護法第三条に基づく優生手術」『立命館人間科学研究』第四八号、二〇二四年、三三—四六頁。

（4）この点に関し、たとえば、蘭信三編『日本帝国をめぐる人口移動の国際社会学』不二出版、二〇〇八年、鄭栄桓『歴史のなかの朝鮮籍』以文社、二〇二二年。Deokhyo Choi, "The Empire Strikes Back from Within: Colonial Liberation and the Korean Minority Question at the Birth of Postwar Japan, 1945-47," *The American Historical Review* 126, no. 2 (June 1, 2021): 555-84 を参照のこと。

（5）松原洋子「引揚者医療救護における組織的人工妊娠中絶——優生保護法前史」、坪井秀人編著『ジェンダーと生政治』臨川書店、二〇一九年、三七—七九頁、柘植あづみ「生殖管理の戦後——優生保護法成立前の中絶と主体をめぐって」坪井秀人編『ジェンダーと生政治』臨川書店、二〇一九年、八一—一二二頁、山本めゆ「性暴力被害者（サヴァイヴァー）の帰還——「婦女子医療救護」と海港検疫のジェンダー化」蘭信三・川喜田敦子・松浦雄介編『引揚・追放・残留——戦後国際民族移動の比較研究』名古屋大学出版会、二〇一九年、一七二—九五頁。

（6）Deborah Oakley, "American-Japanese Interaction in the Development of Population Policy in Japan, 1945-52," *Population and Development Review* 4, no. 4 (1978): 617-43；荻野『家族計画への道』、一四二—五九頁、Maho Toyoda, "State, Sterilization, and Reproductive Rights: Japan as Occupier and Occupied," in *Japan as the Occupier and the Occupied*, eds. Christine de Matos and Mark E. Caprio (London: Palgrave Macmillan UK, 2015), 45-64、Takeuchi-Demirci, *Contraceptive Diplomacy*, pp. 117-150.

（7）Aya Homei, *Science for Governing Japan's Population* (Cambridge: Cambridge University Press, 2023), 147-246.

（8）また、本書の玄論文が指摘する通り、優生保護法は制定後、旧植民地であった韓国や台湾の優生法の策定に影響を及ぼしたことから、トランスナショナルな影響力を持つ法律だったともいえる。

（9）二〇二三年六月一九日衆参両院の厚生労働委員長が衆参両院に提出した報告書によると、優生保護法が適用された一九四八～一九九六年の間に二万四九九三件の手術が行われた、とあるが、これには、母体保護を目的とした不妊手術の件数は入っていない。衆議院・参議院「旧優生保護法に基づく優生手術等を受けた者に対する一時金の支給等に関する法律第二十一条に基づく調査報告書　第二編」、一七頁、https://www.shugiin.go.jp/internet/itdb_rchome.nsf/html/rchome/shiryo/yuusei_houkokusho.htm（衆議院）https://www.sangiin.go.jp/japanese/ugoki/r5/230619_houkokusho.html（参議院）（最終閲覧日：二〇二三年六月一九日）。

（10）詳しくは、アーカイブ構築に基づく優生保護法史研究・各種資料・【エクセルデータ有】優生保護統計報告・津作成」（最終閲覧日：二〇二三年一二月二一日）を参照のこと。尚、この史料は科学研究費助成事業基盤研究【エクセルデータ有】優生保護統計報告．No77509_ご納品データ_20220225 所蔵　舟津悠紀「優生保護統計_舟（A）「アーカイブ構築に基づく優生保護法史研究」（21H04344, https://kaken.nii.ac.jp/ja/grant/KAKENHI-PROJECT-21H04344/）により収集された史料群を構成するものである。現時点において当史料群へのアクセスは禁止されているが、研究等目的の使用については将来、限定的公開が見込まれている。

（11）塚原『日本の中絶』、二〇―二二頁。

（12）Ibid.

（13）先行研究に関しては、注2を参照のこと。

（14）上記の論点を提示するにあたり、エリカ・ディックおよびソ・ヒョンスクの以下の研究からインスピレーションを得た。Erika Dyck, *Facing Eugenics: Reproduction, Sterilization, and the Politics of Choice* (Toronto: University of Toronto Press, 2013)、蘇賢淑「優生学の再来と「正常／非正常」の暴力――家族計画事業と障害者の強制不妊手術［韓国語］」『歴史批評』一三二号、二〇二〇年、二五九―九四頁、二六五―七一頁。

（15）本論では、人口政策を「人口の量あるいは質を直接の対象とすることによって、人口が社会にもたらす問題（人口問題）に取り組む政策である」という廣嶋清志の提示した広義的な定義を採用する。この定義を採用することにより、生殖は生政治の問題のみではなく、本論で扱う貧困問題、さらには資源・領土・移民等地政学にまつわる問題に関わることも浮き彫りになる。廣嶋清志「戦後日本人口政策史から考える」『日本健康学会誌』八六巻五号、二〇二〇年、二三一―四一頁、二三一頁。

（16）「Birth control」の日本語訳に関しては、本書「はじめに」を参照のこと。

(17) 財団法人人口問題研究会「人口対策としての家族計画の普及に関する決議」一九五四年七月二二日、https://www.ipss.go.jp/history/foundation/PDF/PDFY17027024.pdf(最終閲覧日:二〇二三年一一月一三日)。

(18) 人口問題審議会「人口の量的調整に関する決議」、九頁、https://www.ipss.go.jp/history/shingikai/data/J000008912.pdf(最終閲覧日:二〇二三年一一月一三日)。

(19) 人口問題審議会『人口の量的調整に関する決議』、一〇頁。

(20) 由井「一九五〇年代から六〇年代日本における家族計画と優生手術」、四―六頁。

(21) 田間『「近代家族」とボディ・ポリティクス』、二二六―二六六頁。

(22) Andrew Gordon, "Managing the Japanese Household: The New Life Movement in Postwar Japan," in *Gendering Modern Japanese History*, eds. Barbara Molony and Kathleen Uno (Cambridge, Massachusetts: Harvard University Asia Center, 2005), 423-51.

(23) ここでのreproductionとは生殖を通じてのヒトの再生産だけではなく、家事・労働による家庭生活の再生産も含み、productionとは労働力だけではなく、広義の意味での社会経済活動に不可欠な生産を指す。

(24) 臼井久実子・瀬山紀子「障害女性は今 ジェンダー×女性×障害――複合差別の課題を考える」日本会議事務局編『*DPI: Disabled people's international/DPI*(障害者インターナショナル)』二五巻一号、二〇〇九年、二五―二九頁、利光恵子「優生思想と現代――強制不妊手術から考える 4」『さぽーと』六七巻一一号、二〇二〇年、四〇―四六頁、四六頁。

(25) より詳しくは、利光恵子著、松原洋子監修『戦後日本における女性障害者への強制的な不妊手術』立命館大学生存学研究センター、二〇一六年、一五―四一頁を参照のこと。

(26) 利光『戦後日本における女性障害者』、二六頁。

(27) 利光『戦後日本における女性障害者』、三二―三五頁。

(28) H.S.「調査書」、一九五七年一二月二〇日付、アーカイブ構築に基づく優生保護法史研究・研究資料・公文書館からの史料収集・A県公文書館(以下、「A県公文書館書類」)所蔵「昭和三十三年度 優生手術関係書類綴 A県衛生民生部環境衛生課」12A-2-4_Part1_1958-12-8「優生手術関係書類綴」.pdf、四六―四八頁(最終閲覧日:二〇二三年一一月二一日)、「優生手術該当者調査書」、一九五八年二月二六日付、A県公文書館書類所蔵「昭

和三十三年度　優生手術関係書類綴　A県衛生民生部環境衛生課」12A-2-4_Part1_1958-12-8「優生手術関係書類綴」.pdf、五七—五八頁（最終閲覧日：二〇二三年一一月二二日）。不妊手術を申請する医師が県の郵政保護審査会に提出すべき書類には、優生保護審査申請書類、健康診断書、優生手術該当者調査書、同意書（第十二条申請の場合）があった。

(29) H.S.「調査書」、四六頁。

(30) H.S.「調査書」、四七頁、「優生手術該当者調査書」、五七頁。

(31)「優生手術該当者調査書」、五七頁。

(32) Ibid.

(33) 本論を執筆するにあたり使用した史料の情報開示の程度が低かったため、統計的に有意な定量分析を行うことは不可能であったことから、この点は、印象論でしかない。それでも、この傾向は、強制不妊を可能にしたインターセクショナルな要素を分析するにあたり指摘に値すると考える。A県公文書館書類所蔵の史料については、上記の史料以外にも、ファイル名「昭和廿九年度　優生手術実施報告綴」（12A-2-1_1954-34-3「優生手術実施報告書綴」.pdf）：「昭和三十二年　優生保護関係書類綴　環境衛生課」（12A-2-2_1956-10-4「優生保護関係書類綴」.pdf）：「昭和三十三年度　優生手術関係書類綴　A県衛生民生部環境衛生課」（12A-2-3—1957-10-5「優生手術関係綴」.pdf）：「昭和三十三年度　優生手術関係書類綴　A県衛生民生部環境衛生課」（12A-2-4_Part2_1958-12-8「優生手術関係書類綴」.pdf）を参照。

(34) H.S.「調査書」、四七頁。

(35) 瀬山・臼井「障害女性と貧困」、二二五—二二七頁。

(36) たとえば、Christiana A. E. Norgren, *Abortion before Birth Control: The Politics of Reproduction in Postwar Japan* (Princeton: Princeton University Press, 2001).〔岩本美砂子監訳、塚原久美・日比野由利・猪瀬優理訳『中絶と避妊の政治学—戦後日本のリプロダクション政策』青木書店、二〇〇八年〕

(37) 同時に、廣嶋は、「質対策としての優生策は、優生保護法において国民優生法より強く実施された」とも述べている。廣嶋「戦後日本人口政策史」、二二三頁。

(38) 塚原久美によると、現在の日本でも九九・九％の人工妊娠中絶が「経済条項」に依拠している。塚原『日本の中絶』、四四―四五頁。

(39) 衛発第八二号　厚生省公衆衛生局長・厚生省社会局長　各都道府県知事殿「生活困窮者の優生手術又は人工妊娠中絶手術に要する費用等に関する件」、一九四九年一月二四日付、アーカイブ構築に基づく優生保護法史研究・研究資料・自治体開示請求資料10・群馬県所蔵、群馬県10–23pdf「旧優生保護通知・事務連絡」、一一頁（最終閲覧日：二〇二三年一〇月一五日）。

(40) 「経済条項」で指定された以外で、優生保護法十四条により人工妊娠中絶手術が可能であるとされたものは、「本人又は配偶者が精神病、精神薄弱、精神病質、遺伝性身体疾患又は遺伝性奇型を有しているもの」（第十四条第一項）、「本人又は配偶者の四親等以内の血族関係にある者が遺伝性精神病、遺伝性精神薄弱、遺伝性精神病質、遺伝性身体疾患又は遺伝性奇型を有しているもの」（第十四条第二項）、「本人又は配偶者が癩疾患に罹つているもの」（第十四条第三項）である。尚、「経済条項」は、経済的に余裕のある既婚女性に対しては（配偶者の同意が必要という制約付きではあったが）、法が意図せぬところで「産まない権利」を保証したことも押さえておく必要がある。同時に、「経済条項」による中絶が大多数を占めていた点を考慮すると、いわゆる「貧困層」にいる女性が、経済条項や国からの財政支援を逆手にとって中絶による受胎調節を選択的に行っていた可能性があったことも注記しなければならない。後に紹介する国立公衆衛生院衛生人口学部の中絶研究は、この点を大いに示唆している。

(41) Homei, *Science for Governing Japan's Population*, pp. 210–16.

(42) 家族計画特別普及事業の実施について（昭和三五年四月二〇日）（発児第九七号）（各都道府県知事・各政令市市長あて厚生事務次官通知）https://www.mhlw.go.jp/web/t_doc?dataId=00ta8946&dataType=1&pageNo=1（最終閲覧日：二〇二三年七月二日）。

(43) ibid.

(44) この点に関しては、まとまった史料が残っていないため系統だった検証は難しいが、現時点での筆者の調査では、開始当初から事業にコミットしていた県もあったことがわかる。たとえば、他県と比べて優生不妊手術も積極的に行われていた宮崎県では、家族計画特別普及事業の実施開始年である一九五五年から生活困窮者受胎調節普及事業費が国庫から支給されていた。厚生省発衛第二十一号　厚生事務次官　宮崎県知事宛「昭和三十年度における優生保護相談事業に要する経費の国庫補助について」、一九五六年二月一六日付、アーカイブ構築に基づく優生保護法史研究・研究資料・自治体開示請求資料45・宮崎県所蔵、45-1_圧縮版.pdf、四九―五一頁（最終閲覧日：二〇二三年一〇月一五日）。

（45）Homei, *Science for Governing Japan's Population*, pp. 210-216.

（46）国立公衆衛生院『国立公衆衛生院創立十五年記念史』国立公衆衛生院、一九五三年、二三頁。

（47）古屋は、*Pioneering in Family Planning* で、"The surveys and research I conducted with the assistance of my colleagues since the end of the war were for the most part purposive, done to furnish information needed by the government to develop a family planning program" と、自身の研究が政府の目指す家族計画の実践に資するようなものであったことを確認している。Yoshio Koya, *Pioneering in Family Planning: A Collection of Papers on the Family Planning Programs and Research Conducted in Japan* (Tokyo: Japan Medical Publishers, Inc., 1963), p. 15.

（48）古屋芳雄・村松稔・安方魁人・古屋鞆彦「わが国に於ける人工妊娠中絶の公衆衛生並びに人口学的研究――総論」『日本人口学会紀要』二巻、一九五四年、一―九頁。

（49）古屋芳雄・村松稔・安方魁人・鈴木愛男「女子不妊手術に関する公衆衛生学、人口学的研究」『日本公衆衛生雑誌』一〇巻一号、一九五四年、一一―二一頁。

（50）古屋他「女子不妊手術」、一二頁。

（51）古屋他「わが国に於ける人工妊娠中絶」、六頁。

（52）古屋他「女子不妊手術」、一六頁。

（53）Ibid.

（54）Ibid.

（55）Ibid.

（56）Koya, *Pioneering in Family Planning*, p. 111, p. 120.

（57）古屋他「わが国に於ける人工妊娠中絶」、六、七、九頁。

（58）古屋他「女子不妊手術」、一三頁。

(59) 古屋他「女子不妊手術」、一三頁。
(60) 古屋他「わが国に於ける人工妊娠中絶」、六、七、九頁。
(61) 古屋他「わが国に於ける人工妊娠中絶」、七頁。
(62) 古屋他「女子不妊手術」、一八頁。
(63) Yoshio Koya, "Wither the Population Problem in Japan-Report at the 7th Annual Meeting of the Association of Public Health and Welfare -," n.d. c. 1950, Rockefeller Foundations Archive, Record Group 2-1950, Series 609S, Box 501, Folder 3354, Rockefeller Archive Center, Sleepy Hollow, New York, United States of America（以下「RAC」）.
(64) 荻野『家族計画への道』、一七八―八一頁。Takeuchi-Demirci, *Contraceptive Diplomacy*, pp. 117-210, Homei, *Science for Governing Japan's Population*, pp. 223-245.
(65) ロックフェラー財団は、国立公衆衛生院設立にあたり資金援助をしたことから国立公衆衛生院とは関係の深い組織であった。
(66) Anonymous, "Excerpt from Trustees' Confidential Report," November 1, 1951, pp. 15-16, Rockefeller Foundations Archive, Record Group 2-1950, Series 609S, Box 501, Folder 3354, RAC.
(67) Diary of Oliver R. McCoy, August 26, 1952, Rockefeller Foundations Archive, Record Group 12.1, Box 83, Folder 266-7, RAC. トイバーは、ロックフェラー財団が一九四八年に東アジアの公衆衛生・人口事情について調査するため調査員を派遣した際、団員として既に日本を訪問しており、後に『日本の人口（原題：*The Population of Japan*）』を上梓した人物でもある。
(68) Koya, *Pioneering in Family Planning*, p. 13.
(69) Diary of Oliver R. McCoy, October 2, 1948, Rockefeller Foundations Archive, Record Group 12.1, Box 83, Folder 266-7, RAC.
(70) Oliver R. McCoy to Andrew J. Warren, August 28, 1951, and Oliver R. McCoy to Andrew J. Warren, October 12, 1951, Rockefeller Foundations Archive, Record Group 1.2, Series 609, Box 6, Folder 44, RAC.
(71) Oliver R. McCoy to Frederick Osborn, June 20, 1954, Population Council Collection, Record Group 1, Accession

1, Series 1, Box 18, Folder 300, RAC.

(72) Doone Williams, Greer Williams, and Emily Flint, *Every Child a Wanted Child: Clarence James Gamble, M. D. and His Work in the Birth Control Movement* (Boston: Harvard University Press, 1978).

(73) Laura Briggs, *Reproducing Empire: Race, Sex, Science, and U.S. Imperialism in Puerto Rico* (Berkeley: University of California Press, 2002); Johanna Schoen, *Choice & Coercion: Birth Control, Sterilization, and Abortion in Public Health and Welfare* (Chapel Hill: University of North Carolina Press, 2005).

(74) 豊田真穂「戦後日本のバースコントロール運動とクラレンス・ギャンブル――第五回国際家族計画会議の開催を中心に」『ジェンダー史学』六巻、二〇一〇年、五五―七〇頁。

(75) Homei, *Science for Governing Japan's Population*, pp. 230–231.

(76) E.g., Gamble to Koya, July 7, 1959, Gamble, Clarence J. papers, 1920–1970s (inclusive), 1920–1966 (bulk). H MS c23, Series III, Box 95, Folder 1566, Center for the History of Medicine, Countway Library of Medicine, Harvard University, Boston, Massachusetts, United States.

(77) Koya, *Pioneering in Family Planning*.

(78) Homei, *Science for Governing Japan's Population*, p. 241.

(79) たとえば、古屋がインドに旅行する際、ギャンブルはインドで家族計画事業・研究に関わる人物を紹介した。Homei, *Science for Governing Japan's Population*, pp. 235–245.

(80) Ibid.

第3部　純血政策と「混血問題」

日本における「混血」と優生思想の貫戦《トランスウォー》史

竹内愛子

はじめに

サンガー婦人来日おそかったよ、オバチャン　――混血児（『読売新聞』投稿欄、一九五二年一一月二日）

第二次世界大戦敗戦後の人口増加の脅威の中、優生保護法が成立したことで人工妊娠中絶や不妊手術が合法化され、避妊教育と啓蒙が盛んに行われた。実質的には「量」を調節する人口政策となったのだが、当時の日本の官僚や研究者の多くにとっては、日本人の「質」に対する危機感のほうが強かった。その人口抑制政策の対象の矛先は、遺伝性患者、「精神薄弱」とされた者、あるいは農民や労働者全般など、いわゆる社会の「周縁者」にあてられることが多かった。その中に含まれたのが、占領軍兵士と日本人女性との間に生まれた「混血児」たちだった。彼らは、被征服の屈辱の象徴となり、日本人女性の性的道徳の退廃を示した恥の産物となった。つまり、生まれてくるべきでなかった存在として扱われたのである。戦前から日本でも有名であったアメリカのバースコントロール運動家マーガレット・サンガーが戦後に初めて訪日した際には、日本の「救世主」として多くの人々に歓迎された。けれども、その頃にはもう何万人もの混血児が誕生していたといわれ、多くが捨て子や孤児となって社会問題へと発展していた。そんななかで、「混血児」と名乗る投稿者は、読売新聞の俳句欄において、サンガー婦人からもっと早く避妊の方法を教わっていれば、社会の「汚点」となった哀れな混血児たちは生まれてこないで済んだのに、と嘆いたのである。

　戦後の混血児が果たして優生保護法制定にあたって排除の対象として認識されていたかどうかは、はっきりとした証拠はない。社会党議員で「和製サンガー」とも呼ばれた加藤シヅエは、混血児が対象として意識されていなかったと述べていたようだが、産婦人科医議員の谷口弥三郎や本章で注目する厚生省技師の古屋芳雄《こやよしお》は、「パンパン」（占領軍兵士を顧客とした売春女性のことを指し、蔑視の意味合いが含まれた）や「闇の女」こそを不妊手術や中絶の対象とするべきだと考えていた。[1]混血児の母がこういった「性的に乱れた女性」と結びつけられることが多かったことには、混血児の誕生を防ぐべきだという優生学的考えが前提にあったといえる。

　本章では、第二次世界大戦の前後にかけて「混血」が優生学的にどのように認識され、それが政策や法律にいかに反映されていったかを検証する。特に、この時期に厚生省の公衆衛生技師として活躍した古屋芳雄が展開した混血理論や民族思想を詳しく考察する。日本帝国の展開とその後の崩壊という激動の政治背景の中で、古屋の論じた「混血忌避論」は極めて一貫していた。小熊英二らの歴史研究によれば、日本民族起源に関する一般的認識は、戦前の混合民族説から戦後の単一民族説へと変化していった。[2]しかし、これは多くの歴史家が唱えるほど急激に起きた変化ではない。二〇世紀初頭において世界の多くの優生学者の間では、遺伝形質の「不調和」が強調されるなど混血に対しては否定的な考えが主流だった。日本のアジアにおける植民地政策の文脈では、日本民族混交民族説と雑婚奨励政策は有効だと唱えた植民地主義者も多かったのは確かだが、西欧の学説の影響を大きく受けていた多くの政府内学者の間では、混血に反対する意見が強かった。ローマ帝国など西欧の過去と現在の教訓に基づき、むしろ多民族植民地主義国家だからこそ、帝国の崩壊を防ぐためには主要支配民族との境界を保つことの重要性が論じられた。彼らにとって混合民族起源説と混血忌避論は必ずしも相反するものではなく、大昔の混血を経て「完成」された現在の日本民族にはこれ以上の混血の必要はない、むしろ有害な可能性のほうが高いと主張したのである。このような考えをもった古屋ら政府内の優生学者が国民優生法（一九四〇年制定）や優生保護法（一九四八年制定）の骨組みを作り上げ、日本民族意識の形成や生殖への国家管理と介入に大きな役割を果たしたのである。

したがって本章で強調したいのは、戦前から戦後にかけての政治思想や法律の一貫性、つまり「貫戦史」（transwar）的視点である。[3] 占領下の日本における抜本的政治改革と公職追放にも関わらず、古屋芳雄ら多くの研究者は引き続き政府内で大きな影響力を持ち続けた。西洋の科学者や指導者の多くがナチスの優生政策から派生したジェノサイドに強く反発したのとは対照的に、日本ではドイツ式「民族衛生学」が戦後もそのまま継承され、「異質」とされた人種や民族を排除する優生政策が続けられた。優生保護法とは、このように戦前にかけて西洋から取り入れた優生思想を日本の純血主義とナショナリズムに結びつけることで、戦後新たに効力を発揮したのである。

一　明治〜昭和初期の日本民族論と混血思想

近代化の一貫として西洋からの知識が積極的に導入された明治期において、日本民族はアジアの諸民族から構成されているという認識が主流だった。この時期日本政府に招待された欧米の研究者らは、日本列島にはアジア大陸から諸民族が渡来し先住民族を征服して現在の日本民族が出来上がったのだという説を唱えた。新しく開設された東京大学生物学科に赴任したアメリカの生物学者エドワード・モースがその説を広めたことで有名である。モースの弟子であり、日本人類学の父と呼ばれる坪井正五郎らもこの日本民族混合説を継承したのだが、もちろん日本の当時の学者の中にはこれに反発し、太古から日本人は列島に住んでいたのだと主張する者もいた[4]。

さらには、アジア諸民族だけでなく白色人種と日本民族の関係をめぐる議論もみられた。ドイツ人類学者ヨハン・フリードリヒ・ブルーメンバッハによって一八世紀後半に広められた世界五大人種説が、福沢諭吉ら明治期知識人によって日本でも定着しつつあった[5]。しかし果たして日本人が本当に蒙古民族（Mongoloid）の中に分類されるかどうかについては、まだ議論の余地があった。なかには「日本人種はアーリア人種」だと唱える者もおり、日本人の人種的起源をヨーロッパに結びつける説は、少数ながらも存在し続けた。こういった考えは、日清・日露戦争の勝利による国際的自信、あるいは逆に欧米に対する劣等意識を反映していたといえる[6]。

もっと極端な論では、現代日本人と白人が混血することで、日本民族を西洋白色人種のレベルに引き上げることができると提唱した者もいた。高橋義雄の『日本人種改良論』（一八八四年）が代表的な例である。師である福沢諭吉の脱亜入欧論を民族面で実施することを主張したものだが、それに対し、ヨーロッパ人と「雑婚」することは人種の「改良」ではなく「変更」につながるという反論もあがった[7]。しかし、この頃にはダーウィンの進化論が日本の知識人層には広く知られるようになっており、世界の人種を序列化し、一番進化した人種とされた白色人種のレベルにいかに日本人種を近づけるかという考えは、決して突飛なものではなかった。例として、日本の初代内閣総理大臣・伊藤博文が社会ダーウィニズム（「適者生存説」）の元祖で知られるハーバート・スペンサーに宛てた有名な手紙があげられる。日本人と西欧人が混血することへの是非を問うた伊藤に対し、スペンサーは、かけ離れた人種間「雑婚」は「必ず負の結果をもたらす」もので、異人種同士は「適度な距離」（at arm's length）を保つことを推奨した[8]。

もちろん混血せずに西欧人種に立ち向かうべきだという意見も多くみられた。二〇世紀初期にアメリカで盛んになった排日移民運動がしばしば民族間の生存競争という優生学的視点から論じられた。松村松年は『進化と思想』（一九二五年）の中で、「異民族は本能的に決して融合するものでない」と述べた上で、この「屈辱」によって日本が「拝米主義」という「迷夢より覚醒」し「民族主義に目覚め」ることを期待した。一方、田中義麿は、移民の中に多く含まれるとされる「不良分子」を指摘し、日本人全体に「優良分子」を増やすためにも、「外国人と邦人との優生学的比較」や「雑婚の結果調査」などの研究や対策を採る必要性を強調した。[9]

一方、日本軍のアジア大陸侵略が進む中で、他のアジア人種との混血についても、優生学者の間で意見は分かれた。『日本人種改造論』（一九一〇年）で有名な海野幸徳は、韓国併合（一九一〇年）直後の論文で、「日本人種と朝鮮人種との雑婚のきわめて有望なるものなる」と論じた。[10] 海野の説では、類似人種との適度な「雑婚」は、近親結婚による弊害を緩和するためにも有用であるという。それでは日本人の形質が変化してしまうのではという懸念に対しては、「劣等人種」の形質は「優秀人種」に吸収されてしまうので問題ないとした。いわゆる「雑種強勢論」（hybrid rigor）は、西欧の優生学者の間でも唱えられた説で、日本の帝国主義の文脈では朝鮮総督府の同化政策にうまくそぐうものであった。しかし一九三〇年代になって大陸進出が本格化する中で、日韓「雑婚」を支持する考えは日本の優生学者の中では主流にならなかった。それはなぜだったのか。反対意見は何を主張したのか。こういった問いを、古屋芳雄の例を使って次節で詳しく検証する。

二　古屋芳雄の優生思想

日本の優生思想を政策に反映するのに重要な役割を果たした人物として、医学博士で厚生省技師の古屋芳雄があげられる。東京帝国大学医学部卒業後ドイツに留学した古屋は、ナチスの民族政策に深く共鳴した。自然科学と社会政策を融合したドイツ型「民族衛生学」を日本に広めた存在として、日本民族衛生協会（一九三〇年設立）の会長、永井潜がよく注目を集める。[11] 古屋はこの団体の副会長を務めていたのだが、日本の優生学の歴史研究のなかでは意外にもあまり注目を受けていない。「啓蒙家」として活躍していた永井に対し、古屋は当初もっと地道な基礎理論を追究することを決意し、生物測定学と遺伝統計学の分野に集中した。[12] ところが金沢医大教授時代に行った農村部での結核研究が評価され、一九三九年に厚生省に抜擢されたことで古屋の研究と理論は、国策を通して幅広い影響を及ぼすこととなった。

古屋の実績と影響は、現在は主に日本の戦後家族計画運動の分野で評価されているが、彼の人口問題への関心も、人種の存続と発展に主な目的を置く「民族衛生学」の中に位置づけることができる。単なる人口の量が問題なのではなく、どんな素質が存在するかによってその民族の存続の運命は決まると考えたのである。戦時中は「質」の良い階級や家系の女性に出産を「奨励」することに集中した一方、戦後は「質」の低いとされた貧困層や農村家庭、あるいは障害があるとされた女性の出産を「抑制」するほうに優生政策の矛先を変えた。古屋の混血研究に関しても、この民族の「質」の確保と「淘汰」に対する不安が色濃く現れている。

一九三二年に金沢医科大学教授として就任した頃から、古屋は講義、一般書、学術雑誌を通して遺伝学を解説するなかで混血についても触れている。欧米学者の研究に基づき、異民族が融合したときに起こりうる現象（遺伝的な「不調和」「浸透」「分離」「入れ替わり」など）を、ドイツ語訳を併記しながら列挙して説明している。この時点では、主に外国での研究事例を引き合いに生物学的知識として解説しているに過ぎなかった。[13]

ところが厚生省に就任以降、古屋はこの民族学的知識を日本の植民地統治のために具体的に当てはめて検証するようになった。一九三九年末、日本学術振興会の支援のもとで「民族科学研究」をテーマに政府内外の医学・農学博士らを集めて特別委員会が結成された。厚生科学研究所所長の林春雄が委員長に就き、古屋は厚生科学研究所国民体力部長として委員幹事を務めた。研究報告書として出版された

『民族科学研究』（一九四三年）の序文において、発足後まもなく支那事変や大東亜戦争の勃発といった事態の急変により、大東亜共栄圏の指導と運営を委ねられた日本民族がいかに「民族力」を維持培養するかは「重大事中の重大事になった」と綴っている。この研究報告書の中で、古屋は結核や梅毒、朝鮮人と内地人移民との間の出生力の差などの研究に関わったほか、「混血の問題」と題した項目を単独で執筆している。[14] さらに古屋の混血に関する記述は、著書『国土・人口・血液』（一九四一年）や『優生学』『日本医事新報』といった専門誌などを通して、より広くの識者や読者に拡散された。

遺伝学に関する戦時中の記述の中では、過去の欧米の事例を教訓に日本が植民地主義政策の中でどのような民族政策を採るべきかに関して具体的見解を展開している。先にあげた民族同士の混血によって起こると思われる現象に対しては、主に以下のように解説している。[15]

・「不調和」……遺伝的にかけ離れていると思われる民族同士が融合することであらゆる問題が発生するとする説で、アメリカの優生学者チャールズ・ダベンポートによる混血児の歯の不規則性を示した研究（一九一七年）、統計学者フレドリク・ホフマンによるハワイの混血児を対象にした結核の発症に関する研究（一九二二年）などがあげられる。古屋は、日本人に近眼が多い、歯並びが悪い者が多い、あるいは頭の形が多様である（それに対してアイヌの人々は「まるで同じ鋳型に入れたように同じ格好をしている」という）のも、不調和によるもので、日本人が混合民族である証であると解釈している。ただし、だからといってそのまま民族同化政策を容認する意見に対しては、「相当危険を伴う」ことだと慎重論を展開している。というのも、混血が盛んであったのは過去のことであり、現在の日本民族は「混血の坩堝《るつぼ》から出て、今日の優秀性を獲得したまでにはずいぶん長い年代と盤根錯節《ばんこんさくせつ》を通過している」のだという。「名残り」としての不調和は存在するものの、総合的にその「優秀性」を極めた状態で敢えて新たな不調和を導入するリスクは避けるべきだと力説している。

•「浸透」……混血によって（大抵が好ましくない）特定の形質が他方の民族へ「浸透」していくという考えで、例としてアメリカで白人と黒人が混ざると「黒化」するといわれる説をあげている。特にそれが戦時中にあたっては、アメリカを代表して国旗を担いで出てくる者が「相当色の黒いやつ」かもしれないと、センセーショナルな口調で警告している。この説に基づき、ナチ・ドイツによるユダヤ人排斥主義も「国際道徳の立場から彼是いうべきことではない」と擁護をしている。ユダヤ人独特な形質は表面的・身体的なものに限らず、特に「あの個人主義的自由主義的な本質は非常に恐ろしいもの」で（古屋は、マルクスやトロツキーも「この民族の血統」だと結びつけている）、「そんな人種を排除するのは、止むを得ないことだ」とまで断言している。一方、これを日本の現状に当てはめると、中国での漢民族と周辺諸民族の関係が教訓として引き合いに出される。蒙古民族や満洲（清）族が結局「支那人」に吸収されてしまったのは、彼らは非常に強い「同化力」をもっているためであり、僅かな日本人の血が混ざったとしても結局支那人になってしまうという。したがって「日本人の精蟲を長江の水のやうな支那人の血液の中に捨てるには餘りに惜しい、餘りに貴重ではないか」と警告している。それに対して台湾や朝鮮は、気候風土も近いため、そこに大量の日本の農民を移民させ、外地人に「吸収」されないように混血を避けつつ「日本の農村を建設」する計画を提案している。

•「分離」（あるいは「裏切り」）……文化的に優れているとされる民族が「劣等」民族の土地に進出した際、文化的な浸透には成功しても身体は被征服民族のものに「淘汰」されてしまうという考えで、「新しき袋に盛った古き酒」のようだと表現をしている。ヨーロッパの歴史を事例に、北欧系民族が南のほうへ進出征服していったものの結局北に戻っているかのように見えるのは、北欧民族が南方の土地に適応できなかったためだと説明している。つまり、民族というのは「一つの土地に生えた草や木と全く同じ」で、長い年月を経て自然の淘汰を受けて生き延びていくもので、住み慣れない土地や風土に移植してみたところで結局は根づかないのだという。これは、日本の植民地政策を検討するうえでは重要なことで、特に東南アジアなど日本人に適さない土地・風土に植民しようとしても、生物学的にはそこの「土着民族」にはかなわないということである。

・「入れ替り」……二つの異なる民族が並立的に一地方に生息するとき、一方の出産力が他方のものよりも高いために次第に数を増し、「混ざる」というより「入れ替わる」という現象を指す。ただし、この生殖力の低下は、生物学的な違いによるものではなく社会的淘汰によるものだと指摘している。この現象を日本の植民地主義の中に当てはめると、日本人と朝鮮人との出生力の差があげられる。朝鮮半島への日本人移民と現地朝鮮人のそれぞれの出生力についての研究は、前述した日本学術振興会のもとで実施された民族科学研究の中でも行われている。さらに、半島から日本本国に送られる朝鮮人労働者に関しても、彼らは日本人よりも「繁殖力」が高いものだという前提で、「国策上の必要からで別に非難すべきことではない」と言いつつ、「少なくとも文化的伝統と生活水準をもう少し近づけた上で徐々にやるべきではないか」と慎重姿勢を示している。このように、古屋は「内鮮一体化」の方針について、真っ向から否定することこそ避けたものの、「ウッカリ混血」を促進したり、混血層を優遇する態度をとったりして「一歩を誤れば長く我国の将来の禍となる」と強く警鐘を鳴らした。それを防ぐためには、「忠実に過去の文献を参照しての民族科学的合理性の上に立つ方策」を練る必要があると主張した。

古屋は、このような民族間の混血による生物学的な影響のほか、社会的な混血問題としての「ムラット問題」に関しても特筆するようになった。ここでいうムラット（ムラート）とは、特に欧米植民地における混血のことを指し、例としてハイチ人とフランス人、ギニア人とオランダ人、そしてアメリカでの黒人と白人との間の混血をあげている。古屋が特に問題視したのは、ムラット指導による民族運動とそれに対する欧米政府の対応である。ムラット階層は黒人よりも優位な社会的地位をもちながら、完全には白人の特権が手に入らないがために、それが不満になり民族運動を起こしやすいという。特にタヒチでは、ムラット階層によるフランス市民権の要求にまで発展した結果、それまで混血層を容認・保護していたフランス政府は、翻ってムラット指導者に弾圧を加えざるを得なかったのだと。さらにインドネシアの事例を引き合いに、こういった民族運動は、共産主義や宗教運動などとも結合し過激化しやすいと指摘している。これらの事例から古屋が導いた結論とは、欧米政府の提示する「概念的な人道主義や人類愛に基く指導理念は、屡々《しばしば》現実問題に出くわして破綻を来す」というものである。

このことは「今後我国が大東亜諸民族を経営して行く上に参考とせねばならぬ問題」だと古屋は結論づけている。彼いわく、「民族は虎である、猫のやうに見えても実は虎である」と。つまり混血や異民族指導者を優遇することで「自国のファンに仕立てる方法」は、むしろ逆効果をもたらし、かえって相手の民族の恨みを買うのが落ちだと主張している。この考えは、古屋が戦後の「混血児問題」を検討する際にも表れてくる。

三　戦時期の混血研究

それでは、古屋以外の当時の研究者は混血についてどのように考えていたのだろうか。混血に関しては国内の事例が乏しかったために、彼らは基本的に海外の研究を参考にその是非を議論した⒃。日本民族はもともと混合民族であることと、その証拠として日本人にさまざまな「不調和」な形質がみられることに関しては、多くの遺伝学者・人類学者の間で見解は一致していた。さらに現在の日本人が混血した場合は、かけ離れた人種との間の混血には不調和が起きたり、弱い子供が生まれたりする可能性が高いという考えが主流だった。近い民族間、つまり日本人と他のアジア民族との間の交配に関しては意見が分かれたが、むしろ優秀な子孫が現れる可能性もあると示唆する研究もみられた。実際、戦時期に入ると、日本人と朝鮮、台湾、支那、アイヌなどの民族との混血事例を検証した国内研究が盛んに行われるようになった。あくまでも野放しに混血を奨励する論調は避けられたものの、日本人と諸アジア民族との新たな混血に関して前向きな研究結果は、日本軍の掲げた大東亜共栄圏を民族学的にも支えるもので好都合であったはずである。[17]

しかしながら、戦時期に政府内で出回った研究報告や機密資料では、明らかに混血慎重論・回避論が色濃く表れている。その背景の一つに、古屋が副会長を務めた日本民族衛生協会と厚生省の密接な関係があげられる。会長の永井潜も混血に関する見解は古屋とほぼ一致しており、目下の日本民族の「純血」を守るために新たな混血は避けるべきだと主張している。[18] 特に戦時期に入ると、協会の学術大会において厚生省関係の研究者による発表が目立ち、混血に関する報告も複数みられる。[19]

実際に古屋は、政府内のさまざまな人口政策において「大いに縁の下の力持ち」となったという。[20] まず厚生科学研究所を通して、優生保護法の前身となった国民優生法や国民体力法（いずれも一九四〇年制定）の作成に関わった。[21] これらの法律には特に混血に関する規定はなかったものの、ナチ型民族衛生学を色濃く反映したものだった。さらに古屋は人口問題研究所を通して、人口および民族問題に対する政府の指針『人口政策確立要綱』の作成と制定にも奔走した。これが一九四一年に内閣直属の企画院によって閣議決定される以前に、自らの「人口政策要綱――古屋芳雄試案」を作成していた。この「古屋試案」の中では、「文化ト伝統ヲ異ニスル異民種ノ急激ナル内地輸入ハ原則トシテ之ヲ避クルコト」と、混血と出生力の差への懸念から朝鮮人労働者の大量流入に釘をさす見解を示している。最終的な要綱の中では、異民族や外地人との関係までは詳しく触れていないが、これは公式の同化政策に抗う見解となるために、外部向け文書に表れることを避けたためと推測できる。[22]

戦時政府の民族見解を示した有名なものとして、厚生省研究所人口民族部の作成した[23]『大和民族を中核とする世界政策の検討』という、三分冊（七編構成）に渡る膨大な機密資料がある。[24] その中の第一編第二章第二節第七款では、「混血問題」をテーマに六六ページに渡る記述がある。その内容は、古屋がそれまであらゆる場で提示してきた混血回避論と似通っている。大まかに整理すれば以下のような内容である。

- 混血児は身体的・精神的に劣等（不調和体型）であり、社会的にも孤立している。
- 日本民族は多数の民族の混合による複合的な起源をもつが、長い年月の「淘汰作用」を経て「その異質の要素を浄化した永続的な独立固定体系」、つまり「純系人種」として完成された。
- 「内地人と朝鮮人との通婚関係」については否定的である。特に内地へ動員された朝鮮人男性と日本人女性との間の結婚については、生物学的というより社会的な理由をあげている。それは大抵の場合「親の許さぬ不義密通の結果」であり、「本来指導又は征服民族の男子が被指導又は被征服民族の女性を妻とするのが支配関係の原則であるが内地に於てこの関係は逆になっている」ために「家族制度の解体」につながるからだという。
- 混血は最終的には民族滅亡を導く（ローマ帝国が典型的先例）。

この文書にはそれほど詳しい遺伝学的解説はなく、文体も古屋のものとは異なるようだ。一方、人口問題研究所（のちに文部省民族研究所へ改組）の研究官で社会学者の小山栄三の著作物と酷似した記述が多々みられる。[25] つまり、混血回避論は、古屋だけではなく他の官僚研究員にも共有されていたのだと考えられる。[26] 人口問題研究所による大東亜建設民族人口資料『遺伝学説概要（暫定稿）――混血現象を中心として見たる』（一九四二年）の中で、参考文献に古屋芳雄の『民族生物学』が載せられていることからも、古屋の混血論は政府内各所で読まれていたのだと推測できる。

このように、日本人の純血思想と混血忌避思想は、西欧、特にナチ・ドイツの民族衛生学の影響を受けた古屋ら官僚研究者の間で確立されつつあった。その背景として日本帝国のアジア植民地政策があり、多民族帝国としてアジアの諸民族との「血」の交流という現実的可能性が出てきたなかで、逆に日本（内地）人の統一性／純血を守る必要性に迫られた、いわば「防御的単一民族思想」が出来上がった。第二次世界大戦後、帝国の崩壊と植民地の消失という新たな状況の中で、今度は占領軍という「異人種」によって「侵略」される脅威にさらされた際、日本民族主義者たちは再び混血の危機に直面することとなる。

四　戦後の混血論争

戦後占領軍が日本に上陸して間もなく、外国人兵と日本人女性の間の混血児の誕生を予期する議論が日本の行政および連合国最高司令官総司令部（ＳＣＡＰ）の中で行われた。しかし、少なくとも占領期が終わる一九五二年までは、それを公に報道することは禁止されていた。SCAP公衆衛生福祉局長クロフォード・サムスは、混血児に関する情報は占領軍兵士と日本女性との「ノン・フラタニゼーション（反親交）政策」、公娼制度廃止、そして日本の民主化への努力に反するものだとして、その調査をすることも許さなかったという。一方、反人種主義を掲げることで、混血児を公的保護の対象としたり「特別扱い」したりすることはできないと断言した[27]。

そのような中、占領軍兵士と日本人女性の間に生まれた混血児の存在は、特に孤児という存在として可視化されていく。混血孤児を対象とした施設は、サムスの反対を背景にもいくつか設立された。特に有名なのが、三菱財閥・岩崎家の澤田美喜によって設立されたエリザベス・サンダース・ホームである。こうして混血児を「隔離」あるいは「保護」する問題は、混血児が就学年齢に達するとますます切迫してきた。同時にこの時期、占領軍が撤退したことで混血児報道規制も撤廃され、日本メディアにおける混血児報道は爆発的に増えた。「混血児二十万人説」がセンセーショナルに報道され、米軍基地近辺の小学校ではPTAによる入学反対運動なども起きた[28]。

しかし日本政府は平等主義を建前に、混血児を「特別扱い」したり特別学級や施設を設けたりすることには反対する立場を維持した。混血児を海外（特にアメリカ）へ養子縁組として送ることで「外国人化」するか、日本に残った混血児に関しては日本の義務教育に編入して「日本人化」するのが、政治の基本方針だった（詳細は第3部：有賀論文参照[29]）。たとえば文部省による一九五三年出版の『わが国教育の現状』の中の「混血児」という項目において、「混血児といえども日本に国籍のある限り日本人」であり、「特に混血児のみを集めるといった差別待遇をしないように」と明記されている[30]。

一方で、厚生省は混血児を対象とした研究を積極的に支援した。ここで行われた生物学的・人類学的研究とは、基本的に戦前・戦中のものを継承した内容が多く、日本人と「混血児」の差異化を目的としていた。ここでも古屋芳雄は「縁の下の力持ち」的な重要な役割を果たした。具体的には、厚生省のもとで混血児問題研究会を率い、日本学術振興会支援の公開講座やメディアにおいて「混血児問題」について一般向けに広く解説をした[31]。

古屋の主張した混血回避論は、戦前のものとほぼ同じ内容だった。まずはお決まりの「不調和」を引き合いに出している。相変わらず日本人の歯並びの悪さの例を出し、日本人がもともと混血種であったことを示唆している。唯一戦後新しく浮上した要素は、日本人と白人あるいは黒人との混血、つまり「人種のへだたり」が大きい混血の問題である。これは、「朝鮮人や中国人との混血の場合とちがい」、見かけ上の形質、特に「黒人のあの独特な鼻の形や、唇や、ちぢれっ毛は、案外幾代もつきまとって容易に取れない」と強調している。ここで興味深いのは、戦時中は「支那人」の「同化力」の強さを警戒し、混血の回避を忠告していたのが、戦後にはもはや脅威ではなくなっていた点である。

ただし、古屋はだからといって「白人と日本人とのへだたりをやたらと誇張して考えるのは間違っている」とも主張している。つまり、「血」よりさらに重要なのは「気候風土の淘汰」の問題なのである。

ここで再び戦前・戦中の著作にも用いられた事例として、ホフマンのハワイでの混血児の結核の研究を引き合いに出し、これは遺伝的な不調和のためだけではなく、自然環境により抵抗力が低下した結果だと説明している。

さらに、混血児の精神面での素質についても言及している。脳髄は気候風土の影響を最も受けにくいために、遺伝的な要素が大きいという。目下問題となっている混血児というのは、「風紀営業者、娼婦、妾」である母と、「素質的にみてアメリカ人一般の平均以下である」父という掛け合わせが多いため、必然的に「精神薄弱」の子どもが生まれてきやすいということだ。[32] ただし「娼婦」だからといって必ずしも遺伝的素質が悪いとはいえず、「経済上その他の理由で止むを得ずこうした職業に転落した者もないとはいえない」と加えているが、それはあくまでも例外だという前提である。このように、混血児の親、特に母親がいわゆる「パンパン」であるという蔑視から、その副産物として生まれてきた混血児もまた社会的・優生学的に望ましくない存在だという認識が作り上げられた。

しかし古屋にとって、戦後日本において「最も必要且つ急を要すること」は、このような生物学的な問題よりも、混血児をめぐる社会学的な問題であるという。つまり「混血問題」（＝遺伝的な考察）と「混血児問題」（＝隔離教育などをめぐる児童保護問題）は別々に考える必要があるということだ。後者については、社会の中の「異物的存在になりがち」な混血児たちが「ややもすればナショナリズムやコミュニズムに利用され、国として厄介な統治問題にまで発展する」可能性があると警告している。ここで、戦時中にあげた事例を再度あげている。すなわちタヒチ、アメリカ、インドネシアなどにおける「ムラット」率いる「民族運動」と、混血を最初に優遇した欧米政府の過ち。そして、そこから導かれた結論も同じである。一つは、民族間の葛藤や運動は、たいてい混血層から起こるものであるということ。もう一つは、「概念的な平等主義」というものは現実問題に出くわすことで破綻をきたしやすいのだということ。その教訓を戦後の日本の混血児問題に当てはめた結果、「一時的感傷主義にとらわれてはならず、どこまでも科学的な」姿勢を取らなければならないと忠告している。したがって、学童年齢に達した混血児たちに対して「今から彼等を特別扱いすること」は望ましくないというのが古屋の結論である。これは、先にあげた文部省の掲げた理想的平等主義のもとで混血児を日本人と同等に扱うべきだという主張とも異なり、むしろ表面上の平等主義を排して、彼らがゆくゆく日本人の「血」の中に「同化」するまでは、できるだけ社会から目立たない存在にしたほうがよいという考えである。

一九五二年に厚生省人口問題研究所のもと、日本大学微生物研究所の石原房雄らに委託して混血児童の体格調査研究『混血及移民に依る日本民族体位の影響に就て』（一九五四年報告）が行われた。主にエリザベス・サンダース・ホームなどに収容された混血児二六七名（白人系二〇一名、黒人系六六名）を対象としたもので、日本人と白人あるいは黒人との間の混血の研究としては最大規模のものとなった。さらに比較研究として、米国日系移民の体格や知能の推移の調査も合わせた。つまり、混血による遺伝的変化と移民による環境的変化のどちらが「日本人」の素質向上により良い影響を及ぼすかを測ることを目的とした。その調査結果は、一般向け雑誌『遺伝』でも紹介され、読者から大きな反響を得たようである。[33]しかし、こういった研究自体はまったく新しいものではなく、前項で述べたように、日本帝国主義の展開を背景に小規模な混血研究は盛んに行われていた。石原自身も戦時中は日本人と中国人の混血児の体格および知能調査を行っており、日系アメリカ人の体格調査に関する発表もしていた。[34]

混血児の体格調査では、身長（座高、股下長など）、顔・鼻・頭の形、毛髪、肌（色素や厚み）、血液型、蒙古斑などを観察し、概して混血児は日本人と白人あるいは黒人の中間的形質を示していると報告している。見た目としては「混血児は色が白く、顔は面長で頰骨も突出せず、眼は円く大きく、目も髪も黒く美人の要素をそなえている」と、やや主観を交えて好意的に観察している。ところが、知能面での話は別なようだ。混血児は「純血児」に比べて知能テストや精神発達が劣っているという結果を示している。ただし、日本人の間で「一般家庭の子」と「ホームに収容されている子」を比較した場合も同じような知能指数の差がみられ、一方「家庭混血児」と「純血児」とでは大きな差はみられないため、環境的要因の影響が大きいかもしれないと付け加えている。また、混血児の精神発達には優劣の差が大きい（たとえば「混血児には天才が生まれる」という説をあげている）が、平均的には劣っていると結論している。

知能に続き、「奇形と異状体質、疾病」の項目では、混血の遺伝的弊害が明記されている。二六七名中、「駢趾《べんし》」(35)が一名、「白痴」が二名、ヘルニアが三名おり、「調査人数の割には多すぎる」のは、「発育上不調和」のためではないかと解釈している。また、湿疹や下痢が調査児童に比較的多くみられたのも、「体質的に皮膚や粘膜の抵抗力が弱い」ためではないかと仮説を立てている(36)。

東京大学人類学チームが行った混血児を対象とした体格形質研究でも、同様の形質的「不調和」や「原始性」が指摘された。石原の紹介で一九五一年から須田昭義らが行った体質調査では、サンダース・ホームの混血児を対象に継続的調査を実施し、アメリカの白人、サンフランシスコ在住の日系二世、および「純日本人」のデータと比較した。この最終報告書では、特に黒人混血児に関し、歯と顎の大きさの組み合わせの違いにより歯並びに不調和が現れていると結論した(37)。須田の弟子の埴原和郎は、混血児の乳歯に注目した研究を引き継いだ。これによれば、乳歯は永久歯に比べて多くの「原始的特徴」をもち、このような形質は白人には少なく、黒人、「原住民」、そして日本人に多くみられるという。混血児の乳歯形態に関しては、父親の人種（つまり白人か黒人）に近い場合が多く、したがって黒人との混血児は「原始的」な形質が多く、白人との混血児も「純」白人に比べたらこういう性質が多くなると推測している(38)。

戦後の混血児をめぐる議論や研究において、混血児や人種についての恣意的な定義や前提が目立つ。そもそも、これらの議論や研究はもっぱら混血児を対象としており、混血の大人は戦後の「混血問題」からは完全に欠落している。確かに、同一施設で共同生活をしているまとまった人数の被験体を継続的に調査できることは、環境的違いを考慮する手間を省けるという点で研究上有利であった。しかし年数がたつにつれ、施設の孤児たちの多くは海外の養子縁組に送られるなど、追跡が難しくなっていった(39)。また、対象とされた混血児たちは、父親が占領軍兵士で母親が日本人というパターンに限られ、その逆（父親が日本人で母親が外国人）は排除された。さらにその父親は、白人か黒人かに限定された。たとえば一九五三年に厚生省児童局によって実施された「いわゆる混血児実態調査報告書」（一九五三年二月一日現在）において、「いわゆる混血児」とは、「外国の軍人」と「日本人の母」をもち、「皮膚、眼、髪の色、容貌等が日本人種と著しく相違している者のみ」だと定義された。したがって、「日本人、中国人及び韓国人の血統のある父をもち、その出生児童の眼色、頭髪、容貌等が日本人、中国人又は韓国人に酷似し、皮膚の色が黄色している混血児」は対象外とされた。つまり、白人・黒人・日本人（あるいは広義での東アジア人）それぞれがはっきり区別された遺伝子集団だという認識を前提に、その人種境界を越えたいわゆる「新人種」たるものが戦後の「混血児」だったのである。

肉体的あるいは精神的「不調和」が現れやすい「混血児」に対し比較としてしばしば使われた日系アメリカ人は、遺伝的「純血」が前提とされ、生活習慣や食生活らの環境によって素質が改善された例として語られたのも興味深いところである。前述のように、米国で排日移民運動が盛んだった二〇世紀の初めごろは、日系移民は日本人の中でも素質や身分が低い者が多かったために優生学的排日運動が起きたのだと解釈した識者も多かった。一方、排日移民法が通過された後にアメリカに残った日本人は、他の移民民族に比べても異人種間結婚・混血の割合は低かったといわれた(40)。つまり日系二世とは、日本人の遺伝的純血性を保ちつつ、環境的改善によってその特質を最適化させたいわば「超」日本人となったのである。こうして彼らは、混血のネガティブな影響と純血の価値を強調する意味でも、重要な対照例となった。

以上のように、混血による身体的・精神的・社会的悪影響を示す思想とそれを裏づけする研究は、古屋ら政府内外の研究者が戦時中のものを継承し、戦後により発展し拡散された。日本帝国展開の背景では、植民地域のアジア人と日本人との混血が危険視されたが、帝国が崩壊すると、今度は被支配民となった日本人と支配民族の白人や黒人との混血が日本人の純血と統一性を脅かす要因とされた。優生保護法といった政策を通してこれ以上そのような「危険因子」が増殖することを未然に防ぐと共に、すでに生まれてしまった「哀れな」混血児たちは、養子縁組によって海外に送り出すか、残った者は日本社会に少しずつ同化させることで不可視化することを図ったのである。

おわりに

一九五〇年ユネスコを通して世界の科学者たちは、「人種」という概念の社会性と、人種間に優劣をつける優生思想の危険性を主張する文書を発表した。ナチスによるユダヤ人のジェノサイドが明るみに出たことで、科学が人間の闘争と差別の道具に使われる可能性の恐ろしさに多くの人々が気づいたためであった。だからといって「人種」の身体性や科学的研究が急に消えたわけではなかったが、少なくとも欧米社会の多くでは、「ユージェニックス」と「人種」の結びつきを断つことが重要とされた。

一方、戦後日本における「優生」や「人種」に対する社会の反応はかなり違っていた。人種の優劣を前提としたナチ型民族衛生学の影響が戦後にも継承され、古屋らが戦前から唱えてきた民族思想、殊に混血人種の劣等性を示す理論が戦後もそのまま政策や研究の中に浸透した。戦時中はアメリカなど連合国からの最新の学問知識や情報が途絶えていたとはいえ、戦後になって国際科学交流が復活しても日本の研究者たちは何十年も前の優生学者の研究や理論を引きずり続けていたのだ。アジア近隣民族との混血は同化あるいは忘却し、これ以上他の人種と混ざることの危険性を強調することで、防御的な単一民族思想を確立させた。そうすることで、日本国内で人種をめぐる議論がその後に顕在化することを避けた。しかし、このような内向的思考こそが日本帝国政策の限界を示し、その後日本が国際社会に復帰するなかで弊害としてますます浮き彫りになっていったのである。

注

（1）Kristin Roebuck, "Japan Reborn: Mixed-Race Children, Eugenic Nationalism, and the Politics of Sex after World War II," PhD diss., (Columbia University, 2015), 82; Aiko Takeuchi-Demirci, *Contraceptive Diplomacy: Reproductive Politics and Imperial Ambitions in the United States and Japan* (Stanford: Stanford University Press, 2018), 158 参照。

（2）小熊英二『単一民族神話の起源』新曜社、一九九五年。

（3）"Transwar" について Andrew, Gordon. "Consumption, Leisure and the Middle Class in Transwar Japan." *Social Science Japan Journal* 10, no.1 (2007): 1-21 参照。

（4）前掲『単一民族神話の起源』一九—二七頁、Morris Low, "Physical Anthropology in Japan: The Ainu and the Search for the Origins of the Japanese," *Current Anthropology* 53, supplement 5 (2012): 58-59 参照。

（5）福沢諭吉『世界国尽』慶應義塾、一八六九年。

（6）小熊『単一民族神話の起源』一七四—一七九頁参照。

（7）鈴木善次「高橋義雄の黄白雑婚論とその論争」鈴木善次編『日本の優生学資料選集』一巻、クレス出版、五一三—六九六頁参照。

（8）この手紙はアメリカの優生学雑誌にも転載された。"Herbert Spencer on Race Mixture," *Eugenics* 3, n.2 (1930): 63.

（9）田中義麿「優生学から観た排日問題」、松村松年「排日と民族思想」鈴木善次編『日本の優生学資料選集』五巻、クレス出版、三五〇頁、三七五—三八七頁。

（10）海野幸徳「朝鮮人種と日本人種の雑婚に就て」『太陽』一九一〇年一二月一日、九八—一〇四頁。

(11) この頃日本では、「ユージェニックス」は一般に「優生学」と訳されており、複数の学者や活動家によって啓蒙運動が展開された。「優生学」はイギリスのフランシス・ゴルトン流の家系調査や統計学的研究を中心としたのに対し、「民族衛生学」は社会科学の分野にも及んだと区別することもできるが、日本で「優生学」を支持した者も、直接的および間接的にドイツの民族衛生学に影響を受けている場合がほとんどだったといえる。鈴木善次『日本の優生学――その思想と運動の歴史』三共出版、一九八三年、一五〇―一五一頁参照。

(12) 古屋芳雄『老学究の手帳から』日本家族計画協会、一九七〇年、二六頁。

(13) 古屋芳雄『民族生物学概論』雄山閣、一九三三年、五六―八四頁、同『民族問題をめぐりて』人文書院、一九三六年、一二―一九頁参照。

(14) 日本学術振興会『民族科学研究第一輯』朝倉書店、一九四三年。「出生力の差」とは"differential fertility"の訳語で、主に「劣等」とされるグループが「優等」なものより出生力が高い傾向にあることを危惧する意味で使われることが多かった。

(15) 古屋芳雄「民族国策の諸問題(二)」『優生学』一七巻一二号、一九三九年、同『国土・人口・血液』朝日新聞社、一九四一年、同「民族混血の是非論」『日本医事新報』九六一号、一九四一年、同「民族と混血(一)~(四)」『日本医事新報』一〇六六―一〇六九号、一九四三年参照。

(16) たとえば『日本医事新報』九六一号は一九四一年に特別特集として「民族混血の是非論」を掲載している。古屋芳雄のほか人類遺伝学の先駆的人物である駒井卓や谷口虎年などが寄稿している。混血について遺伝学者の記述は、駒井卓「近親婚と雑婚」『優生学』四三巻九号、一九二七年、一五―一八頁、田中義麿『遺伝・人生・随想』三省堂、一九四三年、四〇―四八頁も参照。

(17) 戦争期の混血研究の例として以下参照。石原房雄、佐藤一二三「日華混血児童の医学的調査」『民族衛生』九巻三号、一九四一年、一六二―一六五頁、石橋俊實、内村祐之「アイヌ学童の知能検査――知能の人種的差異並びに知能に及ぼす混血の影響に関する一知見」『民族衛生』一〇巻四号、一九四二年、二三七―二九四頁、三宅勝雄「内鮮混血兒の身體發育に就て」『人口問題』六巻二号、一九四三年、一〇五―一五四頁、水島治夫「日本民族の構成と混血問題」『優生学』二二〇、二二一号、一九四二年、二―七頁、二―六頁。厚生省人口問題研究所の人口資質部長を務めた篠崎信男は、国内外の混血研究に関する詳細な文献目録をまとめている。篠崎信男「民族混血

の研究」『人口問題研究』四巻九号、一九四三年、一二一―三一頁。

(18) 一九三二年協会大会の講演「民族の混血に就いて」より。『民族衛生』二巻四号、一九三三年、五五―五六頁。

(19) 「第九回日本民族衛生協会学術大会記事」『民族衛生』九巻一号、一九四一年、六七―八一頁、「第十回日本民族衛生協会学術大会記事」『民族衛生』一〇巻三号、一九四二年、一八一―二一〇頁、「第十二回日本民族衛生協会学術大会記事」『民族衛生』一二巻一号、一九四四年、七〇―七七頁。

(20) 古屋芳雄「民族と淘汰（完）」『医事公論』一六一七号、一九四三年、五頁。

(21) 古屋『老学究』四三頁。

(22) 「古屋試案」は前掲古屋『国土・人口・血液』二〇九―二一六頁の中に収められている。松村寛之「「国防国家」の優生学――古屋芳雄を中心に」『史林』八三巻二号、二〇〇〇年、二二四―二二六頁も参照。人口問題研究所『人口政策要綱（第一次）』（一九四〇年）と『人口政策確立要綱』（一九四一年）は、国立社会保障・人口問題研究所「戦前・戦中の主要刊行物」https://warp.da.ndl.go.jp/info:ndljp/pid/11563916/www.ipss.go.jp/publication/j/shiryou/senzensiryou.asp から入手（最終閲覧日：二〇二三年一〇月二〇日）。

(23) 小熊『単一民族神話の起源』二五三―二五七頁、Tessa Morris-Suzuki, "Debating Racial Science in Wartime Japan," *Osiris* v. 13 (1998): 366 参照。

(24) 厚生省研究所人口民族部『大和民族を中核とする世界政策の検討――特に民族人口政策を中心として（第一分冊）』厚生大臣官房総務課、一九四三年、三〇三―三六八頁。

(25) 小山栄三『民族と人口の理論』羽田書店、一九四一年、同『民族と文化の諸問題』羽田書店、一九四二年、同『南方建設と民族人口政策』大日本出版、一九四四年参照。

(26) ほかに、人類学の権威で東京帝大教授の長谷部言人《ことんど》が参画院の大東亜建設審議会宛ての機密意見書の中で、朝鮮人と混血することが「大東亜建設ノ方針ニ悪影響ヲ及ボスベシ」と警告している。長谷部は、古屋率いる民族科学研究特別委員会にも名を連ねている。小熊『単一民族神話の起源』二六五―二六六頁参照。

(27) 加納実紀代「「混血児」問題と単一民族神話の生成」『占領と性』恵泉女学園大学平和文化研究所編、インパクト出版会、二〇〇七年、二一七―二二九頁。

(28) 厚生省が行った全国助産婦・産婦人科医による出生調査では混血児は約五〇〇〇人という結果で、厚生省人口問題研究所の舘稔は一万人前後と見積もっていた。同上書二二四頁参照。

(29) 下地ローレンス吉孝『「混血」と「日本人」――ハーフ・ダブル・ミックスの社会史』青土社、二〇一八年、七二―七五頁。

(30) 文部省調査局企画課編『わが国教育の現状――教育の機会均等を主として』文部省、一九五三年。

(31) 「混血児対策にのりだす」『時事新報』一九五二年六月一九日、「混血児はどう解決すべきか」『日本経済新聞』一九五三年二月二日、古屋芳雄「混血ものがたり」『婦人公論』一九五三年四月、一六四―一六九頁。

(32) エリザベス・サンダース・ホームの記録に残された混血児の母親の職業では、「娼婦」は一一八人中八人に過ぎなかった。しかし、「ダンサー」「喫茶ガール」など外国人兵へのサービスを提供した女性は総称して「パンパン」と呼ばれることが多かった。加納「「混血児」問題と単一民族神話の生成」二二三頁参照。

(33) 石原房雄「混血児の研究はどうなっているか」『遺伝』七巻一号、一九五三年、二五―二九頁。

(34) 石原房雄「米国生れの日本人の体格」『優生』三巻八号、一九三八年、二―七頁。

(35) 隣り合った足の指同士がくっついた状態の先天異常で、現代医療用語では「合趾症」と呼ぶ。

(36) 石原房雄、窪田義信、飯高歳子『混血及移民に依る日本民族体位の影響に就て』厚生省人口問題研究所、一九五四年、一四―一九頁、石原「混血児の研究はどうなっているか」。

(37) 須田昭義「混血児を相手に」『遺伝』六巻一二号、一九五二年、七頁。Jaehwan Hyun, "In the Name of Human Adaptation: Japanese American Hybrid Children and Racial Anthropology in Postwar Japan," *Perspectives on Science* 30, no. 1 (2002): 167-193 参照。

(38) 埴原和郎「日本人及び日米混血児乳歯の研究　総括」『人類学雑誌』六五巻四号、一九五七年、一五一―一六二頁。

(39) 須田昭義「日米混血児とその人類学的研究について」『人類学雑誌』七六巻三号、一九六八年、九四頁。

(40) Megumi Dick Osumi, "Asians and California's Anti-Miscegenation Laws," in *Asian and Pacific American Experiences: Women's Perspectives*, edited by Nobuya Tsuchida, (Asian/Pacific American Learning Resource Center, 1982), 14 参照。

戦後日本における「混血児」パニック

サラ・コブナー
（小原理乃訳）

はじめに

一九五三年に『婦人公論』に寄稿された「売笑婦のいない世界を」という記事で、クリスチャンの社会活動家である植村環《うえむらたまき》は、混血児はそもそも生まれてこない方がいいのではないかと述べた。「確かに、白人黒人あるいは日本人を父として、パンパンから生まれ出でる子供が少ない事は事実だが、正常な関係から生れた子供であって、自分の母がパンパンに転落しているのを幼い眼で見たら、どんなことになるであろうか。意識的に苦悶するか、訳がわからずに、母の汚濁に自然と染んで行くか、いずれにせよ、怖ろしい事である」(1)。

植村の記事は、連合国による占領期間が終了したわずか一年後に執筆されたもので、混血児たちによって、いかにモラル・パニックが引き起こされたか示している(2)。イギリスの社会学者スタンリー・コーエンが指摘するように、メディアをはじめ、社会福祉士や活動家、専門家たちは、深刻な社会的緊張のなかで一般市民の危機感を煽り、しばしば社会的立場の弱い人々をスケープゴートとして従来の道徳的基準を変更するために利用してきた。占領初期の日本におけるセックスワーカーの場合、連合国軍兵士、社会問題に取り組む公務員、人口抑制政策を掲げる活動家、そして日本の優生主義の医師たちによって、ナショナリズムや人種差別に加え、セックスワーク、避妊、そして人口過剰といった女性や子どもに関する社会問題に対して国内世論や政策を形成するために、混血児たちに対する人々の不安を利用した。(3)

一九四六年三月の『星条旗新聞』(*Stars and Stripes*)には、警察が「六月までに一万四〇〇〇人のGI(アメリカ兵)ベビーが誕生する」と予測しているという記事が掲載された。(4)占領軍が日本に進駐してから九ヶ月近くが経った一九四六年六月二八日には、最初の「混血児」の誕生が報告されたが、この件を初めて報道したジャーナリストは後に解雇となった。(5)一九四八年には、オーストラリアとニュージーランドの新聞が、東京・横浜地区でおよそ二〇〇〇人のBCOF(イギリス連邦占領軍)ベビーが生まれたと報じている。(6)

国際的にみても、戦争暴力や軍事占領で混血児が生まれるケースは珍しくない。(7)それでは、なぜ戦後間もない日本で、混血児たちがこれほどまでに大きな社会問題になったのであろうか。本章では、社会福祉上の脅威が、活動家や政治家たちに、セクシュアリティと人口を抑制する法律、さらにはセックスワーカーだけでなく日本社会全体に影響を及ぼす法律が提唱される契機となったことに焦点を当てる。

一　占領下日本における性暴力の恐怖と実態

総力戦、無条件降伏、そして外国による占領は、日本に劇的な変化をもたらし、大量の外国人兵士の到来は、日本という国、その政治、そして性産業における長年の常識を根底から覆すことになった。当時の日本よりも民主化され、女性の政治活動家により大きな発言権が与えられていた連合国政府高官たちの政策とともに、何十万人もの海外兵の到着は、大地震のように日本を揺るがした。大日本帝国の喪失と国外からの引き揚げが相まって、「好ましくない」とされた女性たちの存在が、敗戦を絶えず思い起こさせるものとなった。

占領最初期の段階から多くの日本の男女にとって、性と性暴力は占領下を生きる中で大きな存在を示していた。しかし、連合国軍駐在時に発生したことについては、当時から論争の的となっており、慎重な分析が必要だ。一九四五年八月一六日、東京の主要な駅には、街に残ればアメリカ兵にレイプされると恐れた子ども連れの女性たちが殺到した[8]。さらに翌週にかけて日本各地で警戒を促す報道がなされた。広島県呉市や青森県八戸市では、連合国軍が街で暴動を起こすのではないかと住民らが懸念を示していた[9]。福岡市では、陸軍将校によって女性と子どもの避難勧告が出され、女性の政府職員も避難するよう指示された[10]。東京の南に位置する横浜と横須賀の港町に連合国軍が上陸すると予想されていたため、神奈川県の各当局は女性や子どもを内陸に避難させるようそれぞれの議会に通達を出した[11]。町内会は自警団の結成を計画し、不安に駆られた親は、自衛として娘を男装させることもあった[12]。主要な全国紙はこうした不安を払拭しようと努めたが、読売報知新聞などの一部新聞社は、人気の少ない通りを女性一人で出歩くことを避けるように報じていた[13]。

日本の当局は、これまでにも同様の注意喚起をしていた。カロリン諸島では、日本軍が女性たちに「アメリカ軍が来たらレイプされる」と伝えていた[14]。サイパンでは、レイプや殺されるという警告を受け、何百人もの島民がアメリカ人の手に落ちるよりはと、自殺を図ったり、家族を殺害した[15]。同様の警告は、沖縄の洞窟で負傷兵の看護をする何百人もの学生看護師たち、ひめゆり学徒隊にも発せられていた。日本軍の司令官たちに、捕虜になるくらいなら退避せよと迫られたが、退避する場所もなくさまようちに、大半が攻撃で命を落としたり、自ら命を絶った[16]。

退役軍人への日本側の調査によると、連合国軍兵士がレイプや略奪を行うという噂を日本軍の兵士たちが広めていたと伝えられている[17]。元敵国の兵士が、占領下で日本人男性が犯した性的暴力と同様の、あるいはそれ以上の性的暴力を振るうことを恐れるのも無理はないであろう。また、戦時中のプロパガンダと同様に、勝算がなくなったにもかかわらず、当局が戦闘継続を選んだ理由、あるいは弁解をする役割も果たしていたと考えられる。

しかしながら、一部の女性にとっては、レイプに対する恐怖は根拠あるものであった。八月三〇日、マッカーサーが厚木に到着する頃には、アメリカ軍機は数分おきに着陸していた。日本の警察は、神奈川県で少なくとも二件のレイプ事件を報告しており[18]、占領直後の数週間は、ほぼ毎日レイプ事件が報告されていたからだ[19]。

レイプ犯の一部は、被害者とその家族の両方に屈辱を与えようと罪を犯しており、これらのレイプ事件は恐怖の見本市になっていった。横須賀では、複数の海兵隊員が三六歳の母親と彼女の一七歳の娘をレイプしたり[20]、泥酔したアメリカ軍兵士らが、障害のある四七歳の女性をレイプした。横浜では、一一歳の男の子の前で、四、五名のアメリカ海兵隊員が二六歳の女性を集団でレイプし、女性の局部の写真を撮影した。平塚では、アメリカ軍兵士らが民家に押し入り、銃を持った兵士に外を見張らせ、女性の両親が抵抗するなか一八歳の女性をレイプした[21]。

一九四六年にイギリス連邦占領軍（BCOF）が続いて到着すると、さらに多くの事件が発生した。その一年後にも、広島で二〇名のオーストラリア兵が、日本人の少女を集団でレイプしたと記録されている[22]。一九四七年二月には、ある占領軍の職員が二人のインド人に家まで送ってもらった後、レイプされたと訴えている。一九四七年三月には、岡山県でBCOFのトラック運転手が、車に乗せていた日本人の基地従業員に性交渉を要求し、断られると従業員の顔を数回殴り、道路脇の側溝に倒れ込むほどの勢いで蹴ったことが報告されている[23]。一九四七年四月、カイタチ〔海田市か?〕で一六歳の日本人の少女が、三人のインド兵に声をかけられ、一人の兵士が彼女を押さえつけ、もう一人は彼女の服を脱がせ、三人目の兵士は彼女の二人の兄弟を押さえつけ、少女を集団でレイプした[24]。

占領初期の段階から、一部の加害者が見返りとして金銭や物品を提示してきたことを、日本人の少女や女性たちは報告している。一九四五年九月には、あるアメリカ兵が一四歳の少女に煙草とキャンディを差し出し、銃を突きつけながら口腔性交を強制している。[25] 同月には、千葉県で三人の兵士が「一〇円札のようなもの」、おそらくはアメリカ軍兵が日本に上陸する際に支給されるB円軍票を主婦に見せ、彼女が支払いを拒否するとレイプした。[26]

しかしながら、アメリカ軍兵士が日本人に対して、組織的な性的暴力を行ったという当時の報告やその他証拠は少ない。歴史家の田中利幸は「一九三七年一二月に日本陸軍が南京で犯したような（そして日本の政治指導者らや一般市民が、連合国軍が上陸したときに起こるだろうと恐れていた）民間人の集団レイプと殺人は起こらなかった」と述べている。[27] 南京、ベルリン、ボスニアなどその他事例において、レイプは上級指揮官から公認され、奨励さえされていたのとは対照的に、日本ではアメリカ軍とイギリス連邦軍はレイプの被害を記録し、占領が始まった数ヶ月の間に兵士たちを逮捕し始めた。[28]

占領期が女性たちにいかに抑圧的で、危険を伴う時期であったか判断するには、連合国側だけではなく、日本側の犯罪統計も調べる必要があるが、公表されている資料の数値は大きく異なっている。歴史学者の藤目ゆきは、一九四六年において、三〇件のレイプの報告があったとしているが、たとえば、ドウス昌代は、一九四六年三月から九月にかけて、東京と神奈川だけでも一六五件のレイプが報告されたと指摘している。[29] 田中は、正確な数に関心は少ないことを公言しつつ、その一方で、『隠された恐怖』（*Hidden Horrors*）では、実際には強盗や暴行などを含む犯罪件数を、レイプのみの件数と誤読し、実際のレイプ件数を大幅に過大評価している。[30] 同様の事実誤認によって、田中の『日本の慰安婦』（*Japan's Comfort Women*）に記されている性暴力の記述にも疑問が生じる。一九四六年の広島において発生した犯罪の三八％がレイプであったと田中は記しているが、実際には恐喝罪の割合であり、レイプは全体の二・八％であった。さらに、一九四五年に同市で起きたレイプ件数は八四件ではなく、実際には一四件であった。[31]

田中は、一九四五年九月一九日以降、神奈川県で報告されたレイプの件数が劇的に減少した点についても認識しているが、一日の被害件数は田中が主張するほど多くなかった（たとえば、一九四五年九月一日に警察に届出がされたレイプ件数は二一件ではなく、実際には二件であった）。田中は、自衛さえできない警察を見限っていたのではないかとも指摘している。これは、兵士が警察の刀剣やピストルまで盗んでいたという報告も考慮すれば、十分に起こりえたことだ[32]。また、こうした統計は、兵士と日本人職員との間で発生した、他の種類のセクシャル・ハラスメントを対象としていない。ある種の冗談として書かれたイギリス連邦占領軍の「戒律」から、こういったハラスメントがいかに日常的に起きていたかがうかがえる。「thou shall not love thy house-girl better than thy wife（汝は妻よりもハウス・ガール＝若い女性家事使用人を愛してはならない）[33]」。ハウス・ガールたちは、強制的に性病検査を受けさせられることもあり、姑息な検査をあまりにも不快に感じ、辞めていった者もいた[34]。イギリス連邦占領軍の命令では、女性が検査に同意しなかったり、拒否したりした場合、雇用主として検査の強制はできないが解雇することを奨励する、とされている[35]。こういった性病検査は、ハウス・ガールは「売春婦」であるという世間からの疑惑を助長することになった。たとえば、江田島市小用のシタモト・ヒチベイ〔ママ〕は、母親から同様の理由で退職を促されたと証言している[36]。

とはいえ、アメリカとイギリス連邦占領軍双方の司令官らが収集した事件簿や犯罪統計からも明らかなように、一部の日本人女性は警察にレイプ被害を訴え続けた。これらの統計は、日本全体における件数であるため、より正確な数字になるであろう。しかし、実際には神奈川県で報告されたレイプ件数よりもはるかに低く、この理由は定かではないが、いずれも同様の傾向を示している。すなわち、占領軍がその地域に進駐した当初はレイプの報告件数が高く、その後数ヵ月かけてレイプの報告件数が減少している。北海道と本州北部を占領していたアメリカ陸軍第八軍の記録では、一九四五年九月には一一件、一〇月に一〇件、一一月に七件、一二月に五件のレイプが報告されている。同様に、イギリス連邦占領軍がアメリカの第六軍から引き継いだ本州南部と四国に到着した後、（データが入手可能な最初の月である）一九四六年七月には八件、八月に七件、九月に四件のレイプが報告された。アメリカ軍がドイツに進駐した際にも、同様の傾向がみられた。一九四五年四月には二五〇件以上のレイプ事件が報告されたが、その後数ヵ月かけて次第に減少していった[37]。

こういった戦時下におけるレイプをはじめとした性暴力が蔓延していく傾向は、多くの研究者の指摘とも一致する。日本の占領下で起きた、露出症や集団レイプ、そして未成年にまで被害が及んだ事件の性質は、現代の紛争においても、残念ながらありふれたものになっている。さらに、いわゆる「普通の」男性でも、このような行動をとることが分かってきており、レイプ犯に対する従来の精神医学的診断は当てはまらないことが指摘されている。むしろ、こうした攻撃的衝動をもたらすのは、戦闘による絶え間ない恐怖とストレス、加えて、それによって結束が強まった男性だけの集団が、ギャングのような行動をとるようになる、戦争という環境そのものだ[38]。アメリカの兵士が最初に日本に上陸し、敵意を向けられることを強く予想していたことで、兵士らは戦場にいる時と同じような恐怖やストレスといった感情を抱き、それに従って行動したと思われる。時間が経ち、こうした認識が変わるにつれ、報告される性暴力の件数が減少していった理由も、これで説明がつくであろう。

言うまでもなく、性暴力を止める手立てが何もないことに絶望した女性たちが、性暴力被害の届出を断念した可能性も否定できない。たとえば、一九四九年にはクリスチャンで廃娼活動家のサトウ・キミジは、レイプ事件が頻発していながら、加害者が裁かれることがほとんどないと占領当局に訴えている。彼は明治公園で友人と待ち合わせをしていた女性が三人の兵士に誘拐され、レイプされた事件を例にあげている。その上、被害女性が届出ると「売春婦」として扱われ、性感染症を扱う警備の厳重な病院に収容されたという[39]。それでも、性暴力の届出の多くは、訴えられた兵士の逮捕につながっていた。一九四七年には一四四件のレイプが報告され、七七名が逮捕されている。翌年、一九四八年には一四〇件が報告され、八三名が逮捕されている。さらに一九四九年には一七一件が報告され、一四六名が逮捕されている。[40] しかし、こうして逮捕された加害男性の大半が実際に裁判にかけられることはなかった。日本政府側のデータではないが、日本における裁判件数が大半を占めるアメリカ極東軍全体のデータでは、一九四七年から一九四九年にかけて逮捕された四二二名のうち、軍法会議にかけられたのはわずか一〇四名であった。そのうち、わずか五三名しか有罪判決を受けていない。[41]

レイプ告発後に裁判にかけられ、有罪判決を受けた兵士の数の少なさからも、軍当局が被害者の証言を無視したのではないか、あるいは被告人に対し寛容すぎたのではないか、といった疑問が生じる。しかし、これは日本に限った問題でなかった。同様の事態はアメリカ国内でも発生していた。検察は被害者の証言をしばしば否定し、レイプ被害を「事実無根」であるとみなすことが多かったからだ。[42] ただし、将校たちがアメリカ兵に対するレイプ被害の告訴をすべて却下していたわけではない。アフリカ系アメリカ人の兵士は、白人の兵士よりも裁判にかけられ、有罪判決を受ける可能性が高かった。第二次世界大戦中、ヨーロッパ戦線では、黒人の兵士は、レイプの罪で終身刑や死刑判決を不釣り合いに多く受けていた。黒人の兵士はアメリカ軍分遣隊の一〇％に満たないにも関わらず、イギリスでレイプ罪で処刑された人数の五六％、フランスでは八六％が黒人男性であった。[43] 同様の傾向はアメリカ軍極東司令部下でもみられ、一九五一年には全米黒人地位向上協会（ＮＡＡＣＰ）が、後に最高裁判事となるサーグッド・マーシャルを調査に派遣するに至るほどであった。マーシャルは第八軍に所属するアメリカ陸軍最大の黒人のみで組織された部隊、第二四歩兵連隊に対する不平等な待遇を明らかにした。[44] 白人の兵士の人数は、黒人の兵士の六倍であったにもかかわらず、様々な罪で軍法会議にかけられた黒人の兵士の数は白人の二倍であった。[45] アメリカ陸軍の資料からも明らかなように、当局は日本における、黒人によるレイプ容疑の件数を詳細に記録していた。[46] 対するイギリス連邦占領軍の将校たちは、インド人兵士のレイプ容疑に注目することが多かったようだ。

アメリカ兵は日本の司法ではなく、アメリカ軍の司法によって裁かれた。当然ながら、告訴した日本人にとっては、連合国軍の軍法会議が被害者にとっていかに不公平であるか衝撃を受けたことであろう。しかし、こういった軍法会議は、被告人にとっても過酷なものであった。軍法会議は、規律を維持するために設けられており、兵士は裁判を受けるまで拘置された。また、通常の裁判であれば許可される法的手続きを拒否され、正規の弁護士を割り当てられることも少なかった。軍法会議における量刑の偏りや必要以上に厳しい判決に加え、司令部による量刑や判決への影響が批判の的となった[47]。とりわけ、アメリカにおける兵士によるレイプの有罪率は五七％と、五一％であった日本と同等程度であったことも注目すべき点であろう[48]。

とはいえ、一九四七年から一九四九年にかけて、日本で毎年一四〇件から一七一件のレイプの告発があったことは、当時のアメリカ本国以上に性暴力がいかに頻繁に起きていたかを示唆している。警察にレイプを告発することは、しばしば加害者が訴追されず、むしろ被害者の名誉を傷つける結果となっていた。このため、当時の告発件数を実際に発生したアメリカ軍兵士によるレイプ件数の動かぬ根拠として理解するのではなく、潜在的な傾向を示す指標として解釈すべきであろう。強いていえば、性暴力は占領後最初の数ヶ月を境に減少傾向に転じ、レイプの告発が逮捕につながる可能性が次第に高まっていったことを示唆している。

二　多様な「フラタニゼーション」

ただ、当時の日本人同士の関係もふまえると、八三〇〇万人規模の国家において、連合軍兵士からレイプされるという恐怖が蔓延するあまり、日本人とアメリカ兵との間で合意の上での性行為が一切なかったということは考えにくい。なぜなら、一九四七年には日本人男性によるレイプの報告件数が、占領軍兵士の六倍もあったからだ。さらに件数は急増し、翌年には倍増、一九五〇年には三五五八件にまで膨れ上がった。また、日本人男性によるレイプ、とりわけ親しい間柄における犯行を告発する日本人女性が、それ以外の関係性の加害者による犯行よりも告発する可能性が高かったか、あるいは低かったかは定かではない[49]。

したがって、日本人女性と占領軍兵士との様々な関係について、単に性暴力を避けるための手段や、取引をした上での性交渉、あるいはレイプする手段の一つとしての結婚であったと、はなから決めつけずに検証することは可能であり、また必要な手続きである。彼女たちをただ無力な被害者と決めつけるのではなく、司法手続きや国会でのヒアリング、あるいはマスコミ報道などを介してではあるが、彼女たち自身による証言に耳を傾けることも可能になる。

これまで見てきたように、アメリカ軍とイギリス連邦占領軍の司令部はいずれも、合意の上での交際さえも妨げ、あらゆる私的な関係をすべて名目上「フラタニゼーション（友好的・親密な交際）」として扱った。この用語は肯定的に使われることもあったが、兵士と現地の住民との関係として軍規に反するもの、すなわち、主に兵士と日本人女性との私的な関係を含意することが多かった。占領軍の民事部門に従軍していた一部のアメリカ人女性が、日本人男性と交際した例もあるが、こういった関係は極めて少なかった[50]。

記録が残ることは稀であったが、占領軍の男性兵士と日本人男性との間の性的関係も確かに存在した。軍法会議で有罪判決が出る割合が低いもう一つの理由として、兵士の性犯罪が公になるリスクを冒すよりも、被害者との司法取引に応じていたという特異な事例があげられる。この事件は、一九五〇年四月二三日前後に発生した、一人の日本人男性が、二人のアメリカ軍伍長との関係をアメリカ当局に訴えたことから発覚した。酒を飲んでいたというその日本人男性は、一人の軍人と二回、もう一人の軍人と一回、口腔性交を行なった。捜査当局によると、日本人男性は性行為を強制されたのではなく、自発的に行なったと主張していた。一人目のアメリカ軍伍長は性行為を認めたが、後に自白を強要されたと主張を一転させた。報告書では、軍法会議による裁判が勧告され、署名入りの供述書と引き換えに、「軍のため」に不名誉除隊するという選択肢も与えられた。[51] しかし、たとえ当時は恥ずべきことであったとしても、アメリカ当局に訴えることができると考える日本人が一部にはいたことをこの事件は示唆している。

より頻繁に起きたのは、占領軍兵士と日本人女性との間の性的関係であった。日本では、兵士と女性の関係には、短期間の性的関係、一人の顧客と長期にわたる性的関係（英語の「only」から「オンリー」と呼ばれていた女性たち）に加えて、兵士と女性が結婚という形で関係を公的に認めてもらおうとする事例もあった。このうち、最も容易に分析できるのは、短期間の性的関係であり、これは連合国軍の兵士が最も頻繁にもった性的関係でもある。性的な取引に応じることで、買い手（兵士）と売り手（セックスワーカー）という二つの取引当事者が関与する、誰でも利用できる取引行為に兵士たちは参加していた。[52] ここで取引される商品は性行為であり、金銭やその他の支払方法で売買が行われた。こうした顧客とセックスワーカーの関係は、非独占的であったため、両者の性的関係はより大きな市場の一部を形成していった。

傍観者たちはしばしば、回顧録や手紙、さらには歴史的資料において、この市場がいかに大きく、自由であったか記している。当時の兵士たちは「娼婦やナイトクラブの女の子たちがしてくれるような、無意味な性行為、罪悪感のない性行為、前戯のない性行為を最も楽しんでいた」と、後に「アメリカ軍隊放送（Armed Forces Radio）」のある記者が回顧している。[53] しかし、兵士たちの関心を引いたのは、（兵士から見た）日本人女性の都合の良さだけではなかった。それは、兵士たちが抱いていた、日本人女性に対するあるイメージだ。「従順さ」という特徴は、日本の「ゲイシャ」でよく連想されるものであったため、多くのアメリカ人は日本人のセックスワーカーを「ゲイシャ・ガール」と呼び続けた。軍関係者の多くは、着物を着た日本人女性は全員芸者であると思い込んでいたため、性産業で働く女性たちの多くは自身の経歴に関係なく、マーケティング戦略の一つとして自分たちをゲイシャ・ガールとして宣伝し、成功をおさめた。『星条旗新聞』やアメリカのマス・メディアの記事には、「ゲイシャ・ガール」を売り込む東京のバーの写真も掲載されていた。当局は、男性にコンドームの着用を要求しなかったとされる日本人女性の従順な態度を、高い性感染症率の原因だとして強く非難していた。(54)

また、アメリカのメディアは、アジア人女性に対するもうひとつの対照的なステレオタイプも報じていた。ゲイシャ・ガールは、何も知らないアメリカ兵を誘惑する、狡賢いオリエンタル女性として描かれたのである。(55) たとえば、一九四七年の『ニューヨーク・タイムズ』（*The New York Times*）の記事では次のように書かれている。「彼女はウェイトレスであり、工場の従業員であり、あるいはキモナ《ママ》を借りた東洋のボビー・ソックスでもあり、そして、無防備なアメリカ兵に、何が本物の芸者ではないのかを示すために出かけて行った(56)」。ビル・ヒュームの漫画『ベビーさん』（*Babysan*）は「日本と日本人女性のハウ・ツー・ガイド」として人気を博した。「ベビーさん」は元々『ネイビー・タイムズ』（*Navy Times*）に掲載されていたが、後に日米同時に出版された書籍にも収録されている。ピンナップ・スタイルで描かれたヒュームのパンパンたちはアメリカ人男性の妄想を掻き立てたが、コミック内で「ベビーさん」が占領軍兵士の常連客たちを手玉に取り、二人同時に相手しながら金を巻き上げている様子などが多く描かれている。(57) 多くの日本人女性は、兵士たちが抱いていたイメージに合わせてアピールしようとした。実際に芸者になるための修行を積んだ女性はほとんどいなかったが、「ゲイシャ・ガール」は歓楽街ではよく見かける光景であった。

兵士たちが期待する役柄を完璧に演じ切っていた女性たちと関係を持つことが最も多かったのは、基地のある町であった。中には、より長期的な関係に進展する事例もあった。「オンリー」形式の関係も、買い手と売り手（オンリー）という二人の取引当事者の間で行われたが、実際は交際に加え、掃除や料理などのサービスも含まれて、金銭やその他の支払い方法で取引が行われた。こうした関係は、複数の兵士のもとで働く一部のオンリーを除き、原則として一人の顧客に限られていた。海外の港町、とりわけアジア圏の港町に駐在するヨーロッパ系アメリカ人の男性が「現地妻」を持つ事例には、長い伝統がある。[58]

戦後一〇年のあいだに、一部の兵士はより深く日本に腰を下ろし始め、内縁関係を結んだり、日本人女性と結婚したりする兵士も出てきた。しかし、当時のオンリーの女性たちは、日本社会にも、連合国軍当局にも受け入れられず、不安定な立場に置かれ続けた。日本当局が、一般のセックスワーカーに義務として課されていた健康診断を、オンリーたちには免除する身分証明書を与えることで、異なるカテゴリーであることを全面的に認める事例もあった。[59] しかし、アメリカ当局が日本側ほど理解を示すことはなかった。セックスワークを容認する将校もいたが、日本人女性とアメリカ兵の間に存在するさまざまな関係を認めず、長期に及ぶ交際関係は、軍隊の素行表での減点や昇進を妨げられるリスクも伴っていた。セックスワークを黙認することが多かったイギリス連邦当局も、長期的な関係については禁じていた。

連合国軍当局と日本当局は双方とも、兵士と交際している日本人女性をすべて「売春婦」とみなし、咎めることが多かった。これは、警察の強制捜査で摘発された女性たちによる、一連の貴重な報告でも明らかだ。一九五〇年の岩国で起きた強制捜査では、短期間の出会いを専門にするセックスワーカーだけでなく、オンリーや偶然その場にいた女性も摘発された。基地に二年間勤務していた三六歳のヤスイ・ミツコは、オンリーであった。この事例では、二名のアメリカ軍憲兵が、彼女の自宅に加え同僚三名の自宅に捜査が入った。ヤスイたちは、自身が取り締まりの対象ではないと思っていたにもかかわらず、家宅捜索を受け、さらに、もうこの業界で働いていないと主張する二名の女性も捜査に引きずり込まれた。[60] 二一歳のタナカ・ユウコは警察の取り調べに対し、「ここに来てからまだ間もないので、兵士たちとの交流はありません。憲兵の命令なので、健康診断を受け、病気が見つかれば自分で治療を受けに行きます。もし可能であれば、この岩国で、兵士と一緒に暮らし、彼の女性になりたいと思っています」と釈明している。三七歳のキタムラ・ヤスコは、自身がセックスワーカーであり、以前にも性感染症での逮捕歴があり、入院したことがあると認めた。しかし、彼女は九歳の子どもをつれて岩国に来ていたため、セックスワークをするつもりはなかったと否定した。(61)

当時、家宅捜索やその他の方法で逮捕された女性たちは、一九四八年の性病予防法で起訴されるのが一般的であった。彼女たちは、一九四九年まで占領軍関係者と日本の市民が関与した事件を審理するために設置された軍事裁判所に出廷していた。検察官の一部は、総司令部や第八軍司令部に対し悪印象を与えるとして、こういった扱いに反対する者もいた。彼らは勧誘の責任は女性側ではなく、兵士側にあると思っていたからだ。このため、性病予防法に関する事件は、すべてが起訴されていたわけではない上、保管上の制約から関連資料の入手が困難になっている。

こうした制約があったにもかかわらず、短期間の関係であっても多様で複雑な関係を築くことができたことを、現存する一九四九年のとある資料は物語っている。(62) セックスワーカーたちが、たとえ性病予防法の裁判では兵士に責任があると主張していても、実際には兵士に絶対的な服従を示していたわけではない、彼女たちは、取引について交渉することもしばしばあった。たとえば、タケダ・ミチコの事例では、アメリカ軍上等兵のグレイディ・L・フリーマンを性感染症に感染させたとして起訴された。当時二〇歳で、身長五フィート一インチ〔一五五㎝〕、体重一一五ポンド〔五二㎏〕のタケダは、もともと大建ビルに勤務するタイピストであったが、彼のオンリーとして働きながら、学費を支払うために他の客も取っていた。フリーマンとの性交渉で一〇〇〇円を受け取っていたことは認めたが、六〇〇〇円を受け取った他の客、ペドロ・J・モンターノ一等兵から性感染症をうつされたと主張した。タケダは、知らずにフリーマンに淋病を感染させたと主張し「私はどんな人と性交渉をするときも、予防器具を使用するように要求しましたが、誰一人として使用してくれなかった」と兵士たちを責めた。これにもかかわらず、裁判所はタケダが、兵士二名を淋病に感染させ、違法に売春を行なったとして有罪と判決した。タケダは、性感染症からの回復を証明できれば執行猶予のつく、三ヶ月の禁固刑を言い渡された[63]。

同様に、「ベティ」の愛称で知られたナカノ・ジュンコも、アメリカ軍一等兵ジョージ・C・エドワーズに性感染症をうつした容疑で裁判所に連行された。四フィート八インチ〔一四二㎝〕、九五ポンド〔四三㎏〕と小柄な二四歳のナカノは「色白な美女」であったが、波乱にとんだ経歴の持ち主でもあった。一九四五年から一九四九年にかけて時々セックスワーカーとして働いていたナカノは、三人の兵士と同棲したり、洋裁店を営んだ経験もあった。エドワードは自身が淋病の症状を発症していることに気づくと、ナカノの所在を捜査官に伝えた。一九四九年六月九日に風俗取締班が彼女を逮捕し、京都の性病診療所に監禁した。ナカノは罪を認めたが、兵士がコンドームを使用してくれないと抗議した。彼女は六ヶ月の禁固刑を言い渡されたが、性感染症に罹患していないことを示す診断書を提出したため、執行猶予となった[64]。

三一歳のフジワラ・ミサコは、オーストラリア人兵士との性交渉に応じることで、現金ではなく物品を受け取っていた。靴墨一缶と粉石鹸一袋に加え、シャツが送られることを約束されていたことから、当初はより長期的な関係であったことを示唆している。有罪判決を受けた直後、フジワラは淋病で性病診療所に再入院した。オーストラリア兵に梅毒をうつしたとして二〇〇〇円の罰金を科せられたが、その後すぐに客引きする姿がみられるようになったため、二〇〇〇円の罰金では、抑止力として不十分だと検察側が主張した[65]。

三　連合国軍兵士と日本人女性の結婚

性感染症に関連する起訴はまれであった上、効果的ではなかった。とはいえ、性感染症を広めるような関係は、結婚に至るようなより深い関係に比べれば、当局にとって単純な問題であった。その上占領軍で勤務するアメリカ人男性とアメリカ人女性の間でさえ結婚することは奨励されていなかった[66]。将校の大半は、結婚に対し否定的に考えており、当時の移民法も長期的な関係を阻んでいた。例外的な事例を除き、アジア人がアメリカに移住することは禁じられており、オーストラリアにおいては入国さえ禁じられていた。

それでも、アメリカ人やオーストラリア人の一部兵士は、神前式で日本人女性と式をあげた。しかしながら、キリスト教式の婚礼ではなかったため、兵士側にとっては本当の結婚とは見なされなかった[67]。ただし、日本の法律では結婚に免許や式典は必要なく、当事者間の合意のみで、日本の役所の戸籍係に届け出た時点で婚姻が成立する。日本人女性と結婚する気もなく、ましてやアメリカに連れ帰るつもりもなく、彼女たちと家庭を築いた兵士たちもいた。また、日本人の恋人との結婚を望んでいながら、上官によって別の任地に異動させられる前に必要な婚姻手続きを済ませられず、結婚できなかった兵士もいた。こうした異動は、多くの場合、兵士と女性の関係を断ち切ることを目的に行われた。

それでも、日本人の妻や恋人とともに帰国することを強く望む兵士もいたが、彼らは法的な壁に悩まされた[68]。イギリス連邦占領軍の政策では、兵士が日本人と結婚することを固く禁じていた。オーストラリアでは「白豪主義」[69]のもと、アメリカ生まれであろうと、片親だけがアジア人であろうと、アジア人の入国を禁じていた。日系アメリカ人はあくまで日本人として扱われたが、白人であれば誰でもオーストラリア人になることができた。イギリスとニュージーランドの当局もまた、権利に対して人種的な見解を持ち合わせていた。重視されたのは血統であり、市民権ではなかった。たとえば、ニュージーランド司令部は、ニュージーランド人のジェームズ・カーネギーが、アメリカ国籍を保有する日系アメリカ人のクラリス・ヒガシダと結婚することを禁じた[70]。インド人と日本人の結婚にも強い反発があった[71]。結婚を希望するイギリス連邦占領軍の兵士は、最高司令官から書面による許可が必要で、横浜のイギリス総領事でのみ挙式が許可された。また、一九四六年のイギリス連邦占領軍の実施細則第三九号では、「いかなる場合においても、イギリス連邦占領軍に所属する者と日本人との結婚を認めない」と記されている。[72] 民間の聖職者による結婚や、日本の民法に基づく結婚は懲戒処分の対象となり、扶養手当や結婚手当は支給されないことが公式の方針となった。

このような状況下においても、多くのイギリス連邦占領軍兵士は日本人女性と非公式に結婚した。[73] オーストラリアのマスメディアは、日本人女性とオーストラリア人兵士との結婚問題についてたびたび報じている。一九四七年二月、オーストラリア人が日本人女性と結婚した後、闇市で得た資金を彼女に提供していたと大々的に報じられた後、オーストラリア内閣で「フラタニゼーション」が議題に上がるようになった。一九四八年三月、オーサー・コールウェル移民相は下院で、戦時下の状況を引き合いに出し「男女問わず日本人がオーストラリアの海岸を穢すことを許すのは、もっとも愚劣な行為だ」と述べた。[74] コールウェルがオーストラリアへの日本人妻の入国を認めないと発表した後、『シドニー・モーニング・ヘラルド』(*Sydney Morning Herald*) の社説上で激しい論争が巻き起こった。投稿者の多くは、戦争の記憶や混血児に対する恐怖といった理由から、日本人女性の入国を許可することに反対していた。ある女性は、次の投稿を送っていた「献身的な息子を持つオーストラリア人の母親も、太平洋のどこかの戦場に埋葬されたまっとうなオーストラリア人の夫を持つオーストラリア人の妻も、目の前でオーストラリア人の男性が日本人女性をこれみよがしに見せびらかされて、気分を害さないことはないだろう」。[75]

一部では人種的平等や個人の自由を侵害するといった理由で日本人の入国制限に反対する意見もあった。三月一二日、メアリー・M・ジャクソンは、この政策からは「支配民族の教義を彷彿とさせる」と批判した。「日本人全員をひとくくりにし、徹底して責めるべきだという思い込みは、同じオーストラリア人だからといって、ミスター・コールウェルと私があらゆる点において同じであると言うのと同じように愚かなことだ」と彼女は続けた[76]。また、別の読者は、オーストラリア人は「個人の自由の原則を守ることが、民主主義の本質であること」を忘れてはならないと寄稿している[77]。

それでも、オーストラリア人やアメリカ人兵士の一部は、たとえどんな壁があろうとも日本人女性と結婚するという確固たる意思を持っていた。なかでも有名な例は、オーストラリアのフランク・ウィーバーであろう。彼の冒険談は、一九五〇年代初めにオーストラリアの新聞で報じられた。テツイチロウ・キタガワという通称を使うことを好んでいたウィーバーは、一九四八年に除隊するまでイギリス連邦占領軍の兵士であった。彼は一九四七年八月に神前式でサチコ・キタガワと結婚し、一九五〇年一一月にはキリスト教式の結婚式をあげたといわれている。オーストラリア国籍を離脱しようと試み、二度とオーストラリアには戻るつもりがないとも誓っていた。不法入国により、計八回も日本から強制送還されたが、刑務所の配管工から盗んだ弓ノコの刃を使い、入国管理局から脱獄したことなど、さまざまな冒険談が残されている。七度目の日本入国を試みたときには妻がすでに再婚しており、ウィーバーは妻を失ったことを「オーストラリアの妨害」のためであると責めた。結局、彼はオーストラリア政府に帰国のための援助を懇願しなければならず、帰路に必要な七五ポンドを請求された[78]。

ただ、オーストラリア人やアメリカ人の兵士にとって、より身近な問題は、日本人の花嫁のためにビザを確保することであった。当時のアメリカの法律では、海外からの大規模な移住を禁じていた。しかし、こうした状況下でも、一部の女性たちは終戦後、アメリカに入国できた。上院・下院議員が、議会法案へ特別な添え書きをつけることで、個別で例外措置を認めることができたからだ。実際にあった例としては、ニューヨーク州の下院議員ジェイコブ・ジャビッツが、ジョージ・アサイ中尉の婚約者であったノブコ・マエダの入国制限を免除する法案を提出する予定であることを、一九四九年に占領軍当局に書面で報告している[79]。一九五二年までに、アメリカの兵士たちは移民法の猶予期間を利用して、在日アメリカ当局に五〇〇〇件以上の婚姻届を提出していた[80]。同年、移民国籍法（通称マッカラン＝ウォルター法）が成立し、日本からの移民を全面的に禁じる措置は廃止されたが、依然として入国を許可する枠は年間一八五名のみに限定されていた[81]。

オーストラリアの政策も一九五二年を節目に変わっていった。日本人女性のチェリー・パーカーがオーストラリア人の兵士〔ゴードン・パーカー〕と結婚し、入国を許可された最初の事例をきっかけに広く知られるようになった。ゴードン・パーカーはメルボルン郊外のビクトリア州リングウッド市長の息子で、チェリーとの間には二人の子どもがいた。しかし、この政策変更により、すべての日本人の妻が直ちにオーストラリアへ入国できるようになったわけではなかった。『シドニー・モーニング・ヘラルド』は、それぞれのケースが個別に判断され、現在検討されているのは一二名程度であると伝えている[82]。兵士たちが自身の行動を後悔するかもしれないことや、故郷を離れた日本人の少女たちも不幸になるかもしれないことを理由にあげ、同紙は社説ですべての結婚を認めないことには確かな根拠があり、政府の方針は正しいと論じている。しかし、この時点では、すでに婚姻が成立し夫が帰国した後では、政府が強制的に二人を引き離すことはできなかった[83]。

一九五二年六月、チェリー・パーカーがオーストラリアに到着した後、すぐに多くの日本人の妻が続いた。こうした話について、オーストラリアのマスコミは、大半が肯定的に報じ、彼女たちに好意的なインタビューや写真も掲載された。一九五三年にはオーストラリアの移民政策がまた転換点を迎え、二〇〇名ほどの戦争花嫁がオーストラリアに入国した。ただ、広島県の『中国新聞』によれば、移住を希望する女性たちは煩雑な手続きに直面したという。まず、移住資格を得るため、男性側がまず上官に申請を行い、申請後、占領軍当局と日本の警察当局が女性の身辺調査を行った。最初の調査結果が好ましかった場合、当局は新婦の英語に関する知識、学歴、体調、そして結婚に対する親族の意見なども調べた。一九五三年一月には、オーストラリア陸軍は花嫁学校を設立し、服装に関する注意点や食事の支度方法などを指導した。これにより、一九五六年までにおよそ六五〇名の日本人女性がオーストラリアに移住した[84]。

アメリカでは、一九五二年に公開された映画『東は東』(*Japanese War Bride*) と宣伝ポスターによって、日本人の妻がますます注目を集めるようになった[85]。ヴァーン・スナイダーによる一九五一年の同名の小説をもとにした、一九五六年の『八月十五夜の茶屋』(*The Teahouse of the August Moon*) や、一九五七年の『サヨナラ』(*Sayonara*) といった映画は、アメリカの観客向けに、異なる人種間のカップルに対する同情的な描写がなされている[86]。渋沢直子が述べたように、アメリカ人と日本人の結婚を題材にした小説や映画は、他の人種に対する寛容さと、その必要性について、アメリカ国内の世論を動かすきっかけとなった[87]。

中でも大ヒットした『サヨナラ』は、ジェームズ・ミッチェナーの小説が原作であったが、ミッチェナー自身も日系人の女性と結婚することになる。この映画は、あるアメリカ人パイロットが日本人の女優と恋に落ちたことで、アメリカ軍内の偏見と向き合わざるを得なくなった様子を描いている。上官と兵士との緊張関係、将校と下士官との違い、カジュアルな付き合いと結婚との違いなど、「フラタニゼーション」に関する複数の問題点を描き出している。この映画では、基地兵舎の無骨さと精巧な歌舞伎の舞台や畳敷きの家、軍服と華やかな着物、そして兵士たちの話すはっきりとしたアメリカ英語と日本人女性であるハナオギとカツミの強くなまった英語、軍隊の荘厳さと日本の「エキゾチシズム」が対照的に描かれている。しかし、映画内で描かれているアメリカ兵と日本人女性との関係は、人種間の隔たりについて不都合な、そして新たな光を当てることになった。作中のある登場人物は、冷淡な上官によって日本人女性との結婚を邪魔された後、異動を受け入れられず自殺している[88]。それに対し、マーロン・ブランド演じる主役は和服姿で登場し、女性と婚姻を結ぶことにようやく漕ぎ着けている。ブランドと別れた元恋人のアイリーン・ウェブスターも、ある舞伎役者に慰められる。作中の登場人物は全員、二つの国家の狭間で葛藤しながら、自分たちが何者かを定義し、彼らを引き裂くはずの人種的アイデンティティを拒絶する様子が描かれている。

四　混血児の誕生と「パンパン問題」

一九五二年までに、アメリカの兵士たちは日本のアメリカ当局にのべ五〇〇〇件以上の婚姻届を提出した[89]。同年にマッカラン＝ウォルター法が施行され、日本からの移民を全面的に禁じていた措置に終止符が打たれたが、その後も入国が許可されるのは年間一八五名に限られた[90]。移民政策が変更された後もなお取り残された日本人女性たちの苦境は、日本の一般市民の間で連合国軍兵士との関係が大きな社会問題を引き起こしているという認識を広める一因となった。「純血」の日本人が優れているという戦時中のプロパガンダにさらされてきた多くの日本人にとって、白人や黒人の兵士との間に生まれた混血児は、異人種間の結婚以上に厄介な存在となった[91]。こうして生まれてきた子どもたちは蔑称「合いの子／間の子」と呼ばれ、私生児という意味合いもあった。混血児という用語も一九五〇年代には一般に普及し、一九六〇年代後半から七〇年代にかけてメディアでは多く使われていた。こちらは、当初は中立的な意味合いが強かったが、次第に非嫡出児や占領下におけるさまざまな社会問題と結び付けられるようになった[92]。

こうして生まれてきた子どもの多くは育児放棄やネグレクトに遭い、アメリカでは扇動的な報道の的となった。一九四六年には、三菱財閥の娘で、外交官の妻であった澤田美喜は、列車に乗車していた時に混血児の赤ん坊の遺体が、文字通り膝に落ちてきたと主張した。その後、澤田は最初の支援者の名前にちなんだエリザベス・サンダース・ホームを設立し、捨てられたＧＩベビーを保護し、この問題を取材する海外のジャーナリストの重要な情報源となっていった[93]。記者のダレル・ベリガンは『サタデー・イブニング・ポスト』（*The Saturday Evening Post*）で、「日本人らしからぬ肌色の赤ん坊が、積み上げられて死んでいるのが次々と発見されている」とし、「混雑した駅構内から、皇居前の公園、銭湯で生きたまま発見されることもある」と続けている。彼が訪問した施設は「汚く、みすぼらしいもので、政府の支援によって一〇人から一五人ほどの赤ん坊が預けられている」と書いている。[94]中でも、黒人の父親は全体の一一～一四％とわずかであったが、その子どもたちは世論の注目を浴びるようになった。[95]依然として中絶は違法であったが、ベリガンの報告によれば、少なくとも一人の開業医は、兵士の子どもを中心に中絶手術を行っていたと記している。[96]

満洲から引き揚げてきた女性たちに対する扱いは、また異なる政府方針の前例を作った。多くの日本人は、ソ連兵にレイプされた日本人女性が、混血児を産むのではないかと危惧していた。このため、引揚援護局の日本人スタッフやボランティアは、女性たちに性暴力被害の有無について尋ね、中絶という選択肢も提示していた。[97]

一九四七年には加藤シヅエ、福田昌子、そして太田典礼たちが、世界で初めてとなる中絶を合法化する法案を国会に提出し、審議が行われた。[98]翌年には、谷口弥三郎が中心となり、また新たな法案が提出された。谷口は、産科医に中絶事業を独占させようと試みており、後に日本医師会の会長になっている。しかし、谷口は他の議員らに、この法案の主な目的は、下層階級の出生率の高さによる日本人全体の質の低下を防ぐことにあると語っていた。谷口はとりわけパンパンについて危惧しており、「保健所を大いに活動させせまして……いわゆる生活能力のない者と申しますか、経済的無資格者と申しますか、そういう者も一つ時々総狩りをいたしまして、そういう場合に妊娠をしておるような者を見出したならば、それをよく検査をする。……パンパンガールあたりでも可なり精神薄弱者などがおるようでありますから、あの乞食の中あたりにでも沢山おるようでありますから、そういう適応者を見出しまして、そういう者の人工妊娠中絶をして、そういう出生を防止をするという方面に一つ大活動をして頂くように進むことができんものだろうか」と発言している。慶應義塾大学の林髞《たかし》（木々《きぎ》高太郎《たかたろう》）教授は、中絶を合法化することで、「二〇年後には大体パンパンガールの八〇％、ヨタ者、ヤクザの八〇％が減ると見込んでいる……日本は質の良い国民を擁した国になる」と述べている。[99]

優生保護法についての報道は主に、人口過剰の問題に焦点を当てており、推進者たちが混血児の出生までも防ごうとしていたかは定かではない。この問題について公に言及することは占領当局によって規制されており、『サタデー・イブニング・ポスト』の記事を理由にベリガンは国外追放されることになった。[100] ＳＣＡＰの民間検閲支隊は、すべての出版物の収集、事前調査を行なっていたが、一九四五年から一九四九年にかけて、大衆文学で最も検閲を受けたのは「フラタニゼーション」に関する記述であった。[101]

一九四八年についに施行された優生保護法では、避妊指導のクリニックへの助成は含まれていなかったが、その一方で、優生保護委員会を設置し、母体の健康を守ること、あるいは遺伝性疾患を防ぐことを目的とした中絶を許可した。[102] そして翌年には、経済的困窮を理由とした中絶手術の申請ができるようになった。当時の女性たちは、妊娠を継続するには大きな代償を支払わされ、[103] 中絶を行う理由で最も多かったのが「周囲の反対」であった。[104] また、委員会には強制的に不妊手術を行うことが認められており、一九五〇年から一九五九年にかけて八四〇四件の強制不妊手術が行われた。[105] 一九五三年に国会議員になった市川房枝をはじめ、優生学に関心を示した女性の地位向上を目指す一部の活動家たちは、混血児問題と売春を結びつけ、世論に訴えるのに大きな役割を果たした。[106]

日本人の多くは、パンパンたちと、兵士と長期的な交際をしている多数の女性たちを分けて考えず、孤児が増加している責任をパンパンたちに押しつけた。[107] この問題を把握していた当局は、一九五二年までにおよそ二〇万人の混血児が生まれたと推定している。より正確な推定では、実際の出生数は一〇万人に近いといわれている。[108]

エリザベス・サンダース・ホームの記録では、アメリカ出身の父親だけでなく、フィリピンやオーストラリア、さらにはロシア出身の父親もおり、混血児たちの多様な出自をあらわしている。母親が子どもたちを手放した理由はさまざまで、一八％が「子どもの将来をよくするため」、一七％が「子どもにとって好ましくない環境になることを心配したため」、一五％が「父親が母国に戻ったため」と回答している。最も多かった理由として、単に「捨てられた」子どもが三〇％を占めていた。[109]

一九四六年には早くもこの問題が国会で審議され始め、一九五二年から翌年にかけて特に盛んとなり、日本の学校に混血児たちが通うことを許可すべきか議論された。一九五〇年三月に、当時の文部省は混血児も日本人であり、日本の学校に通うべきだと明言した。[110] 一部の国会議員は子どもたちに同情的であったが、懸念を示す議員もいた。[111] 一方で、違いを認識しつつも、混血児は日本人とみなされるべきであると考える議員も少なからずいた。混血児たちには経済的支援が必要だという点では意見が一致していたが、支援の方法については意見が分かれていた。アメリカに働きかけるべきだという意見もあれば、日本の社会福祉制度で対応すべきだとする意見もあった。[112]

しかし、占領軍当局は一切責任を取らなかった。公衆衛生福祉局（ＰＨＷ）のクロフォード・Ｆ・サムス局長は、ユーラシア系マイノリティの登場を避けるため、混血児たちを日本人として扱うよう指示した。[113] この問題は日本に限らず、オランダ領東インドや、フランス領インドシナ、さらにはインドの植民地関係者にとっても長年の懸念事項であった。[114] 異なる人種間での結婚と混血児の誕生は、彼らの権力基盤を形作る人種的境界線を不安定にしたからだ。そのため、日本における混血児たちに関する報道は検閲を受け続け、サムス自身も日本政府がこの問題を調査することを禁じた。[115]

外国人の兵士との間に混血児をもうけた日本人の女性たちは、社会的な圧力をはじめ、様々な問題に直面した。一部の女性は地域コミュニティから姿を消し、また一部の女性は子どもを手放し孤児院に預けた。[116] そして母親の元に残った子どもたちは、生まれ育った町で偏見に直面することになった。[117] 肌の色が濃い混血児たちに対する世間の態度はさらに厳しかった。作家の野上弥生子は、こうした子どもたちをアメリカに「送り返す」のが本人たちにとって一番幸せであると主張した。澤田美喜は、建前上は差別から守るため、肌の色が濃い子どもを施設に隔離すべきであると論じていた[118]。

それでも、日本人全員が混血児たちに対して厳しい意見を持っているわけではなかった。女性雑誌『婦人公論』の一九五三年の特集号では混血児の問題が取り上げられ、パール・バックと野上弥生子とのやりとりや、澤田美喜と厚生省の古屋芳雄の記事も掲載された。バックは混血児たちを高く評価したが、澤田は日本人の子どもより劣っていると主張した。また、旧厚生省の混血児対策を率いていた古屋は、混血児を日本人と中国人のような近い人種間での混血と、日本人とアフリカ系アメリカ人のような遠い人種間での混血と、二種類に区分した。また、古屋は混血児は問題を起こしやすいとも主張した[119]。他方、一九五三年の『毎日新聞』の記事では、子ども同士は問題なく一緒に楽しく遊んでおり、偏見を持っているのは大人の方であると指摘している[120]。それでも、売春は被害者がいない罪ではないことが混血児たちに関する報道で示唆されていた。一九五三年に、社会評論家の神崎清はこの社会問題を例としてあげ、基地を悪影響だと大半の日本人が思っているとし、売春防止法が唯一の解決策であると主張した[121]。

肌の色が濃い「混血児」たちが直面する差別を、当時の文学作品や映画はたびたび描いている。高崎節子による一九五二年の小説を原作とした、関川秀雄監督の『混血児』（一九五三年公開）や、今井正監督の『キクとイサム』（一九五九年公開）は、この社会現象に対する日本社会の関心の強さを如実に表している。作家の有吉佐和子が一九六四年に公開した小説『非色』は、日本で初めて混血の子どもを持つ母親に焦点が当てられた作品である。

五　「混血児問題」の「解決」をめざして

国会で売春防止法の制定を目指す政治家たちは、売春と基地が日本全国の母親に与える脅威の一つとして「混血児問題」に焦点を当て、議論の的にした。労働省婦人少年局の調査によれば、一九五三年には大多数の日本人が軍事基地におけるセックスワーカーの存在を知っていた。回答者の六〇％が反感を抱いており、彼女たちの状況に同情を示す回答はわずか二一％であった。[122]こうした嫌悪感の大半は、日本の子どもたちを守りたいという気持ちによるものであった。また、セックスワーカーたちがどういった悪影響を及ぼす可能性があるかという質問に対し、三三％が「子どもの教育に良くない」と回答し、二一％が「幼い女の子のモラルに悪影響を与える」などの理由をあげた。[123]こうした世論調査の結果から、日本人の大半は軍事基地で働くセックスワーカーの主な悪影響は、好ましくない道徳的環境を作り出すこと、さらにいえば（純血の）日本人の子どもたちに害を与えることだと考えていたのがうかがえる。検閲が撤廃された一九五〇年代初めには、こうした懸念を背景に、売春防止法の制定は女性自身と家族の幸福に不可欠であることを、知識人やクリスチャンの活動家、国会議員たちが女性たちに訴えるようになった。

国会で売春防止法案の成立を目指す政治家たちは、混血児に関する社会問題に焦点を当てるようになった。政治家たちは、この問題を売春と軍事基地が日本全国の母親に与える、より大きな脅威の一部であるかのように仕立て上げた。もちろん、日本の子どもたちが直面していた、実際の問題に危惧を示していたという側面もあったかもしれないが、混血児たちを利用して、学校や地域にセックスワーカーや彼女たちの子どもがいないことを望む母親たちに訴えかけたのだ。

一九五二年に、市川房枝はある解決策を提案した。彼女は知識人向け雑誌『東洋経済新報』の特集号で、「パンパン問題については、アメリカ軍と協議し、できるだけ結婚させ、米国へやる」と書いている。混血児に関する問題でも、市川にとっては同じく簡単な解決策があった「混血児は駐留軍、または米国と交渉して、米国へ引き取ってもらうようにする。その方が子供達にも幸福であろう」[124]。

実際には、当時のアメリカの移民国籍法は、集団的な養子縁組を禁じており、マッカラン＝ウォルター法によってアジアからの移民を厳しく制限していた。その後、一九五三年に施行された難民救済法は、孤児がアメリカに入国するための機会を与えることを企図していた[125]。一九五六年までに約一〇〇〇人の混血児が養子縁組として同法のもとで渡米した。小代有希子が指摘するように、日米両国の政府と社会が、こうした子どもたちを見捨てたことは、「うわべでは日米友好関係の名目で、互いに人種差別を容認してきた」ことを示している[126]。日本の福祉当局や日本人の多くは、「ＧＩベビー」問題は、慈善事業に任せるのが一番であると考えていた[127]。

オーストラリアでも混血児は、養子だけでなく、孤児院でさえも受け入れられなかったようだ。読者のバーバラ・ブリテンは『シドニー・モーニング・ヘラルド』紙に掲載された日本人の妻に関する記事に対して、このような結婚の問題点は生まれてくる子どもたちにあるとし、「本当に苦しむのは不幸な子どもたちだ」と寄稿した。

占領軍が初めて日本に上陸したとき、大日本帝国の占領下で軍隊によって行われたのと同じような残虐な行為を受けるのではないかという恐怖が日本中に広まった。しかし、その恐怖は、連合国軍兵士の子どもたちに象徴されるように、終わりの見えない占領という、未来に対する恐怖へと推移した。セックスワーカーを親にもつ混血児たちに対する態度、そして優生保護法の条項には、一部の女性が占領者と関係を持ったことで日本社会が次第にセックスワーカーたちを孤立させていった様子がよくあらわれている。こうして、特定の女性や子どもを排斥する保守的な日本の国家観が、表向きは当時進歩的であった廃娼運動を形作ると同時に、今日に至るまで日本社会に暗い影を落としている。

【附記】有賀ゆうアニース監修

注

（1）植村環「売笑婦のいない世界へ」『婦人公論』一九五九年四月、四四頁。
（2）Sarah C. Kovner, *Occupying Power: Sex Workers and Servicemen in Postwar Japan* (Stanford, Calif: Stanford University Press, 2012), 154 を参照のこと。この概念は、イギリスの社会学者スタンリー・コーエンが、一九六〇年代半のイギリス労働者階級の若者文化を調査したことに由来する。また、クリスティン・ローバックは終戦直後の日本における混血児たちは「複雑に共有されたモラル・パニック」であり、「破綻した国家ではなく、〈純粋な〉人種」を基盤にする、日本のナショナリズムにつながるものであったと指摘している (Kristin Roebuck, "Orphans by Design: 'Mixed-Blood' Children, Child Welfare, and Racial Nationalism in Postwar Japan," *Japanese Studies* 36, no. 2 (May 3, 2016): 191-212)。
（3）保明と松原は、日本の国家観が帝国から国家へと移行するにつれ、「日本人の人口」の意味もまた変化したと指摘する。引き揚げ女性の妊娠検査や捨て子、さらには避妊、人口過剰、そして「民族の危機」さえも同時進行していたと指摘し、「一九四〇年代から一九五〇年代にかけて日本政府は優生学と家族計画をそれぞれ推進することを決定した」と述べている (Aya Homei and Yoko Matsubara, "Critical Approaches to Reproduction and Population in Post-War Japan," *Japan Forum* 33, no. 3 (July 3, 2021): 307-17)。また Yoko Matsubara, "The Eugenic Border Control: Organized Abortions on Repatriated Women, 1945-48," *Japan Forum* 33, no. 3 (July 3, 2021): 318-37 も参照。
（4）"Police Predict 14,000 G. I. Babies by June," *Stars and Stripes*, March 10, 1946, Pacific Edition.
（5）加納実紀代「「混血児」問題と単一民族神話の生成」恵泉女学園大学平和文化研究所『占領と性——政策・実態・表象』二〇〇七年、インパクト出版会、二一一九頁。
（6）"Shinto Weddings: Japanese Women, Australian Soldiers," *Evening Post*, March 30, 1948, NANZ, Box 27

87/11/16, Pt. 1.

（7） 終戦直後のヨーロッパ、とりわけアメリカ占領下のドイツでは、混血児は珍しい存在ではなかった。これについては、Maria Höhn, *GIs and Fräuleins: The German-American Encounter in 1950s West Germany* (Chapel Hill: University of North Carolina Press, 2002); Maria Höhn and Seungsook Moon, eds., *Over There: Living With the U.S. Military Empire from World War Two to the Present* (Durham: Duke University Press, 2010); Yukiko Koshiro, "Race as International Identity? 'Miscegenation' in the U.S. Occupation of Japan and Beyond," *Amerikastudien / American Studies* 48, no. 1 (2003): 61–77. を参照のこと。

（8） 山田盟子『ニッポン国策慰安婦——占領軍慰安施設・女たちの一生』潮書房光人新社、一九九六年、九頁。

（9）『治安情勢』八号、一九四五年八月二一日、及び三〇号、一九四五年八月三一日、憲兵司令部、一九四五年八月—九月、国立国会図書館、NIDS防衛研究所資料室、二一九巻、T1555/fo2498-02511；山田『ニッポン国策慰安婦』一〇—一一頁；Yuki Tanaka, *Japan's Comfort Women: Sexual Slavery and Prostitution During World War II and the US Occupation* (London: Routledge, 2002), 113.

（10）『治安情勢』八号、一九四五年八月二一日、及び三〇号、一九四五年八月三一日；Tanaka, *Japan's Comfort Women*, 113.

（11）「ききすぎた女子疎開：神奈川県で回覧板から混乱招く」『朝日新聞』一九四五年八月一九日；Tanaka, *Japan's Comfort Women*, 113.

（12）『治安情勢』一〇号、一九四五年八月二三日；Tanaka, *Japan's Comfort Women*, 113.

（13）「連合軍本土進駐前後の心得」および「控えよ婦女子の一人歩き：ふしだらな服装は慎め」『読売報知新聞』一九四五年八月二三日；Tanaka, *Japan's Comfort Women*, 115.

（14） Bruce M. Petty, *Saipan: Oral Histories of the Pacific War* (Jefferson, N. C.: McFarland, 2009), 55–71.

（15） John Dower, *War without Mercy: Race and Power in the Pacific War* (New York: Pantheon Books, 1986), 45〔猿谷要監修、斎藤元一訳『容赦なき戦争——太平洋戦争における人種差別』平凡社、二〇〇一年、九九頁〕。

（16） Angst, Linda Isako "Gendered Nationalism," *PoLAR* 20 (1997): 100–101; Angst, Linda Isako "The Sacrifice of a Schoolgirl: The 1995 Rape Case, Discourses of Power, and Women's Lives in Okinawa," *Critical Asian*

Studies 33, no. 2 (2001): 243-266.

(17) John W. Dower, *Embracing Defeat: Japan in the Wake of World War II*, (New York: W. W. Norton, 1999), 124〔三浦陽一、高杉忠明訳『増補版　敗北を抱きしめて――第二次大戦後の日本人』上巻、岩波書店、二〇〇四年、一四一―一四三頁〕

(18)「連合軍進駐後における事故発生調査書」国立国会図書館、MOJ 6（内務省警保局）一九一〇―一九四五年、2リール：Tanaka, *Japan's Comfort Women*, 116-17.

(19)『連合軍進駐後における事故発生調査書』神奈川県は、一九四五年八月から一九四六年一月まで、ほぼ完全な記録を残しており、アメリカ兵による計一九〇〇件の犯罪のうち、強姦事件は五八件であった（神奈川県警察史編さん委員会『神奈川県警察史』下巻、神奈川県警察本部、一九七四年、三七八頁）。Tanaka, *Japan's Comfort Women*, 117。田中は一九四五年九月に、横浜だけで一一九件の強姦事件が発生したと書いている（Tanaka, *Japanese Comfort Women*, 118）。しかし、この件数は、実際には進駐後から一九四五年一〇月末までの期間を指しており、連絡事務所に勤務していたタイピストが残した記憶に基づいている。現代の公文書館に所蔵されている前述の報告書に記されている件数の方が信憑性がある。藤原彰、粟屋憲太郎、吉田裕編『昭和二〇年／一九四五年――最新資料をもとに徹底検証する』小学館、一九九五年、二一九頁。

(20)『日本の政府文書及び検閲出版物』国立国会図書館、MOJ 38（内務省警保局）一九一二―一九四六年、13リール、フレームナンバー 383043; Tanaka, *Japan's Comfort Women*, 113.

(21)「特高警察報告七〇五六番、一九四五年十月二日」国立国会図書館、MOJ 8『日本の政府文書及び検閲出版物』4リール、「Police Intelligence Reports」国立国会図書館、MOJ 38『Documents on Japanese Police Activities』国立国会図書館、MOJ 38（内務省警保局）一九一二―一九四六年、13リール、フレームナンバー 383111;『Documents on Japanese Police Activities』国立国会図書館、MOJ 38（内務省警保局、一九一二―一九四六）13リール、フレームナンバー 383122; Tanaka, *Japan's Comfort Women*, 118-23.

(22) Allan S. Clifton, *Time of Fallen Blossoms* (New York: A. A. Knopf, 1951), 167-71.

(23) "Provost Weekly Resume of Serious Incidents in BCOF Area During Week Ending 1200 Hrs. 27 Mar. 47," April 3, 1947, NANZ, WA-J 70/4.

（24）"Provost Weekly Resume of Serious Incidents for Week Ending 8 May 1947," May 8, 1947, NANZ, WA-J 70/3, 4.〔なお資料の原文には地名が「カイタチ」と記されているが、おそらくは広島県の海田町を指していると考えられる。〕

（25）「特高警察報告七〇五六番、一九四五年十月二日」国立国会図書館、MOJ 8「日本の政府文書及び検閲出版物」4リール、『Police Intelligence Reports』; Tanaka, *Japan's Comfort Women*, 118–23.

（26）General Headquarters U.S. Army Pacific, Adjutant General Office, Radio and Cable Center, "Incoming Message: Japanese Government Radio C.L.O.-18 Cont'd: n Cases Against Women," USNA, GHQ/SCAP Records, Box 408, Sheet No. AG(a)-00022-00023; see also Tanaka, *Japan's Comfort Women*, 120.

（27）Tanaka, *Japan's Comfort Women*, 116.

（28）神奈川県警察史編さん委員会『神奈川県警察史』下巻、三七八頁。

（29）ドウス昌代『敗者の贈物――国策慰安婦をめぐる占領下秘史』講談社、一九七九年、七六―八六頁。また Yuki Fujime, "The Licensed Prostitution System and the Prostitution Abolition Movement in Modern Japan," *Positions* 5, no. 1 (1997): 135–171 を参照。統計は、憲兵司令本部が発行していた『治安情勢』などの日本政府の公的文書をはじめ、神奈川県知事の藤原孝夫が内務大臣の山崎巌に宛てた秘密報告書、内務省警保局 特別高等警察（特高）からの報告も含む内務省警保局による報告、そして終戦連絡中央事務局（CLO）から総司令部への書簡やラジオ・メッセージから確認できる。しかし、こうした記録は占領初期の数週間に限られている。都道府県の記録は警察史に残されている。また、連合国最高司令官とイギリス連邦占領軍の記録には、軍事法廷の月報や週報に記載された幅広い犯罪統計のほか、さまざまな記録も残されている。当初は日本の新聞も占領軍兵士の犯罪を伝えていたが、連合国軍に対してネガティブな報道を禁じたプレスコードが九月一九日に施行されると、こうした報道は姿を消した。たとえば、一九四五年九月八日の毎日新聞（神奈川県版）には、こうした統計が掲載されている（Eiji Takemae, *Allied Occupation of Japan* (New York: Continuum, 2002), 67）。レイプに関する記事がメディアで再び報道されるようになったのは、一九五二年のことである。『ニューヨーク・タイムズ』などの英字新聞も、占領下におけるレイプを含めた犯罪について報じている。日本人ジャーナリストの神崎清、アメリカ人記者のマーク・ゲイン、そしてオーストラリア人将校のアラン・S・クリフトンといった人々が、同時代の記録を残している。

(30) 最初にこの誤りを指摘したのは、二〇〇四年一〇月一一日に*H-Japan*に論文を掲載したロジャー・ブラウンである。Brown, “U.S. Occupation and Rapes,” October 12, 2004, http://h-net.msu.edu（最終閲覧日：二〇一一年九月八日）。田中は、山田盟子による書籍で使われていた表を引用していたが、山田の書籍にも誤りがあった。この書籍には、ドウス昌代による一九七九年の特殊慰安施設協会に関する書籍の読み間違いもあった。実際には、ドウスは八月三〇日から九月一〇日まで発生した犯罪件数を一三二六件としている（ドウス『敗者の贈物』、七六―八六頁、山田『占領軍慰安婦』、三四―三六頁）。ブラウンの指摘に対し、田中は二〇〇四年一〇月二〇日に「統計データは私の主な関心事ではない」と読者に説明し、彼の新著を検証するよう促した。Tanaka, “Re H-Japan (E): U.S. Occupation and Rape,” October 20, 2004（http://h-net.msu.edu）. しかし*Hidden Horros*における誤ったデータは、他の文献にも引用されている。たとえば、Eiji Takemae, *Inside GHQ: The Allied Occupation of Japan and Its Legacy*（London: Continuum, 2002）, 67 など。

(31) ドウス『敗者の贈物』。*Japan's Comfort Women*で触れられている件数については、広島県警察史編修委員会『新編広島県警察史』、広島県警察連絡協議会、一九五四年、八八八―八八九頁に記載されている。Tanaka, *Japan's Comfort Women*, 126.

(32) Tanaka, *Japan's Comfort Women*, 117-18.

(33) “The B.C.O.F. Commandments,” n.d., NANZ, WA-J Z081 67/26.

(34) “Minutes of Anti-V.D. Conference Held at HQ BCOF（rear）on the 7 June 1948 at 1100 Hrs,” AWM, AWM 114/267/6/17.

(35) “Minutes of Conference Held at Eta Jima on 3 Apr at 1400 hrs,” April 3, 1948, AWM 114/417/1/27.

(36) “Security Bulletin: 10/46-7/47,” October 1946, AWM 114/423/11/25.〔「シタモト・ヒチベイ」は男性と思しき名前であるが、資料の原文にはアルファベッドで記されており、その漢字名は不詳である。〕

(37) Robert Lilly, Taken by Force: Rape and American GIs in Europe during World War II（Basingstoke: Palgrave Macmillan UK, 2007）, 118.

(38) 研究の要約については、Joanna Bourke, *Rape: A History from 1860 to the Present Day*（London: Virago,

2008), 372-386 を参照のこと。

(39) Kimiji Sato to SCAP, June 11, 1949, NDL, 1374C, Reel 775024, RG 331, SCAP PHW, Venereal Disease Control — Staff Visits, No. 1 (1945-1948), No. 2 (1949-1950), October 1945-August 1950, Box 9336.

(40) "Rape: Number of Offences Reported or Complaints Received," March 8, 1950, and "Statistics in re Rape," March 11, 1950, USNA, RG 554, Records of General HQ, Far East Command, SCAP, and UN Command, Adjutant General's Section, Operations Division, General Correspondence 1949, 291.2, Box 115.

(41) "Statistics in re Rape," March 11, 1950.

(42) Susan Brownmiller, *Against Our Will: Men, Women, and Rape* (New York: Simon and Schuster, 1975), 175-76.

(43) Lilly, *Taken by Force*, 13, 155, 160.

(44) Takemae, *Inside GHQ*. xxix.

(45) Nalty, *Strength for the Fight*, 258. アメリカ陸軍の刑事司法制度における黒人についての文献は、Naomi Verdugo, "Crimes and Punishment: Blacks in the Army's Criminal Justice System," *Military Psychology* 10, no. 2 (January 1, 1998): 107-25 を参照のこと。

(46) たとえば、"Provost Weekly Resume of Serious Incidents in BCOF Area During Week Ending 1200 Hrs. 9 Jan 47"、および "Provost Weekly Resume of Serious Incidents in BCOF Area During Week Ending 1200 Hrs. 8 Dec 1948,"NANZ, WA-J 70 q34; "Minutes of Administrative Conference held at HQ BCOF on 9 May at 0900 hrs," April 12, 1947, NANZ, WA-J 70/4 を参照のこと。

(47) Lilly, *Taken by Force*, 11, 169, 182.

(48) "Statistics in re Rape," March 14, 1950, and Rape: Number of Offences Reported or Complaints Received," March 8, 1950.

(49) 国家地方警察本部刑事部調査統計課『犯罪統計書 第一部 昭和二七年』国家地方警察本部刑事部調査統計課、一九五二年、二二一—二五頁。ジョン・ダワーは、実際に何件のアメリカ兵によるレイプ事件が発生したかについては推測していないが、アメリカ兵の数と比較して発生件数は少なかったと結論づけている。Dower, *Embracing*

Defeat, 130（『増補版　敗北を抱きしめて』上巻、一五五頁）。

(50) John LoCicero and Jo LoCicero, interview with author, New York, April 24, 2002.

(51) "Letter of Transmittal for Court-Martial Charges," May 10, 1950. "Advice to the Commanding General," June 14, 1950. Letter from Virgil B. Hearon, Asst. Adj. General, to Commanding Officer 32nd Infantry, APO 7, Unit 3, June 19, 1950, USNA, RG 554, Records of General HQ, Far East Command, SCAP, and UN Command, Adjutant General's Section, Operations Division, General Correspondence 1949, 291.2, Box 115.

(52) この定義の出典は、Sven-Axel Månsson, *The Man in Sexual Commerce*（Lund: Lund University, 1988）, 7 である。

(53) Walter J. Sheldon, *The Honorable Conquerors: The Occupation of Japan 1945–1952*（New York: Macmillan, 1965）, 107.

(54) "Minutes of Anti-V. D. Conference Held at HQ BCOF（rear）on 9 August 1948 at 1400 Hrs," August 1948, AWM 114/417/1/27.

(55) Naoko Shibusawa, *America's Geisha Ally: Reimagining the Japanese Enemy*（Cambridge, MA.: Harvard University Press, 2006）.

(56) "Only Fake Geishas Entertain GIs in Tokyo: Police Reveal Old Houses Are Still Closed," *New York Times*, November 28, 1945, 5.

(57) Bill Hume, *Babysan: A Private Look at the Japanese Occupation*（Rutland, VT: Charles E. Tuttle Co., 1953）.

(58) とりわけ影響力を持った、日本人との「混血」のとある女性については、Leonard Blussé, *Bitter Bonds: A Colonial Divorce Drama of the Seventeenth Century*（Princeton, NJ: Markus Wiener Publishers, 2002）を参照のこと。

(59) 「オンリーに愛情鑑札」『サンデー毎日』、一九五三年八月二日、七八―七九頁。

(60) Mitsuko Yasui, Affadavit, September 19, 1950, USNA, RG 331, SCAP, Government Section, Central Files Branch, Miscellaneous Subject File, 1945–52.

(61) Yuko Tanaka, Statement, September 17, 1950, USNA, RG 331, SCAP, Government Section, Central Files

Branch, Miscellaneous Subject File, 1945–52; Kitamura Yasuko, Statement, September 17, 1950, USNA, RG 331, SCAP, Government Section, Central Files Branch, Miscellaneous Subject File, 1945–52.

(62) "Charge Sheet," July 6, 1949, "Sentence," July 15, 1949; "Certificate of Diagnosis for Michiko Takeda," July 16, 1949; "Criminal Investigation Report," July 3, 1949; "Venereal Disease Contact Report," June 21, 1949; "Venereal Disease Contact Report," June 26, 1949; "Medical Report," June 23, 1949; "Statement of Pedro J. Montano," June 25, 1945; "Statement of Grady L. Freeman," June 26, 1949; "Statement of Michiko Takeda," June 25, 1949, all in USNA RG 338, Records of U.S. Army Operational, Tactical, and Support Organizations (World War II and thereafter), I Corps, Provost Marshal Section, Provost Court Case Records, 1946–50, Case 257–64, Entry A1 414, Box 519.

(63) "Statement of Michiko Takeda," June 25, 1949; "Venereal Disease Contact Report," June 21, 1949.

(64) "Provost Court Case No. 262," July 20, 1949; "Charges Against Miss Nakano," July 11, 1949; "Charge Sheet," July 5, 1949; "Sentence," July 20, 1949; "Sentence," July 15, 1949; "Result of Examination," June 13, 1949; "General Investigative Report," June 29, 1949; "Venereal Disease Contact Report," June 22, 1949; "Result of Examination," June 13, 1949; "Statement of George C. Edwards," June 27, 1949; "Statement of Sumiko Nakano," June 25, 1949; "Venereal Disease Contact Report," June 28, 1949; "Statement of George C. Edwards," June 24, 1949, all in USNA, RG 338, Records of U.S. Army Operational, Tactical, and Support Organizations (World War II and thereafter), I Corps, Provost Marshal Section, Provost Court Case Records, 1946–50, Case 257–64, Entry A1 414, Box 519.

(65) "Trial of Venereal Disease Carrier," July 6, 1949; "Fujiwara Misako, Japanese Female Reported as a Prostitute," July 5, 1949, "Court Report as Translated," July 5, 1949; "Fujiwara Misako, Japanese Female Convicted by a Civil Court for Carrying on Prostitution While Infected with V. D.," June 3, 1949, AWM 114/417/1/27 No. 4.

(66) 婦人陸軍部隊に所属する兵士には結婚が認められていたが、妊娠した場合は除隊処分となった。Bettie J. Morden, *The Women's Army Corps, 1945–1978* (Washington, D. C.: Center of Military History, U.S. Army, 2011), 81, 138–40.

(67) "Shinto Weddings: Japanese Women, Australian Soldiers," *Evening Post*, March 30, 1948, NANZ, 87/11/16, Pt. 1, Box 27.

(68) Lloyd B. Graham, "The Adoption of Children from Japan by American Families 1952–1955," (Toronto: Department of Social Work, University of Toronto, 1958).

(69) "AMF Component Instruction 62: Entry of Japanese Women into Australia," April 3, 1948, AWM 114/475/2/1; "Message," from ARMINDIA to Defence Melbourne, May 11, 1946, NAA, A 5954/69/890/1.

(70) "Application to Marry: 606587 WO Carnegie Adj.," January 18, 1948, NANZ, WA-J Z007 3/74.

(71) JCOSA Minute No. 246: "Policy Regarding Marriage BCOF," June 6, 1946, NAA, A 5954/69/890/1.

(72) "British Commonwealth Occupation Force Administrative Instruction 39: Marriages in Japan," August 28, 1946, AWM 114/475/2/1.

(73) "British Commonwealth Occupation Force Administrative Instruction 36," September 28, 1946.

(74) Peter Bates, *Japan and the British Commonwealth Occupation Force 1946–52* (London: Potomac Books Inc, 1994), 119.

(75) "Strict Ruling in Japan on Marriage," *Sydney Morning Herald*, March 16, 1948.

(76) "Japanese Wives: Ban on Entry to Australia," *Sydney Morning Herald*, March 12, 1948.

(77) "Japanese Wives: Ban on Entry to Australia," *Sydney Morning Herald*, March 12, 1948.

(78) "Weaver Taken off Liner Japan Bound," *Sydney Morning Herald*, November 14, 1951; "Japanese MP Wants to Adopt Weaver," *Sydney Morning Herald*, January 29, 1952; "Weaver (8th Time Out) Won't Be Back," *Sydney Morning Herald*, May 11, 1952; "Weaver Breaks out of Japanese Gaol," *Sydney Morning Herald*, June 9, 1952; "Weaver Seeks Fare Home," *Sydney Morning Herald*, July 10, 1952; "Weaver to Stay out of Japan," *Sydney Morning Herald*, August 17, 1952.

(79) Letter to Jacob Javits from K. B. Bush, Brigadier General, Adjutant General, November 28, 1949, USNA, RG 554, Records of General HQ, Far East Command, SCAP, and UN Command, Adjutant General's Section, Operations Division, General Correspondence 1949, 291.2, Box 115.

(80) Graham, "The Adoption of Children from Japan."

(81) Mae M. Ngai, *Impossible Subjects: Illegal Aliens and the Making of Modern America*, (Princeton, N.J.: Princeton University Press, 2014), 237-38〔小田悠生訳『「移民の国アメリカ」の境界――歴史のなかのシティズンシップ・人種・ナショナリズム』白水社、二〇二一年、三九三―三九六頁〕; Yukiko Koshiro, *Trans-Pacific Racisms and the U.S. Occupation of Japan*, (New York: Columbia University Press, 1999), 147-48.

(82) "Gov't Eases Ban on Entry of Japanese Wives," *Sydney Morning Herald*, March 30, 1952.

(83) Editorial, *Sydney Morning Herald*, March 31, 1952.

(84) Keiko Tamura, *Michi's Memories: The Story of a Japanese War Bride* (Canberra: ANU Press, 2011), 11-12, 53.〔田村恵子『戦争花嫁ミチ――国境を越えた女の物語り』梨の木舎、二〇二二年、六二―六三頁。〕

(85) Kim Brandt, ""There Was No East or West When Their Lips Met": A Movie Poster for "Japanese War Bride" as Transnational Artifact," *Impressions* 30 (2009): 119-127.

(86) 映画『サヨナラ』は、一九五〇年代における異人種間でのラブストーリーという意味でも、アジアとアメリカの歴史と映画史を専門とする研究者たちに多くの研究題材を提供してきた。この映画は(『*McCall's*』で連載されていた)小説版とは大きく異なっていた。詳しい解説については、Alexandra Chung Suh, ""Movie in my mind": American culture and military prostitution in Asia," (Ph.D. Dissertation, Columbia University, 2001); Gina Marchetti, "Contradiction and Viewing Pleasure: The Articulation of Racial, Class, and Gender Differences in Sayonara," in *Multiple Voices in Feminist Film Criticism*, eds. Diane Carson, Linda Dittmar, and Janice R. Welsch (Minneapolis: University of Minnesota Press, 1994), 243-53; Gina Marchetti, *Romance and the "Yellow Peril": Race, Sex, and Discursive Strategies in Hollywood Fiction* (Berkeley: University of California Press, 1993), 125-57 を参照のこと。

(87) Shibusawa, *America's Geisha Ally*, 48-50.

(88) ドイツでのこうした異動を用いた策略については、Höhn, *GIs and Frauleins*, 106 を参照のこと。

(89) Graham, "The Adoption of Children from Japan."

(90) Ngai, *Impossible Subjects*, 237-38〔『「移民の国アメリカ」の境界』、三九三―三九六頁〕; Koshiro, *Trans-*

Pacific Racisms and the U.S. Occupation of Japan, 147–48.

（91） Jennifer Robertson, Shinji Yamashita, and Jerry Eades. “Blood–in All of its Senses–as a Cultural Resource.” *Cultural Resources. Oxford: Berghahn Books*（2008）, 7.

（92） Okamura, “The Language of ‘Racial Mixture’ in Japan”; Stephen Murphy-Shigematsu, “Multiethnic Lives and Monoethnic Myths: American-Japanese Amerasians in Japan,” in *The Sum of Our Parts: Mixed-Heritage Asian Americans*, ed. Teresa Williams-León, Cynthia L. Nakashima, and Michael Omi（Philadelphia, Pa.: Temple University Press, 2001）, 208–15.

（93） Robert A. Fish, “The Heiress and the Love Children: Sawada Miki and the Elizabeth Saunders Home for Mixed-Blood Orphans in Postwar Japan”（Ph.D. Dissertation, University of Hawaii at Manoa, 2002）, 195–97.

（94） Darrell Berrigan, “Japan’s Occupation Babies,” *Saturday Evening Post*, June 19, 1948, 24–25, 117–18. ベリガンは、オーナーたちが自身の懐を肥やすために混血児を使っており、混血児の赤ん坊で人体実験を行っていた事例もあると主張した。こうした混血児のなかには連合国軍兵士の子どもだけでなく、引き揚げてきた日本人の子どもたちも含まれていた可能性があると、松原は指摘している。こうした女性や子どもたちは、どちらも「日本国家の将来」に対する脅威として認識されていた。松原は一九四六年四月二四日の『朝日新聞』の記事を引用しつつ、次のように述べている（Matsubara, “The Eugenic Border Control”, 326）。「この記事によれば、「生まれてきた混血児の問題」について、福祉施設や日常生活にどう対応していくかは、海外からの引き揚げと合わせて議論されていた……戦前からの廃娼運動家であり、自由党員であった久布白落実は、性感染症から「日本民族の将来」を守るために、海外からの引き揚げを抑制するよう厚生省に提案したという。久布白はまた、満洲の女性たちは「混血児を産む可能性が四〇％ある」とし、こうした女性たちのための施設を準備しようとしていた」。

（95） Roebuck, “Orphans by Design”.

（96） Darrell Berrigan, “Japan’s Occupation Babies,” *Saturday Evening Post*, June 19, 1948, 24–25, 117–18；加納「「混血児」問題と単一民族神話の生成」、二一五頁；Lori Watt, *When Empire Comes Home: Repatriation and Reintegration in Postwar Japan*（Cambridge, Mass: Harvard University Asia Center, 2009）, 112–113.

（97） Watt, *When Empire Comes Home*, 112–13.

（98）レイプされた場合、母体の命が危険に晒されている場合、母体が病気である場合、経済的に貧しい場合、すでに子どもが多数いる場合、優生学上の理由による場合などには、女性が中絶を選べるようになる法案であった。また、この法案では避妊の合法化も盛り込まれていた。しかし、この法案は修正され、避妊についての項目は制限され、経済的理由による中絶許可の項目は削除された。また、自発的、強制に関わらず、優生（不妊）手術に重点が置かれた。

（99）Christiana A. E. Norgren, *Abortion Before Birth Control: The Politics of Reproduction in Postwar Japan* (Princeton, N.J: Princeton University Press, 2001), 38-44〔岩本美砂子監訳、塚原久美、日比野由利、猪瀬優理訳『新版　中絶と避妊の政治学――戦後日本のリプロダクション政策』岩波書店、二〇二二年、七二―七九頁〕. 谷口の発言は、第三回国会、参議院厚生委員会の二号（一九四八年一一月一一日）http://kokkai.ndl.go.jp/SENTAKU/sangiin/003/0790/main.html（最終閲覧日：二〇二四年四月二日）を参照のこと。林の発言は『朝日新聞』一九四八年五月一五日も参照。

（100）旧優生保護法に関する報道は人口過剰の問題に焦点が当てられており、混血児の出生増加を止めることを目的としていたかは定かではない。Fish, "The Heiress and the Love Children," 198.

（101）一九四五年から一九四九年にかけて、ＳＣＡＰの民間検閲支隊によって最も厳しい検閲を受けた出版物は親密な交際に関するものであった。奥泉栄三郎編『占領軍検閲雑誌目録・解題』雄松堂、一九八二年、一〇―一四頁を参照のこと。ルービンは文学作品の検閲について触れており、「フラタニゼーション」に言及することは可能であったが、用語の使用に関しては不透明であったと指摘している。より詳しい文学の検閲については Jay Rubin "From Wholesomeness to Decadence: The Censorship of Literature under the Allied Occupation," *Journal of Japanese Studies* 11 no.1 (1985): 71-103. を参照のこと。こうした検閲の性質について異なる見解としては、江藤淳『閉された言語空間――占領軍の検閲と戦後日本』文春文庫、一九九四年を参照のこと。

（102）Norgren, *Abortion Before Birth Control*, 80-81〔『中絶と避妊の政治学』、一三九―一四一頁〕.

（103）Fish, "The Heiress and the Love Children," 54.

（104）Roebuck, "Orphans by Design."

（105）Yuehtsen Juliette Chung, *Struggle for National Survival: Eugenics in Sino-Japanese Contexts, 1896-1945*

(London: Routledge, 2002), 173.

(106) たとえば、市川房枝「「独立」日本の婦人問題——パンパンと混血児問題の解決を」『別冊東洋経済新報』一九五二年五月、五一—五五頁を参照。

(107) Koshiro, *Trans-Pacific Racisms*, 164. 日本の厚生省は一九五二年半ば、アメリカによる日本の占領が終わって間もない頃、初めて公式に混血児の人数の調査に乗り出した。結果、混血児の人数は合計五〇一三人で、その内訳は、白人系が四二〇五人、黒人系が七一四人、そして不明が九四人であった。一九五九年までに、日本の文部省は全国一一〇五の小学校と二〇九の学校に通う二四〇一人の混血児を把握していた。一九六八年には、日本の新聞は混血児の人数を二万人から二万五〇〇〇人おり、その六分の一が黒人系であると推定していた。一九七〇年代半ばまでに、混血児の人数は一万人から五万人にまでのぼり、とりわけアメリカ軍最大の基地がある沖縄に混血児が集中していた。西ドイツでの状況と同じく、大半の子どもは沖縄にとどまった（Koshiro, “Face as International Identity”）

(108) 加納「「混血児」問題と単一民族神話の生成」二二四頁。

(109) 加納「「混血児」問題と単一民族神話の生成」二二四頁。

(110) 加納「「混血児」問題と単一民族神話の生成」二二五頁。

(111) Robert A Fish, “‘Mixed-Blood’ Japanese: A Reconsideration of Race and Purity in Japan,” in *Japan’s Minorities: The Illusion of Homogeneity*, ed. Michael Weiner, 2nd ed. (London: Routledge, 2009), 46.

(112) Fish, “The Heiress and the Love Children,” 49.

(113) Koshiro, *Trans-Pacific Racisms*, 162.

(114) Ann Laura Stoler “Sexual affronts and racial frontiers: European identities and the cultural politics of exclusions in colonial Southeast Asia,” *Comparative Studies in Society and History* 34, no. 3 (1992): 514-551.

(115) 加納「「混血児」問題と単一民族神話の生成」二一九頁。

(116) Koshiro, *Trans-Pacific Racisms*, 1999.

(117) ロバート・A・フィッシュは、戦後日本で混血児を保護するための孤児院を設立した澤田美喜の努力を、“The Heiress and the Love Children” で紹介している。また、Koshiro, *Trans-Pacific Racisms* 159-200 も参照のこと。

(118) 加納「「混血児」問題と単一民族神話の生成」二三五—二三六頁、二三八頁。
(119) 加納「「混血児」問題と単一民族神話の生成」二三二—二三三頁。
(120) 作家の有吉佐和子が一九六四年に公開した小説『非色』は、日本で初めて混血の子どもを持つ母親に焦点を当てた作品である。「混血と言わないで」『毎日新聞』一九五三年三月二五日。
(121) 神崎清「恐怖からの自由を——外国兵の性的犯罪の防止」『婦人公論』一九五三年九月、中央公論新社、一二八—一三三頁。
(122) 労働省婦人少年局『風紀についての世論』二九頁。
(123) 労働省婦人少年局『風紀についての世論』三〇頁。
(124) 市川「「独立」日本の婦人問題——パンパンと混血児問題の解決を」。市川の他の記事は「私の国会便り——売春等処罰法案の行方」『婦人朝日』朝日新聞社、一九五三年一〇月、八八—九一頁、及び「松本事件と衆参婦人議員団——売春禁止法の実現はどうして困難か」『婦人朝日』、一九五五年七月、四八頁がある。日本社会党の国会議員であった神近市子もまた、売春に関する記事を多くの雑誌に発表していた。他の政治家と同じように、彼女もまた、聴衆によって自身の主張を多少なりとも変えていた。神近の記事は「買淫はなくならぬか」『女性改造』一九四八年一一月、三四—三五頁、「売春は婦人界の癌である」『警察時報』一九五三年四月、一八—二〇頁、そして「私たちは負けない」『キング』一九五五年一〇月、二七八—二八一頁などがある。
(125) 中央青少年問題協議会、一九五六年、『青少年児童白書』青少年問題研究会、九七。この資料は有賀ゆうアニース氏の教示による。
(126) Koshiro, *Trans-Pacific Racisms*, 161, 199.
(127) Fish, "The Heiress and the Love Children," 2002.

かれらが暮らすべき国はどこか
——戦後日本における日米混血児の国際養子縁組事業をめぐって

有賀ゆうアニース

はじめに

一九四〇年代後半から五〇年代前半にかけての日本では、連合国軍軍人・軍属と日本人女性の間に多くの子どもが生まれた。数千人とも数万人に上るともされるかれらは「混血児」としてカテゴリー化され、人種的差異や実父の不在といった観点からどのようにかれらを処遇するべきかが社会問題化した。後述するように、戦後日本ではこの「混血児問題」をめぐって、さまざまな立場からの議論が展開された。[1]

こうした混血児の出生に対する懸念が優生保護法制定の背景にあったことは、本書のコブナー論文で示唆されているだけでなく、先行研究でもすでに議論されている。松原洋子や荻野美穂は、優生保護法指定医の団体である日本母性保護医協会会員の医師たちの証言をふまえて、混血児の出生防止、「民族の純血」の保持が政策立案者の関心の一つにあったことを示唆している。[2] また序章の注7でも言及した一九五三年の岐阜県の地方紙の記事では、当時アメリカ陸軍の基地が所在していた町の病院において、母親が「精神薄弱」であるという根拠によって、優生保護法にもとづく「混血児」の人工妊娠中絶が行われていたことが報告されている。

他方、「混血児問題」については明らかになっていない論点も多い。第一に、混血児の公的処遇に優生思想がどのように関連していたのかという点である。優生保護法が混血児の出生の統制を一つの課題として制定されたものだとしても、実際に混血児が多く生まれてきた以上、政府もまたかれらをなんらかのかたちで処遇せねばならない。したがって、出生統制をめぐって参照されていた優生思想がどのように混血児の処遇を方向づけていったのかが問われる必要がある。

第二に、グローバル史の観点からすれば、こうした混血児の公的処遇において日本だけでなく、国外の政治的文脈がどのように関係していたのかが十分に明らかになっていない。当時「混血児問題」という観点からその処遇が問題になった混血児の大半は、アメリカ人を父に持っていた。そして本章で見ていくように、こうした混血児の処遇は同時代のアメリカ側のさまざまなアクターによっても政治的争点として活発に議論されていた。このことをふまえるなら、日本側だけでなくアメリカ側の政府や団体がどのように「混血児問題」に関与していたのかを探る必要がある。

本章では、主に一九五〇年代から六〇年代にかけて日本で行われた、日米混血児を対象とした国際養子縁組事業を事例として取り上げる。すなわち、日本に生まれた混血児を日本人家庭からアメリカ人家庭へと縁組させるという事業である。日米両国のアクターたちがいかなる論理でこの事業を正当化し推進していたのか、それが混血児たちにいかなる帰結をもたらしたのかを検討する。それにより、混血児の処遇が同時代における優生思想や人種の境界、国内外の政治的文脈によってどのように規定されていたのかを明らかにする。

議論の構成は次の通りである。第一節では、日米混血児がおかれていた社会的状況、そしてかれらに対する政府の施策を概観する。第二節・第三節では、こうした動向のなかで国際養子縁組という事業が正当化・制度化されていった経緯や背景を検討する。第四節・第五節では、国際養子縁組事業に実家族や斡旋者といった当事者がどう関与していたのか、それが養子たち自身にどのような帰結をもたらしたのか、そして同事業がいかなる限界を抱え終焉したのかを跡づける。

一　「混血児問題」の経過——統合と分離のはざまで

前述の通り、戦後日本では一九四六年から五〇年代前半にかけて多くの日米混血児が誕生した[3]。彼らが当時置かれていた境遇はきわめて多様だが、その特徴は、多くが父親もしくは両親の不在を経験していた点にある。日本側の家族からの戦時中以来の反米意識や人種偏見にもとづく反対、軍当局による婚姻の抑制、そしてアメリカ人に対して子どもの認知を求める日本人の権利が占領下で否認されていたことなどを背景として、混血児の大半は実父の不在を経験することになった[4]。こうした状況におかれた実母の中には、児童養護施設に混血児を委ねる者もいた。厚生省児童局が一九五三年二月に行った「いわゆる混血児童の実態調査」の結果では、全国に暮らす三九七二名の「混血児童」のうち、実父母に養育されている者は六七七名にとどまること、実母のみに養育されている者は一七〇四人に上ること、また全体の約一二％にあたる四八二名が児童施設に保護されていることが判明している[5]。

このようにしてその存在が顕在化した混血児の処遇をめぐって日本政府がとった公的方針には、国内への統合・定住と、国外への分離・移住という二つの側面があった[6]。一方で、日本政府が基本方針として採用したのは、「無差別平等」の名の下に「混血児」を「一般児童」として国内に統合・定住させるというものだった。この方針のもと、混血児が日本国籍者である限りにおいては一般の学校に就学し、また一般の教育や福祉の権利を有することを強調した[7]。混血児の大半は学齢期になるとともに学区の小学校に一般児童として就学し、処遇されていた。また実親や他の親族による保護を欠いている場合も、一般の要保護児童と同様に児童福祉関係機関による措置を経て、その多くが児童福祉施設へと入所していた。こうした施設のなかには、著名なエリザベス・サンダース・ホーム（神奈川県大磯町）や聖母愛児園《せいぼあいじえん》

（神奈川県横浜市）のような、混血児を特に多く収容する施設も存在した。

しかし他方で日本政府（特に厚生省）と一部民間施設は、いくつかの手段をつうじて一部の混血児の国外への分離・移住を図っていた。「混血児問題」に先駆的に取り組んだのは民間の児童福祉施設と政府・厚生省であったが[8]、彼らは占領が終結する一九五二年までには、この方針を少なくとも部分的には肯定するようになっていた。たとえば、一九五一年一一月の『毎日新聞』の記事では、エリザベス・サンダース・ホームの施設長である澤田美喜の「この子供達が父親の祖国である米国にもらわれて行き優しい養父母の膝下で暮せればどんなに子供達の将来にとって幸福なことかもしれない」という発言、また厚生省母子衛生課の「実をいうと混血問題には困っているので、米国でもらい手があれば子供達の将来のためによいことだから実現させたい」という発言が引用されている[9]。

だが、こうした分離・移住という目標を追求するにあたってはいくつかの障壁があった。第一には、同時代のアメリカにおける移民法である。当時は「排日移民法」として知られる一九二四年移民法のもと、アメリカへの日本人の入国は事実上禁止され、混血児もアメリカ国籍を有さない限りはその例外ではなかった。第二に、占領下では日本側の裁判権や法が連合国側の国民に及ばないため、養子縁組に必要な家庭裁判所による養親への裁定ができず、アメリカ国籍を持たない児童をアメリカ人家庭に委託することは法的に不可能であった。

こうした障壁ゆえに、混血児の国際養子縁組は一九五〇年代初頭時点では一部の例外を除き困難であり、また日本政府も前述したような統合・定住路線に重きを置く形で混血児を処遇する方針を採用していたのである。

二　国際養子縁組の正当化

このように日本政府が一九五二年までに統合・定住路線を基本方針として採用した一方、同時期からは日米両国の民間レベルのアクターによる国際養子縁組の制度化に向けた動きが展開してくる。

日本において国際養子縁組を先駆的に推進する勢力となったのが民間の児童福祉施設である。特に重要な役割を果たしたのが、聖母愛児園とエリザベス・サンダース・ホームである。「混血児問題」に関する調査と検討を目的として実施された一九五二年の中央児童福祉審議会には聖母愛児園のマリア・アロイジオとエリザベス・サンダース・ホームの澤田美喜が参加していたが、彼女らはその場で混血児を国外へと移住させることが望ましいという立場を表明していた[10]。とりわけ澤田は、アメリカへの入国規制が緩和されたのを機に、一九五二年から毎年三回の定期的な訪米と全米各地での寄付や移民法改正、養子縁組を訴えるキャンペーンを展開した[11]。

このキャンペーンにおいて強調されたのが、日本社会や家族から望まれず、迫害・排除されているという混血児の状況、そしてアメリカ側による救済の必要性であった。たとえば澤田が初のアメリカでのキャンペーンに着手した際には、「日本の望まれざる者たちを救う女性[12]」、「日本人からは拒絶され、アメリカ人からは捨てられた一〇万人の子どもの悲惨な未来[13]」といった見出しで澤田の活動が広く報じられていた[14]。その成果として澤田は、世界的な慈善団体であるキリスト教児童基金などから支援を取りつけた[15]。筆者が別の論考にて指摘したように、日本政府が混血児の統合・定住路線という基本方針を策定するにあたっては、混血児を「日本（人）」が責任を負うべき教育や福祉の対象として位置づけること、差別や偏見が解消可能であるという判断がその根拠を提供していた[16]。これに対してここでは、「アメリカ（人）」側の責任と日本における差別や偏見の根深さが認識されることで、混血児の国際養子縁組が適切な施策として正当化された。

こうした混血児の窮状とそのための救済策としての国際養子縁組という構図はアメリカ側の民間アクターによっても受け入れられ、混血児の移住・養子縁組政策の再編を促していくことになる。たとえば、前述したキリスト教児童基金の海外支部代表ヴェレント・J・ミルズは、日米連携でのアメリカへの養子縁組を「アメリカの責任を果たす手段」として提案した[17]。また、国内外のカトリック系社会事業の斡旋を行う団体カリタス・ジャパンの会長レオポルド・ティベサーは、日本社会に混血児の未来はなく、その問題を解決する責任はアメリカ政府にあるとして、在米・在日アメリカ人家庭に縁組させるための法制度を訴える声明を発表した。この声明はカトリック系通信社を介してアメリカのメディアで広く紹介され、カリタス・ジャパンが支援する聖母愛児園やティベサーのもとに養子縁組を求めるアメリカからの手紙が殺到したという[18]。

このように混血児の救済に対する責任、救済の主体としてのアメリカ（人）という主張が広く受け入れられた背景には、より一般的には、同時代のアメリカにおける移民受け入れ態勢の変容があった。一九五〇年代以降のアメリカでは、冷戦体制を背景として既存の移民受け入れ政策の規制緩和が進んだ。自由主義や民主主義の体現者として敗戦国や第三世界などの対米世論を改善し、共産主義勢力を封じ込めるという政治目標を強調するために、従来の厳格な移民政策を自由化して多くの移民や難民を受け入れるべきだという世論が、国内外で圧力として高まりつつあった[19]。同時に、脱植民地化の進展やナチ・ドイツの人種主義的暴力の発覚を契機として、アメリカ国内の人種主義の問題が世界に周知され反米意識を刺激することも政策立案者たちは強く憂慮していた。移民政策の自由化は、人種主義的国家としてのアメリカ像を払拭し、西側諸国からの国際的支持を調達するための枢要な政治的課題の一つであったのである。

こうした移民受け入れ態勢の変化と並び、同時代の西洋諸国における児童福祉の理念の普及も重要な背景であった。第二次世界大戦の荒廃がまだ色濃く残る当時、アメリカでは国内外の保護を欠く子どもを対象とする救援団体や非政府組織が増加し、養子縁組やスポンサーシップによる支援活動が活発化した。こうしたなかで日本を含む国外における児童福祉への関心も高まりつつあり、アメリカ政府も西側諸国における国際世論の支持獲得の観点からこうした事業を後押ししていた[20]。

以上のような背景のもとに、アメリカでは一連の移民受入政策が自由化の方向で整備されていく。この政策潮流の原点となったのが一九五二年に移民政策に関する調査や政策提言を目的として設置されたトルーマン大統領の特別委員会である[21]。同年一〇月に開催された同委員会の公聴会でも複数の参加者によって混血児が議題として取り上げられ、移民政策の自由化や特別立法による国際養子縁組が、アメリカの講ずべき措置として要望された[22]。混血児の国際養子縁組は、共産主義勢力への対抗、自由主義の守護者としてのアメリカの国際的役割の強調という観点から是認された[23]。

混血児は単に日米両国から人種的脅威として排除されていたわけではない。国際世論の政治的重要性の増大、冷戦下における児童福祉理念の普及などを背景として、以前のような直接的で明示的な優生学的・人種主義的排除は実行しえなくなっていた。そこで混血児はむしろ国際世論に対してアメリカの文化的・政治的寛容性を強調し、児童の基本権を保障するための手段としてその包摂が目指されるようになったのである[24]。

三　国際養子縁組の制度化

前節でみたような流れのなかで政策的正当性を得た国際養子縁組は、一九五三年を境に、さまざまな私法および公法の制定をつうじて政府公認事業として発展していく[25]。第一に、一九五二年頃から、私法をつうじて、アメリカ軍人・軍属が日本で養子にした混血児を帯同して渡米する事例が頻出するようになった。[26]

こうした私法による対応は個別的案件を単位とする小規模なものであり、より本格的な政策として発展したのは一九五三年以後の一連の公法であった。一九五三年から五四年にかけて時限立法としてそれぞれ制定された「適格孤児の入国を許可する共同決議」「難民救済法」、そして一九六五年九月に制定された改正「移民国籍法」により、米軍人・軍属を父として他国で出生し、アメリカ国籍者の養子である児童は、一定の人数にかぎって入国制限を免れる移民として入国が許可されるようになった。[27]

こうしたアメリカ側における受け入れ体制の整備と並行して、日本側における送り出し体制も整備されていく。一九五三年八月に発表された厚生省の答申「混血児の現状と対策」（一九五三年八月二〇日）には、「米国民の混血児五〇〇人の入国が許可され……更に……四〇〇〇人の孤児の養子による移民が許される事になった事は、この問題の解決を容易にしている」[28]と、これらの立法を通じた「混血児問題」の「解決」が早くも今後の展望として明記された。

この政府・厚生省の期待に応じる形で混血児の国際養子縁組に先駆的に取り組んだのは、聖母愛児園やエリザベス・サンダース・ホームなどの民間施設であったが[29]、後続する形でより本格的に国際養子縁組に取り組んだのが日米孤児合同救済委員会である。一九五三年一月二九日に東京で発足した同委員会は、アメリカ・カナダ・日本から個人の篤志家や民間団体の代表者から構成された。[30]これらの団体が日米孤児合同救済委員会として結束するにあたって旗振り役として重要な役割を果したのがティベサーであった。[31]

日米孤児合同救済委員会の業務内容は、混血児家庭に対する相談指導、子の就学や母親の就労のための資金援助、アメリカに帰国した実父への認知の要求など多岐にわたったが、中核をなしたのは養子縁組の斡旋業務だった。具体的には、関係省庁や関係機関との折衝、国際社会事業団アメリカ支部と連携した養親の調査や入国手続きなどを代行していた。[32]

同委員会は、一九五九年に日本国際社会事業団（ＩＳＳＪ）へと組織替えされ、社会福祉法人として政府の支援を受けることになった[33]。なお、この法人化に際して助成を担当したアジア財団は、親米・反共世論の醸成を狙うアメリカ政府の資金援助のもとでアジア各国への助成を行った組織であり[34]、この点でも冷戦期の政治的文脈が関係していたことが伺える。法人化を受けて、同委員会は一九六〇年から六三年まで毎年二〇〇万円を助成されることになるが、これは混血児に関して日本政府が実施した唯一の国庫負担による事業であった。

四　国際養子縁組への当事者たちの関与

こうして制度化された国際養子縁組はどのように実際に展開し、またそれは混血児とその家族にいかなる帰結をもたらしたのか。

言うまでもなく、養子縁組においては、当事者の双方が一方から他方へと当該児童を縁組することに同意すること、そしてそれが関係機関によって承認されることが必要である。さらにいえば、このとき、現在の保護者（実親や児童福祉施設）が何らかの意味で当該児童の保護者として「不適格」であること、かつ養親（候補者）が何らかの意味で当該児童の保護者として「適格」であることが要請される。そして国際養子縁組の場合――「国際」である以上――児童が現在成育している国、そして養親候補者が属する国もまたそれぞれ「不適格」「適格」と見なされていることが必要である。こうした養育の主体や環境の「適格性／不適格性」という前提が、現在の保護者、養親候補者、ソーシャル・ワーカー、家庭裁判所、支援者らのあいだで共有されることではじめて、現在の保護者と現在児童が成育している国の代わりに、養親と養親候補者が属する国によって、当該児童を預かり養育するという特異な選択肢が正当化されるのである[35]。

前述したように混血児の多くは母子世帯のなかで養育されていた。こうした母親とその子どもたちの多くが当時の日本社会において、混血児としての人種的偏見・迫害、母子世帯としての経済的貧困といった窮状に直面してきたことは先行研究でも記録されているが、重要なのはこうした状況が国際養子縁組という選択にも関連していたことだ。たとえば、日本国際社会事業団で創設当初からケース・ワーカーを勤めた伊東よねは、保護者の依頼の経緯を次のように概括している。

混血児の場合には、日本社会では差別と偏見があるので健全な成長が妨げられることをおそれて養子に出すとか、外国人の家庭で物質的に十分な生活をさせたいとか、実母と一緒では学費も乏しいからとか、親が病身なので子供の養育ができないとか、施設ではなく家庭で育てたいとか、未婚の母の場合は、子供の父と結婚できないからとか、混血の子供がいると他の子供の結婚が難しいからとか、身体的にか弱い子どもだから、十分に面倒をみてくれる家庭にたのむ、等々の理由で子供を国際養子に依頼してくる。(36)

これは混血児の保護者が国際養子縁組という選択肢を選んだ主な理由を列挙しているが、こうした選択が現場レベルでどのようになされていたのかがうかがえる希少な資料が、私法の法案（私法案）として当時養親候補者やその支援者によってアメリカ連邦議会に提出された請願書である。この請願書からは、日本側の状況が、国際養子縁組という選択に具体的にどう関連づけられていたのかを知ることができる。まず、頻繁に言及される人種的帰属と経済状況について確認したい。

この子〔引用者注：養子となる児童〕の母親は、この子に服を着せたり食べさせたりする経済的な余裕がありません。母親は、家族、友人、近所の人々の振る舞いから、この子が日本では真の日本人と同じように受け入れられず、同じ機会を得られないことを知りました。

彼女の家庭は貧しく、自分と子供のためのお金もありませんでした。実母であるAさんは、養子縁組について私達家族と話したがっていました。よく考えた結果、私たちが養子縁組をすることが、この子にとって最善であるとの結論に彼女は達しました。……母親であるAさんは、混血児であることによる周囲からの偏見を持たれているため、子どもを隠していたことを明かしました。(37)

これらの陳述においては、「真の日本人」としての生活機会が得られない、「混血児であることによる周囲からの偏見」といった記述と、そうした記述を補強する家族や近隣からの否定的態度の記述をつうじて、混血児の人種的な異質性とそれを理由とする迫害や不適応が観察・予想されている。同時に、「服を着せたり食べさせたりする経済的な余裕」がない、「自分と子供のためのお金」がないといった経済的困難も養子縁組に同意した根拠として言及されている。実際、混血児の養子縁組の法的処置を担当していた横浜家庭裁判所調査官の神崎恭郎は、過去に取り扱ったアメリカ人夫婦を養親とする国際養子縁組で、実母のみが保護者であるケースのうち「生活程度」が「普通以下」の者がおよそ六割を占めたと指摘している。(38)

このように日本における現在の保護者のもとでの人種的偏見や経済的困窮が問題として報告されるならば、ひるがえって、アメリカにおける養親候補のもとでの人種的同質性や経済的安定という条件が当然要請されるだろう。以下は、私法制定のための請願書における混血児自身の身体的・外見的特徴、さらに言語的能力の描写である。

その少女は、アメリカ人そっくりの褐色の目、真っ白な肌、褐色の髪で、白人特有の顔立ちをしています。健康状態は申し分なく、私たちが養子として迎え入れ、良い家庭を築けない理由はありません。[39]

この子は典型的なＧＩベビーで、明るい肌、明るい茶色の髪、茶色の目、顔立ちは圧倒的に「西洋的」です。……彼女は日本語と英語の両方を学んでおり、アメリカのコミュニティで素晴らしい貢献をすることができるだろう、とあらゆる兆候が示しています。[40]

言及されているのはいずれも白人系混血児だが、養親候補者の大半が白人系であるかぎりにおいて、また実際アメリカ国内の人種構成上では白人がマジョリティであるかぎりにおいて、[41]身体的・外見的特徴の具体的な描写は養父母と養子との人種的に同質であると判断する根拠となるだろう。他方で、養子側の条件として渡米後の環境への適応可能性が特に重要になる以上、[42]公用語としての英語の能力ないし適性を有するという情報もまた当該児童の国際養子縁組を正当化する根拠となる。こうした養親・移住先の正当化が現在の保護者・居住国の不適格性という主張と相補的関係にあることは言うまでもない。

人種的差別や経済的困難に加えて、混血児の現時点での成育環境・世帯構造もまた国際養子縁組の根拠として言及されていた。このことは親族からの迫害に言及した上記の引用にも示されているが、施設の環境や養親の態度・状況に言及した請願書においては、それがより強調された。

養親夫妻とは二年来の付き合いです。彼らは堅実で成熟した人物で、Ｂを〔引用者注：養子の日本名〕に良い家庭を与えることができます……Ｃ〔引用者注：養親の名前〕大尉の給料は、息子を養うのに十分な額です。……もしＢさんが孤児院に戻ることになれば、Ｂは経済的な不安と社会的な汚名という未来に直面することになるでしょう。[43]

経済的には、私たちはこの子を養い、学校に通わせることができます。D〔引用者注：養子のアメリカ名〕が公的な負債にならないよう、私たちは所有するすべてを捧げ、彼女が普通のアメリカ人の子供が受けるような愛情、ケア、教育を受けられるよう、人生を捧げます。[44]

前述のように、混血児の養子縁組にあたっては施設も重要な役割を果たしていたのだが、当時の児童福祉施設の環境は、国からの補助金の乏しさもあってその多くは裕福とは言い難いものだった。[45]あるいは施設での成育を両親の不在という点のみで「不適格」と見なすことも可能ではあっただろう。いずれにせよ、この陳述では、母子世帯や施設の環境との対比において、養親候補の経済的安定、児童の養育への強い意思が提示されている。それにより経済状況・養親の態度といった面でも適格性が見出されている。

もっとも、混血児の国際養子縁組を決意するにあたって、こうした適格性や不適格性が必ずしも円滑に判断されていたわけではないことには注意が必要である。創価学会青年部反戦出版委員会が一九七七年に刊行した戦争経験者や戦災被害者への聞き書きを集めた文集には、戦後にアメリカ軍兵士と交際して子どもを生み育てた「ヤスコ・ルッキィ」という女性の聞き書きが収録されている。彼女は一九五〇年に朝鮮戦争に従軍した交際相手が戦死したことで、独力で我が子を育てることを余儀なくされた。「この子だけは石にかじりついても立派に育てようと心に誓い……子供の成長に目をほそめる」日々だった。しかし、「仕事にも馴じみ、休日には子供と外出したりするようになって、悲しい現実に直面した」。その経緯を、彼女は次のように振り返る。[46]

当時は、戦後まもなく生まれた混血児が学校へ通いはじめたころでして、その道すがら「あいの子」呼ばわりされていじめられる光景が、いたる所で目につくではありませんか。とすれば、わが子だって……案の定、三歳の娘も例外ではなかった。私は物陰から聞いてしまったのです。「おまえのパパはどこだ。やい、いないだろう」と言っている大人の声を。それは……姉の家にメイドとしてきていた近所のおばさんでした。これだけ知りあった人でさえ、このありさま。悩みは深く、頭がしびれるように痛みました。自分はどんなことにも耐えられる。しかし、これから少女時代、青春時代をむかえていくこの子は、日本にいてはますます不幸になってしまう。私はかたくなに思いこみ、子供のできない外人夫婦からことあるごとに是非といわれていた養子縁組を、犬や猫の子でもあるまいと断わりつづけてきたにもかかわらず、結局、家庭裁判所でその手つづきをすませたのでした。

「この子だけは石にかじりついても立派に育てようと」誓ったと述懐していることが示すように、「ヤスコ」にはたしかに母として子を独力でも養育しようという意志があった。しかし、日常的な偏見・差別ゆえに「日本にいてはますます不幸になってしまう」という予想は避けがたかった。そしてその予想の前提の上で、子の幸福のために自分がとるべき選択肢として、「日本」で「ますます不幸になってしまう」ことよりも、アメリカの養親に委託することが優先された。

混血児の国際養子縁組は、人種的帰属、経済水準、成育環境・世帯構造といった観点から日本とアメリカ、現在の保護者と養親候補とが対比的かつ相補的に位置づけられることによって、成立していた。そして個々の養子縁組の背後には、こうした困難な判断を前に葛藤する個々人の経験が存在していた。

五　国際養子縁組の限界と終焉

混血児を対象とした国際養子縁組は主に一九六〇年代まで継続的に実施された。養子縁組が着々と実行されていくこの時期、政府や日本国際社会事業団は「何と申しましても混血児であるというそのこと自体によっていろいろな意味でこの子供たちが一生不幸な目に陥る可能性があるわけでございますので[47]」とか、「向うは父親の国だしいろいろな人種のいるところだから混血児に対する偏見が強い日本にいるより希望がもてる[48]」といった理由づけによって国際養子縁組を正当化していた。日本における差別や偏見の根深さを根拠に国際養子縁組を正当化する論理（第二節）はその後も国際養子縁組の推進を支えてきたといえるだろう。

もっとも、こうした国際養子縁組の機会は混血児たち全員に平等に開かれたものではなかった。そもそも誰が養子の候補として考慮されるかということ自体に、属性による不平等が存在した。この機会の不平等の源泉となったのが、当該児童の人種である。「白系の子供ですと案外、国際的な養子縁組などで相当解決するケースもあるんですが、黒人混血の場合、なかなか適当な解決策が見あたらないんです[49]」、「やはり養子縁組がいちばんいい方法だと思います。しかし、もらわれていく子どもは、勉強もできる白人系か、日本人孤児ばかりで、問題は黒人系の子どもが心配だ[50]」など、混血児を多数収容していた施設でも国際養子縁組の機会が黒人であるがゆえに阻害されていることが繰り返し観察されていた。養子と養親との人種の一致が混血児の移住後の適応の基本条件と見なされていたこと[51]、そして養親の大半が白人系であったこと[52]、といった条件が組み合わさった結果、黒人系児童が養子としてアメリカに移住を果たすことは相対的に困難であったのである。

こうした制約のもとで養子縁組・入国を果たした混血児たちはどのような生活を営んでいたのか。この点を詳細に明らかにする資料はみられないが、その特徴を推測することは可能である。日米孤児合同救済委員会の発足にも関与したカナダの社会福祉学者のロイド・グレアムは、一九五五年から一九五七年にかけてアメリカ人家庭による日本からの白人系・黒人系の養子縁組七七九件を調査し、養子縁組をした子どもたちの大部分は、新しい家族の中で健康的で幸せな人間関係を経験していると報告した。その上でグレアムは、適応の規定要因として、児童の心理的ニーズを充足する養親の能力、日本の文化パターンに子どもがおかれてきた期間、子どものアジア的外見の程度、などをあげた[53]。

グレアムのあげるこうした条件が実際にどのように養子たち自身の経験に影響していたのかについては、当事者による断片的な証言からも憶測することができる。たとえばウォント盛香織の整理によれば、国際養子で渡米した混血児への日本テレビによるインタビューとその経歴をまとめた資料[54]に登場する一六名の七名が「ジャップ」としてのからかいや侮蔑やいじめを学校や近隣で経験したと報告している。またすでに母語として日本語を身に着けていた学齢期に渡米した混血児たちは、言語能力の面でも適応上の困難を抱えていた[55]。当該児童がどの人種集団に属すのか、日本人の親をもつことが知られているのか、どのような言語で育てられてきたのかといった条件によって、養子になった混血児の経験も条件づけられていたのである。

このような限界を抱えつつ展開してきた混血児への国際養子縁組事業は、一九六〇年代までには退潮していった。一九六四年までに厚生省児童局は、占領期までに父による認知を受けることなく生まれた混血児の総数は約四〇〇〇人、そのうち約半分がこれまでに養子として海外に移住を果たしたと見積もり、日本国際社会事業団への国庫助成を打ち切るに至った[56]。また、一九五二年以後は日米間の国際結婚の制度的条件が緩和したことで国際移住・国際結婚する、つまり未婚の母とならない女性が増加していった[57]。こうした背景のもと、「混血児問題」をめぐる議論（第二節）において想定されていたような条件に該当する「混血児」――父親による認知を受けず、母子世帯や児童福祉施設で暮らしているような混血児――が減少していったことで、もはや事業の必要性は認識されなくなっていったのであった。

おわりに

本章では、主に一九五〇年代から六〇年代にかけての日本で行われた混血児の国際養子縁組事業を取り上げ、その経過を追跡してきた。以上の知見をふまえて、本章が最初に設定した二つの問い、すなわち、混血児の公的処遇において優生思想と国外の政治的文脈がどのように関係していたのかを整理したい。

まず混血児の公的処遇における優生思想の働きについていえば、国際養子縁組においては「日本／アメリカ」という国同士の非対称的関係と混血児の利益、「幸福」は後者においてより実現されるという判断が――制度を設ける段階でも、運用の段階でも――前提とされていた。こうした論理は優生保護法制定を支えていた混血児についての想定、すなわち日本人の人種的純粋性に対する異質な脅威としての混血児という想定と部分的には通底していた。しかし同時にそれは、混血児本人にとっての（想定上の）利益・幸福を基準としていたという意味では、優生保護法制定を支えていた認識とは異質なものでもあった。同時代の児童をめぐる優生学的言説の特徴として指摘されるように、戦後日本では、社会にとっての不利益よりもむしろ子ども本人やその親にとっての「不幸」という問題、その解決策としての成育環境の改善を強調する言説がより優勢になった[58]。日本で生きることによって本人の不利益が生じ、アメリカへ渡ることによってそれが解消されうるという想定が国際養子縁組を支えていたことは前述の通りだが、「児童の利益」を第一義的基準とする児童福祉行政、養子縁組事業においてもそうした意味での優生思想が反映されていたといえるかもしれない。そしてそれが日本社会の血統的・人種的閉鎖性を強調する「単一民族神話」の論理と重なり合うことにより、混血児の国際養子縁組は可能になっていたのであった。

他方、混血児の公的処遇において国外の政治的文脈がどのように関係していたのかという問いについていえば、国際養子縁組事業は冷戦下の日本とアメリカが共有していた政治的文脈を基盤としており、その意味で二〇世紀後半という時代の刻印を深く受けていた。すなわち、冷戦下における国際世論の重要性の増大や児童福祉理念の普及などを背景として、以前のような直接的で明示的な優生学的・人種主義的排除は実行しがたくなっていた。そこで国際世論に対してアメリカの文化的・政治的寛容性を強調し、児童の基本権を保障するための手段として、混血児の包摂が目指されていたのであった。そうしたアメリカ側の論理が、日本側における戦後的な優生思想や単一民族意識と相補的な関係にあったことは言うまでもない。もちろんそれは優生学的・人種主義的排除からの全面的な解放を意味したのではまったくない。むしろ養子になる機会や養子になった後の生活にも個々人の人種的属性によって顕著な不利が生じていたという意味で、人種的不平等は国際養子縁組制度の運用にも付きまとい続けていた。

このように振り返るならば、混血児を対象とした国際養子縁組事業の展開は、同時代の日本およびアメリカにおける優生思想、人種的境界や児童福祉上の規範、そして冷戦体制や日米関係といった政治的構造の秩序によって複合的に規定されていた、といえるだろう。そしてそうした規定がひるがえって、混血児たちの運命をも部分的に規定していたのである。

注

（1）有賀ゆうアニース「戦後「混血児問題」における〈反人種差別規範〉の形成――「混血児」概念の用法と文脈に着目して」『社会学評論』七二巻五号、二〇二二年、一五四―一七一頁。上田誠二『「混血児」の戦後史』青弓社、二〇一八年。Yukiko Koshiro, *Trans-Pacific Racisms and the U.S. Occupation of Japan* (New York: Columbia

University Press, 1999), 下地ローレンス吉孝『「混血」と「日本人」——ハーフ・ダブル・ミックスの社会史』青土社、二〇一八年。

（2）荻野美穂『「家族計画」への道——近代日本の生殖をめぐる政治』岩波書店、二〇〇八年、松原洋子「〈文化国家〉の優生法——優生保護法と国民優生法の断層」『現代思想』二五巻四号、一九九七年、八—二一頁。

（3）厳密にいえば、戦後に占領を機に生まれた混血児のなかには、アメリカのみならずイギリス連邦軍の軍人・軍属を父に持つ混血児も含まれていたが、占領の主力を担ったのが米陸軍であったことを反映して、混血児の大半もアメリカ系が占めていた。

（4）有賀「戦後「混血児問題」における〈反人種差別規範〉の形成」。

（5）竹下精記「混血児白書」『日本週報』二八五号、一九五四年、三五—四〇頁。

（6）有賀ゆうアニース「戦後日本における「混血児」の国際養子縁組事業の成立と展開——冷戦期における国内外の文脈とアクターに着目して」『移民研究年報』二九号、二〇二三年、七三—八六頁。

（7）日本では、一八九八年に旧国籍法、一九五〇年に現国籍法がそれぞれ制定され、「混血児」の国籍の如何もこれらに規定された。両法はいずれも、未婚の母として子どもを出産し出生届を提出した場合、および父親だけでなく母親が不明であった場合は日本国籍を取得することになっていた。その大半が父の不在もしくは父母の不在という状況下にあった「混血児」は、こうした規定のもとで日本国籍を取得していた。

（8）有賀「戦後「混血児問題」における〈反人種差別規範〉の形成」。

（9）「法ゆえに渡米出来ぬ混血孤児」『毎日新聞』一九五一年一一月二四日朝刊。

（10）西村健「戦後横浜の「混血孤児」問題と聖母愛児園の活動」『横浜都市発展記念館紀要』一七号、二〇二一年、三〇—五八頁。

（11）Robert Fish, 2002. "The Heiress and the Love Children: Sawada Miki and the Elizabeth Saunders Home for Mixed-Blood Orphans in Postwar Japan," PhD. diss., University of Hawaii at Manoa, 208-210.

（12）"Woman Assisting Japan's Unwanted," *Los Angeles Times*, Nov 24, 1952.

（13）"Future Pales for 100,000 Children: Rejected by Japanese Abandoned by Americans," *Washington Post*, Oct 5, 1952.

(14) 内田康雄「澤田美喜と混血孤児」『アジア女性研究』一五号、二〇〇六年、三七―四三頁。

(15) Fish, "The Heiress and the Love Children," 217.

(16) 有賀「戦後「混血児問題」における〈反人種差別規範〉の形成」。

(17) Peter Kalischer, "Madame Butterfly's Children: The Plight of "GI Babies" in Japan," *Collier's*, Sep 1952, 18.

(18) "Priest Blames Plight of 'GI Babies' in Japan On U.S. Army Regulations," *Catholic News Service*, Aug 25 1952.

(19) この圧力のもとで、一九五二年移民国籍法、通称マッカラン＝ウォルター法が制定されたことで、国別割当の範囲内で日本からの新規移民が認められた。ただし同法は、入国を許可される日本国籍者への割当数が一八五名という少数に限られたことで、日本からアメリカへの国際養子縁組の大勢には影響を及ぼさなかった。以上の点については、若槻泰雄、鈴木譲二『海外移住政策史論』福村出版、一九七五年、九四―九五頁。および Koshiro, *Trans-Pacific Racisms and the U.S. Occupation of Japan*, 185 を参照。

(20) Sara Fieldston, Raising the World: Child Welfare in the American Century. (Cambridge, Mass: Harvard University Press, 2015).

(21) 菅美弥「移民法改正への序章――トルーマン移民帰化特別委員会に関する一考察」『東京学芸大学紀要 第三部門 社会科学』五六号、二〇〇五年、二二九―二三七頁。

(22) Koshiro, *Trans-Pacific Racisms and the U.S. Occupation of Japan*, 184.

(23) Laura Briggs, *Somebody's Children: The Politics of Transracial and Transnational Adoption* (Durham: Duke University Press, 2012), 150.

(24) Tsuchiya Tomoko, ""Mixed Blood" Children and their Families in the United States: The Idea of a Racially and Culturally Pluralist Nation at the Beginning of the Cold War," *Nanzan Review of American Studies* 40 (2018): 23-40. Christina Klein, *Cold War Orientalism: Asia in the Middlebrow Imagination, 1945-1961* (Berkeley: University of California Press, 2003).

(25) アメリカ連邦議会が制定する法律には、一般的な事項を対象として制定される公法 public law と受益者の請願や議員の働きかけなどを通じて、特定の個人や団体を対象として案件別に制定される私法 private law という二種類の法律がある。私法は、あらゆる法的手段を講じても奏功しない場合の代替措置として提出され、また主に移民の出入国に関係するものである。Edward Hutchinson, *Legislative History of American Immigration Policy, 1798-1965*（Philadelphia: University of Pennsylvania Press, 1981）を参照。当該法の対象となる個人——国際養子縁組の場合、養親のもとでアメリカに入国しようとしている養子の「混血児」——をなんらかの形で特定の連邦議員が認知しており、その利益を確保するために法案は連邦議員によって連邦議会へと上程される。国際養子縁組の場合、「混血児」の養親は斡旋団体や個人的な人脈をつうじてこうした議員からの協力を調達していた。議会での法案の審議にあたっては、自身の養子のアメリカへの入国を請願する請願書だけでなく、「(適格)孤児」に関する条項の規定を充足しているか、日本での民法に従って適法に当該児童が養子縁組されているか、また養親が居住している州の州法にしたがって適切な手続きがとられているかなどを証明する多様かつ大量の身元書類の準備と提出を強いられていた。Arissa Oh, *To Save the Children of Korea: The Cold War Origins of International Adoption*（Stanford, Calif: Stanford University Press, 2014）を参照。

(26) 宮野誠保「混血児童の養子縁組、渡米について」『混血児指導記録 四』文部省初等中等教育局編、文部省初等中等教育局、一九五七年、一四五頁。

(27) Catherine Ceniza Choy, *Global Families: A History of Asian International Adoption in America*（New York: New York University Press, 2013）: 24.

(28) 厚生省「混血児の現状と対策」『厚生情報』五巻八号、一九五三年、五五—五九頁。

(29) Fish, "The Heiress and the Love Children," 西村「戦後横浜の「混血孤児」問題と聖母愛児園の活動」

(30) 日本国際社会事業団編『国境を越えて愛の手を』日本国際社会事業団、一九九八年、一頁。

(31) "740 Babies Deserted By GI Dads in Japan May Come Into U.S.," *Cincinnati Catholic Telegraph Register*, Jan 12, 1954.

(32) 日本国際社会事業団編『国境を越えて愛の手を』。

(33) 日本国際社会事業団編『国境を越えて愛の手を』。

(34) 和田純「アメリカのフィランソロピーは日本に何を残したのか」山本正編『戦後日米関係とフィランソロピー——民間財団が果たした役割 一九四五〜一九七五年』ミネルヴァ書房、二〇〇八年、一〇八—一五四頁。

(35) Janette. Logan, "Adoption: Domestic, International and Global Perspectives," *International Encyclopedia of the*

Social & Behavioral Sciences: Second Edition, ed. J.D. Wright. (Amsterdam: Elsevier Inc., 2015), 142-47.

(36) 伊東よね「国際養子」『ジュリスト』七八二号、一九八三年、五三頁。

(37) Senate Committee on the Judiciary, *A Bill for the Relief of Michiko Nakashima*, 82nd Cong., 2nd sess., S. Rpt. 1495, May 12, 1952.

(38) 神崎恭郎「神奈川県における渉外的養子縁組に関する若干の考察」『社会事業』一一巻四二号、一九五九年、二五頁。

(39) Senate Committee on the Judiciary, *A Bill for the Relief of Lucille Hujima*, 82nd Cong., 2nd sess., S. Rpt. 1708, June 9, 1952.

(40) Senate Committee on the Judiciary, *A Bill for the Relief of Akemi Terada*, 83rd Cong., 1st sess., S. Rpt. 953, June 27, 1952.

(41) 神崎「神奈川県における渉外的養子縁組に関する若干の考察」、二六頁。

(42) 伊東よね「戦後日本の混血児問題と外国人家庭への養子縁組について」『養護施設三十年』全社協養護施設協議会「養護施設三十年」編集委員会編、全社協養護施設協議会、一九七七年、一一三頁。

(43) Senate Committee on the Judiciary, *A Bill for the Relief of William L. McKinley* (*Biro Takeda*), 82nd Cong., 1st sess., S. Rpt. 430, June 15, 1951.

(44) Senate Committee on the Judiciary, *A Bill for the Relief of Stephanie M. Darcey*, 83rd Cong., 1st sess., S. Rpt. 198, April 27, 1953.

(45) 丹野喜久子「養護施設児童――その福祉と教育保障の現状と問題点」小川利夫・永井憲一・平原春好編『教育と福祉の権利』勁草書房、一九七二年、一八六―二一三頁。

(46) 創価学会青年部反戦出版委員会編『戦争を知らない世代36　神奈川編　基地の街を生きぬいて』第三文明社、一九七七年、七〇―七一頁。

(47) 『第一六回国会参議院厚生委員会第八号』一九五三年七月三日。

(48) 「国も世間も冷い」『講演時報』一九五九年九月、一三頁。

(49) 青少年問題編集部「聖友ホームを訪ねて」『青少年問題』一九六一年一月、六〇―六一頁。

(50) 藤野順「ルポ　混血児」『アサヒグラフ』一九六〇年五月一五日、八頁。
(51) Oh, *To Save the Children of Korea*, 128.
(52) US House Committee on Government Operations, *United States Embassy, Consular Service, and United States Information Agency Operations in Japan*, 83rd Cong., 1st sess., 7 and 9 October 1953, 31.
(53) Lloyd B. Graham, "Children from Japan in American Adoptive Homes," *Casework Papers from National Conference on Social Welfare* (New York: Family Association of America, 1957): 130-144.
(54) 日本テレビ編『子供たちは七つの海を越えた――エリザベス・サンダース・ホーム』日本テレビ放送網、一九七九年。
(55) ウォント盛香織「国際養子となった戦後混血児研究――当事者の視点から」『比較文化研究』一四七号、二〇二二年、二六三―二七二頁。
(56) "Japanese Orphans, Whose Dads Were Yanks, Face Rugged Future," *Racine Journal Times Bulletin*, October 18 1964.
(57) Lloyd B. Graham, "Those G.I.'s in Japan." *The Christian Century*, March 17 1954, 331.
(58) 桑原真木子「戦後日本における優生学の展開と教育の関係」『教育社会学研究』七六号、二〇〇五頁、二六五―二八五頁。

第4部　「モデル」としての優生保護法

アメリカ統治下の沖縄における優生保護法

豊田真穂

はじめに

米国は、日本国との平和条約第三条に基づき、琉球列島における行政権、立法権及び司法権のすべてを行使する権限を有する。

この権限には、琉球住民の福祉と利益を促進し保護するような方法で、行政、立法、司法の各機能が行使されることを確保する責任が伴う。

琉球立法院が可決した優生保護法（一九五六年立法第四二号）には、基本的に必要な医療および法的保護措置〔セーフガード〕を提供しないままに医療行為を許可し、個人の生命および健康を危険にさらすという点で、琉球住民の福祉と最大の利益に反する措置および規定を含んでいる。

そこで、琉球住民の生命、健康および福祉を保護するため、民政副長官に留保された権限に基づき、琉球政府の優生保護法（一九五六年立法第四二号）は無効であることをここに宣言、布令する。[1]

一九五六年八月三〇日、アメリカ軍統治機関である琉球列島米国民政府（以下、ＵＳＣＡＲ）の最高責任者、民政副長官ジェイムス・エドワード・ムーアの名のもとで、上記の米国民政府布令一五八号「一九五六年琉球政府立法第四二号「優生保護法」の廃止」が発布された。優生保護法は、五六年四月から琉球政府厚生局とUSCAR公衆衛生福祉部との折衝を経た上で、琉球立法院第八回議会に提出され、七月の本会議において、日本の法律とほぼ同じものが原案通り可決し、八月三一日に、比嘉秀平行政主席の承認と署名によって公布されることになっていた。ムーアによる「廃止令」は、その公布予定日の前日に出されたのである。その後、翌年から六一年まで、琉球政府とUSCARは優生保護法の再立法化にむけ、検討を繰り返している。しかし、日本復帰までの期間、沖縄で優生保護法が制定されることはなかった。

なぜ占領下日本で成立した優生保護法が、米軍統治下の沖縄では「廃止」されたのか。

沖縄予防医学協会がまとめた『沖縄における家族計画のあゆみ』では、直接の原因はムーアによる「廃止令」ではあるが、「その真の理由」は、「中絶は生命尊重の立場から認めかねる」という「宗教的な配慮」があったと説明している。(2)

また、戦後沖縄の家族計画と優生保護法をめぐる日米間の攻防を研究した澤田佳世によると、USCARから立法化の承諾を得た池宮喜春とその上司の厚生局次長・原實は、「廃止令」の発令直前に、USCAR公衆衛生福祉部のルシウス・G・トーマス部長から呼び出しを受け、ムーア民政副長官のゴーサインにもかかわらず、USCAR婦人クラブの強い反対によって同法を廃止せざるを得なかったと説明し、ふたりに深く謝罪したという。しかし、澤田は、優生保護法が公布前日に「無効」とされたことの「真なる争点」は、第一に、優生保護法が成立すれば人工妊娠中絶（以下、中絶）の実質的合法化につながり、それが対外的に「爆発的な危険性を有する」こと、第二に、優生保護法における優生学的根拠とその正当性の判断に対する懸念がもたれたこと、第三に、人口抑制政策に関与することに批判が起こることを危惧したという三つの理由にあるとする。特に第三の点は、優生保護法はあくまで日本人の自主性によって制定されたことを強調し、バースコントロールに関しては「中立」の立場をとることを繰り返し強調した対日占領の最高司令官ダグラス・マッカーサーの方針が、USCARの姿勢に通じると澤田は論じている[3]。

しかし、詳細にUSCAR文書を読んでいくと、一九五六年にUSCARに提出された当初、中絶は公式には争点になく、優生保護法に「任意の中絶」条項が含まれていることにUSCARが気づいたのは六一年四月になって初めてであるかのような印象を受ける。このことは、とりわけ、トーマスUSCAR公衆衛生福祉部長が、日本を占領していた連合国最高司令官総司令部（以下、SCAP）の公衆衛生福祉局の医療課に、遅くとも四七年から五〇年頃まで所属しており、その間に中絶を部分的に合法化した優生保護法が制定・施行され、さらに四九年改正後には中絶の適用範囲が拡大したことなどを考えると、不可解な謎として残る[4]。

本章では、澤田の研究に基本的に依拠しつつも、USCARの民政副長官と各部局とがそれぞれ異なる見解を示していた可能性や時代背景の変化に留意しながら、優生保護法が制定されなかった経緯を、USCAR内部の議論を中心にみていく。まず戦後沖縄の米軍統治状況と琉球立法院での議論を確認し、その後は、一九五六年の「廃止令」が発布されるまでの時期、優生保護法を成立させることを前提に法案を修正していた時期、そして中絶自由法の側面に注目した時期という三つの時期区分に分け、優生保護法に関するUSCARの議論を時系列に見ていきたい。

一　アメリカ統治下の沖縄と人口問題

沖縄にとっての「戦後」とは、「戦場から地続きになった時間」であると鳥山淳は指摘する[5]。一九四五年三月二六日、米軍は慶良間諸島に上陸し、四月に公布された「ニミッツ布告」により沖縄に対する日本政府のすべての行政権が停止されるとともに米軍政府が設立された。地上戦を生きのびた人びとは米軍が設定した民間人収容所に収容されていき、その間に米軍は日本本土侵攻作戦にむけて基地を整備していた。八月の日本敗戦後も収容所からの移動は制限され、一〇月以降、収容所からの帰郷が徐々に許されるようになった頃には、故郷はすでに軍用地となって立ち入り禁止とされていた。多くの人びとが生活の場を奪われ貧困にあえぎ、暴力、特にアメリカ人兵士によるおびただしい数の性犯罪が継続的に発生していた。米軍は、対日戦争が終結した後も基地を維持・拡大し続けたが、これはあくまで軍部の方針であり、アメリカ政府の政策として承認されたものではなかった(6)。

こうして始まった戦後沖縄の地位を、アンマリア・M・シマブクは「非-法(Alegal)」と提示する。日本が受諾したポツダム宣言は第八条において日本国の主権は本州、北海道、九州、四国、及びその周辺諸島に限定するとし、ここから沖縄は外され、その地位が真空状態のままだった。つまり琉球諸島は、国際法の外にあるという意味で超法規的であり、それと同時に、国際法の論理そのものに還元できないという意味で非-法なのである。そしてそれは、沖縄の米軍占領を長期租借という形で継続することで主権を日本におくことを求めた一九四七年九月の「天皇メッセージ」によっても裏づけされていた(7)。

冒頭引用文のはじめにある「廃止令」の根拠とされた「日本国との平和条約第三条」は、一九五二年四月二八日に発効した、いわゆるサンフランシスコ平和条約の規定を指すが、それによって、沖縄は正式に日本から切り離されアメリカ支配下におかれた。この規定は、アメリカが「行政、立法及び司法上の権力の全部及び一部を行使する権利を有する」ことを定めている。

この動きに連動して、一九五〇年一二月、沖縄統治機関として、それまでの軍政府に代わり、民政府（USCAR）が設置された。USCARは、民政副長官を実質的なトップとして、その下に分野ごとの専門部局が置かれた。それと同時に、沖縄住民の自治機構として五二年に琉球政府が設立された。立法院議員は公選だったが、琉球政府のトップである行政主席はUSCARによって任命された。琉球政府には立法権があったが、立法院に提出される法案はすべて、提出前にUSCARの承認を得る必要があり、さらに法案が立法院を通過した後にも、行政主席が署名して公布する前に、USCARの承認を受けなければならなかった（通称「事前事後調整」）[8]。優生保護法では、このプロセスの最終段階で承認を得られなかったのである。

後に詳しくみるように、琉球政府が優生保護法の制定を求めたのは中絶の合法化と受胎調節の必要があったからである。土地の多くが戦場跡または米軍基地となった状態で、大量の復員・引揚者が到着し、人口過剰が目に見える問題となったことに加えて、出生率も高く、千人対出生率は五一年の三七・八でピークを迎え、日本の全国値より一〇ポイントも高かった。人口学者のアイリーン・トイバーは、五五年の論文「琉球諸島の人口」のなかで、こうした人口問題に対応するには、新たな土地の開墾、八重山やボリビア等への移住、そして産業の再建が必要であるが、それらは一時的な解決策としかならないと指摘し、永久的な解決策は出生率を低下させることとしている。しかし、USCARは「日本にある人口に関する法律」、すなわち中絶や断種／不妊手術、受胎調節指導などを合法化する法律を採用せず、「出生率を下げるような政策の策定は先送り」されたと指摘している[9]。

アメリカ国立科学アカデミーのフォレスト・R・ピッツもまた、沖縄でのフィールド調査に基づき、人口動態を詳細に分析した報告書において出生率の低下を提唱している。最終章「提言」において人口問題に触れ、「沖縄は過剰人口に苦しんでいる」こと、その「唯一の解決策は、現在の高い出生率を自発的に低下させていくこと」だと指摘した。そして、具体的に「もし琉球の人々が、選挙によって選ばれた代表を通じて、日本でそうだったように、中絶を合法化したいのであれば、そうすることが推奨される」としている[10]。つまり、沖縄の人口問題を解決するためには出生率の低下が必要で、そのために、日本の優生保護法が求められていたのである。

そのような中、五〇年代には、朝鮮戦争や米ソ冷戦などを背景に、米軍基地の建設が本格化して第二次土地接収が始まった。抵抗する人びとに対して、USCARは五三年に土地収用令を公布し、「銃剣とブルドーザー」によって土地を奪うという非常に暴力的な手段がとられた。琉球立法院による抵抗もむなしく土地接収は継続され、「土地問題」は沖縄の人びとにとって「最重要課題」となっていた[11]。同時期には、相次ぐ性犯罪を防ぐために「防波堤」として特殊飲食店街が作られ、売買春が公然と行われるようになった。こうしたことを背景として、五五年九月、幼児がアメリカ人兵士に拉致されレイプ後に殺害されるという「由美子ちゃん事件」が沖縄を震撼させた。優生保護法案が提出されたのは、まさにこのような時期だった。つまり、沖縄では米軍によって土地を奪われ人口問題が先鋭化しており、これと同時に、アメリカ人兵士による性暴力や買春などの結果としての「混血児問題」にも直面していたのである。

二　琉球政府立法院における優生保護法の成立

琉球政府は、「琉球の人口問題解決に資する目的」で、一九五五年一二月、経済企画室長を研究委員長とする「人口問題研究所」を設置した。この人口問題研究会において、どのような議論があったかは定かではないが、三ヶ月後の五六年三月には、琉球政府の定例局長会議で優生保護法案を新議会に提案することが協議決定している[12]。

五六年五月、行政主席から立法院に優生保護法の立法勧告が提出された時、その理由は以下のようなものだった。現行の国民優生法は「生殖に関する人権を極度に保護する立前をとった」ため、「断種或は妊娠中絶実施の範囲や手続き等」が厳しすぎたことから「見るべき成績はなかった」。その一方で、「戦後の沖縄でも非合法的な堕胎が増加」しており、社会局調査によると年間推計一万件程度の中絶が行われている。さらに戦後は「精神病患者も増加している」ことから、「住民素質の向上を積極化」する必要がある。以上のことから、中絶の合法化と受胎調節普及のために優生保護法の制定が必要とされた[13]。

この勧告を受け、立法院議長から文教社会委員会に付託され、六月中旬から七月中旬まで一四回の審議が行われた。審議を経て七月の定例議会に提出された法案は、政府勧告案からさらに進んで、優生手術と中絶に際しては優生保護審査会における審査を不要とする修正が施されていた。これは、「有識者、知識階級」が進んで避妊や中絶をする一方で、審査を避けて「一般の」「下層のもの」は施術を受けない可能性が高く、そうなると「逆淘汰」となってしまうこと、かつ日本でも複数の改正を経て同じような条文になっているとの理由が説明された[14]。

たしかに占領終了後の日本でも、SCAPが関知していない一九五二年の改正によって、地区優生保護審査会による中絶の審査を規定した条文が削除され、他の医師や民生委員の意見書なども不要とされたために、中絶の手続きが簡素化されている。その結果、日本では年間の中絶件数が百万件を上回るようになっていた。日本における優生保護法は、人口の「質」を高めるための法律という名目のもとで、人口の「量」を調整する機能が改正を重ねる度に強化されていったのである。

こうしたことが、琉球立法院でも指摘されている。たとえば、中絶の合法化は「単なる優生保護いわゆる民族の優化、母体の保護という線を遙かに越したところのことが考慮されているのではないか」との問いが何度も発せられていた。つまり、沖縄の過剰人口問題を考えた場合には、「人口調整という問題も加味しての産児制限をも意図」すべきであるのに、法案の説明では「もっぱら優生保護の立場」だけを強調しているのはなぜか、との質問である。これに対しては、文教社会委員長の新垣義常が法案の目的は人口調節ではないと断言している。ただし、民族の優化と母性の保護という目的のために優生手術や中絶を行い、さらに最良の方策として受胎調節が普及すると、「期せずして人口の調節ということが生まれて来る」、「人口調節の問題は副次的なもの、第二次的なもの」と答えた。続けて、これは日本の場合も同様で、表面上ではそのように明言していないものの、優生保護法も人口激増が背景にあるのだ、と追加説明している[15]。

この点について議員のなかからは、日本での出生率の低下は受胎調節ではなくほとんどが中絶に起因しているが、中絶の多さは「母体の保護にはならん」、逆に「母体を損なっておる」ことに対する質問も繰り返されている。これに対して新垣は、「受胎調節によって出生数が減少したということについては数字では捕捉し難い」として、むしろ中絶が合法化されれば「飽くまでも法の保護の下に明るく正しく手術を行って母体を保護する」ことになると答えている。(16) 中絶が非合法である限り危険な闇中絶が広がることは事実であるため中絶の合法化は必要ではあるものの、日本における中絶件数の驚異的な数値をみれば、日本と同じ条文で中絶を合法化することの帰結について、検討の余地はあったといえる。

これに関連して、沖縄の現状を考えると、中絶要件の第四号（経済的理由）と第五号（レイプ等）が「大いに活用されるのではないか」、「日本本土以上にこの項目が活かされる可能性がある」との想定で、日本とは異なる施行面に関する「特別な考慮」が必要ではないかとの質問も出されたが、特別な規定は考えていないとの答弁で終わっている。(17)

以上のような審議を経て、優生保護法は、七月二七日、立法院にて原案通りに可決され、その後、八月三一日に公布される予定であった。(18)

三　USCARによる検討と副長官による「廃止」

立法院での審議に先立つ一九五六年四月一一日、「事前事後調整」の原則に基づき、琉球政府の厚生局公衆衛生課によって、優生保護法案がUSCARに提出されていた。USCARはまず、四八年に日本で成立した優生保護法とほぼ同じであることを確認し、日本と同じものならば問題がないと判断し、「立法院に提出することにUSCARは異論がないと伝えた」ようである。(19)

しかし、慎重に検討した結果、USCARはこの草案には、「必要な基本的な医療的・法的な保護措置（セーフガード）が用意されていない」と判断した。そこで、ＵＳＣＡＲ公衆衛生福祉部は、琉球政府厚生局と協議を行って草案の修正を提言した。[20]

その後、ＵＳＣＡＲ公衆衛生福祉部と琉球政府厚生局との間で数回の会議が行われ、一九五六年五月一四日に琉球政府からＵＳＣＡＲに英訳された草案が再提出された。[21] しかし、ＵＳＣＡＲは、「原案よりは改善されている」としながらも、会議で厚生局に提示したすべての修正指示、特に医療と法的なセーフガードに関する提言が十分に反映されていないと判断した。口頭ではなく文書によって修正点を具体的に示す必要性を感じたＵＳＣＡＲは、五月一九日付の行政主席宛の書簡で、一〇点の修正を勧告している。ＵＳＣＡＲは、これらの修正点を立法院に提出する前に盛り込むことを条件に法案を認めた。[22]

その変更指示の内容は、主に、優生保護審査会の権限をより厳密にし、より慎重かつ綿密な判断を保障するよう求めるものだった。ＵＳＣＡＲは、優生保護審査会の機能として、優生手術を受けるべき者に関する「事実と意見を文書で記録すること」や、「聴聞会を開いて判断すること」などの条文を追加するよう提案した。その他、優生手術適応の疾患リストである「別表」の第三項をすべて削除することが提案されている。第三項には、「顕著な遺伝性精神病質」との表題のもとで、「顕著な性欲異常」と「顕著な犯罪傾向」が列挙されていた。[23] このように、ＵＳＣＡＲは草案の中で優生手術に関する規定を中心に改善を求めていたのである。

一方、ＵＳＣＡＲから提案された修正勧告のなかには、避妊に関して、その意味内容を大きく変更するものもあった。受胎調節の実地指導を定めた第十五条は、女性に対して避妊用器具を使用する受胎調節指導を行う主体としては医師または受胎調節実地指導員を指定し、ただし実際に「子宮腔内に避妊用の器具を挿入する行為」を行うのは「医師」だけを指定していた。しかしＵＳＣＡＲは、次のように、この条文全体を書き換え、子宮内避妊器具の挿入を禁止する条文にするよう指示している。

医師および行政主席が指定した者の外は、女性に受胎調節の実地指導をすることを職業として行ってはならない。
いかなる場合においても、医師を含めたいかなる者も、女性の子宮腔内に避妊用の器具やその他の物質を挿入する行為を行ってはならない。[24]

つまり、USCARの指示通りに修正すれば、避妊一般の指導ができるのは特定の者だけで、避妊用器具の挿入は全面的に禁止されることになる。日本の優生保護法では、子宮内避妊器具を使用した避妊の指導は特定の者でなければできないとの規定であるが、この条文は、日本では五二年の優生保護法改正によって追加されたものであり、したがってSCAPはこの条文は見ていない。USCARはこれを「危険な行為」であるとみなし、そのような行為を明確に禁止するよう求めたのである。

現在、IUDとして知られている子宮内避妊器具のうち、「太田リング」は、日本における優生保護法の提案者の一人である太田典礼が、一九三一年に開発した日本初の子宮内避妊器具のひとつである。太田リングは、一九三六年、多産を奨励していた当時の日本政府による「有害避妊具取締規則」によって禁止され、この規制自体は四八年の優生保護法制定と同時期に撤廃されたが、認可されたのはずっと後だった。とはいえ、五五年頃から一部の産科医が、厚生省が実験研究用のみに使用を認めた太田リングなどの避妊器具を、研究協力の名目で、臨床で子宮内に挿入していた。全国調査を行った医師によると、百名以上の医師が一年間で一万九〇〇〇例も同様の「実験」を行っており、「何の異常もなく」、「年一回検診すれば何年でも挿入して良く」、「半永久的な効果がある」ことがわかったため、学会発表もされていた。[25] こうしたことを日本政府や琉球政府が把握していた可能性はあるが、しかし、当時はまだ世界的には認められていなかったことから、USCARの慎重な姿勢も理解できる。

USCARが修正を勧告した後、厚生局は「議会に提出された法案の草案に変更を取り入れるという公正な仕事」を行った。[26] しかしＵＳＣＡＲは、七月二七日に立法院によって可決された最終法案は、「基本的に最初にＵＳＣＡＲに提出された草案と同じ、言い換えれば日本の法律のようなものである」と判断した。[27] 先にみたように優生保護審査会の審査を不要とする修正は、日本では占領終結後に、そして立法院では文教社会委員会での審議後に、施されていたものである。つまり、優生保護審査会の権限を厳格化するよう求めたＵＳＣＡＲとは正反対の修正がなされた法案であったといえる。

五月に琉球政府に提出されたＵＳＣＡＲの修正勧告には、各項目について手書きで「ＯＫ」「追加されていない」「満足できない」など、チェックされた形跡が残っている。勧告した修正点が法案に十分に盛り込まれていないのを見て、ＵＳＣＡＲは「米国民政府布令によって法案を取り消すか、法案を法律として成立させ次の議会で修正するための措置をとるか」について議論を重ねた。この時点ですでに法案の廃止が検討されていたことには注目しておきたい。この場合の「廃止令」の根拠は、ＵＳＣＡＲの指示にしたがった変更がされていなかったことにある。結局、「次の議会で、五七年七月一日に本法律が施行される前に、法律中の優生手術に関する部分に適切な修正が施されるとの理解のもとで、この法案が法律となることを許可する」という最終決定を下した。この一文からも、ＵＳＣＡＲにとって法案修正の核心は、優生手術に関する部分であることがわかる。最終的に、ＵＳＣＡＲは八月二三日付で琉球政府の行政主席宛てに書簡を送り、「法案の欠陥」を指摘し、修正を勧告した。[28] しかしその数日後、冒頭でみたように、ムーア民政副長官は、この法律の「廃止令」を公布したのである。

四　法案の修正と国民優生法

「廃止令」の後でも、琉球政府は、人口政策としての受胎調節や家族計画を検討していた。たとえば、五六年九月には、琉球政府の「人口問題研究会」が「人口問題審議会」へと発展したが、審議会の所掌事務には、「受胎調節に関する事項」が明記されていた。[29] また琉球政府は、翌五七年二月、『人口白書』を発表し、経済の計画化、特別就業対策、海外移民、そして家族計画を基本の対策として提示している。そこでは、「産児制限は庶民にとって貧困からの逃げ道」であり、それゆえ女性たちは「刑法のおきてをくぐり、われとわが身をほろぼすような手段に訴えてきた」という現実をふまえ、「累増する人工妊娠中絶の被害から母体を保護」するために家族計画が必要であると指摘されている。その上で、「家族計画が結果的には過剰人口の突破口」になるとしている。[30]

こうしたことを背景に、琉球政府は、優生保護法の成立を目指して再びUSCARとの折衝に入った。はっきりしたことはわからないが、おそらく五七年三月下旬、琉球政府はUSCARに再提出の意向を伝え、五八年度予算に七九万円超を計上していることを報告して、USCAR公衆衛生福祉部に非公式に法案を提出した。[31] 公衆衛生福祉部から法案を回覧された法制法務部では部長のジョン・P・キングが、五七年三月二九日、優生保護法が「米国の多くの州で施行されている優生法と類似している」と指摘し、また日本の優生保護法と「ほとんど同じ」であるが、「より多くのセーフガード」がある点で琉球版の方が優れていると述べた。そして、「厳密に法的な観点からは、琉球政府は提案された法律を制定する権利がある」という意見を提示した。ただし「バースコントロールについては世界中で意見が分かれており、各人が自分の信念を持つ権利がある」とした。[32]

しかし、その一〇日後の四月上旬、優生断種法そのものに対する疑義という全く別の意見が、公衆衛生福祉部のアーウィン・フリードマン予防医療課長から出された。この法案を「詳しく精査」したフリードマンは、「別表」にあげられた疾患や疾病の中には、遺伝性ではないものが含まれていることを指摘している。その中には、すでに指摘された「別表」第三項の「性欲異常」や「犯罪傾向」も含まれていた。さらに、実際に遺伝していても発症しない可能性があること（不完全浸透）をふまえると、断種を制度化しても、「優生上の見地から不良な子孫の出生を防止する」という目的が達せられる保証はないと主張した[33]。実は、四六年一一月、日本で優生保護法案が提案された際、SCAP民間情報教育局のハーバート・パッシンも、メンデル劣性という形で「望ましくない性質」が伝わった子孫に断種しても、全人口からその遺伝子を排除することは不可能であると指摘していた[34]。実際のところ、すでに一九三〇年代には、顕性／潜性遺伝の研究が進展した結果、断種の意義が不明になり、優生学に対する強力な批判も展開されていた。しかし、こうした優生断種法に関する知見は、米国の各州で当時も断種法が施行されていることを背景に、SCAPでは取り上げられなかった。

フリードマンの意見書が提出されると、USCAR公衆衛生福祉部長のトーマスは、これまでの経過を詳述した上で、USCARは、合理的な医療的・法的なセーフガードを組み込んだ法案を琉球政府が制定することを認めるかどうかを最終的に決めなければならない、と民政副長官にその決断を求めた。琉球政府は成立を強く望んでいるけれども、実際の価値はほとんどない、この法律を認めるかどうかという判断である[35]。

その一方で、トーマスは中絶に関する部分を次のように評価し、制定にむけてポジティブな反応を示している。

法案の優生手術を扱った部分はその価値が疑わしいと思われるが、人工妊娠中絶と優生保護相談所を扱った部分は、母体の健康とバースコントロールの観点から、かなり満足のいくものと思われる。したがって、優生手術を扱った部分が受け入れ難いと判断されるのであれば、中絶を含むバースコントロールを扱った部分を具体化した法案を琉球政府に提出させることが適切であろう[36]。

公衆衛生福祉部のトーマスが、中絶条項を「かなり満足のいくもの」と評価していた点は注目に値する。さらにこれを優生断種法から切り離し、中絶法として独立した法案を提出することを「適切」と考えていたことは興味深い。日本での優生保護法制定時にも、起草者がSCAPスタッフから優生断種と母体保護との「二ツのもののだき合わせではないか、いっそ別々の法案にして出してはどうか」と指摘されたという[37]。いずれにしても、断種／不妊手術と中絶がひとつの法律のなかで規定されることは、アメリカ的な基準からみると奇異なものに映ったようである。

その後の五月下旬、琉球政府は前年の「廃止令」をふまえて変更と修正を施した法案をUSCARに正式に提出したが、六月頭に「現時点では立法院に提出しないように」と口頭で伝えられた[38]。その後、USCARの回答は半年ほど延期された。

ちょうど同時期に、大統領行政命令第一〇七一三号によって、USCARの長として民政副長官に代わって高等弁務官が置かれ、国防長官の直轄下に入った。優生保護法に対するUSCARの対応が先延ばしになった背景にはこうした組織改編の影響もあるかもしれない。しかしそれよりもむしろ、九月から一〇月にかけて、戦前に制定された「国民優生法」が沖縄においてはまだ施行されていることをUSCARが突然「発見」し、混乱が生じたことと関係がありそうである。

九月三日、立法院は国民優生法の一部改正案を可決し、USCARに承認を求めた。これは、もともと「民法改正に伴う関係法令の調整に関する法案」として一括審議される予定で四月の立法院に提出され、五月にUSCARの承認を得たものの、立法院では一括審議ではなくひとつずつ別の法案として審議することになり、九月に「国民優生法の一部を改正する立法」として再提出されたものである。行政主席が九月二八日に署名予定のため、琉球政府はUSCARに承認を求めた。しかしこれに対して、その署名予定の当日に、民政次官から行政主席宛てに「法のさらなる基本的研究が終わるまで、行動を起こさないよう」指示が伝えられた[39]。

国民優生法の一部改正は、民法改正によって廃止された戸主権等にかかわる用語を修正しただけで法律の内容についての変更はなかった。しかし、USCARにとって国民優生法は「未詳」のものであったため、国民優生法の詳細な調査が行われた。その結果、日本では国民優生法の改正という手続きによって優生保護法が成立し、つまり優生保護法成立と同時に国民優生法は廃止されたものの、沖縄ではUSCARによって優生保護法が「廃止」されたため、国民優生法がそのまま施行されていることが判明したのである。すなわちUSCAR公衆衛生福祉部は、「廃止令」の際には沖縄で国民優生法が施行されたままであったことを「見落としていた」という。そして国民優生法における優生手術の規定は、USCARが取り消した優生保護法よりも医療的・法的なセーフガードの観点から「望ましくない」のに、民政府布令の対象外であるため、整合性を取るためにも国民優生法を修正するなど何らかの対応が必要であると確認された(40)。

しかしながら、一一月二日に、公衆衛生福祉部のトーマスがUSCAR高等弁務官のムーアに対して本件に関するブリーフィングを行うと、公衆衛生福祉部が示した方針とは異なる方向性が示され、国民優生法の改正を承認するとの結論に至った。それは、以下のようなムーアの理解に基づいていた。

法律第一〇七号〔国民優生法〕は、非常にあいまいではあるが、特定の望ましくない遺伝性疾患の遺伝を防止するための優生手術にのみ関係していること、医療的・法的なセーフガードについて合理的に十分な規定があること、……この法律には、一九五六年の琉球政府法律第四二号〔優生保護法〕に含まれていた中絶に関する非難を呼ぶ規定が含まれていないこと(41)。

USCAR文書において、中絶規定が書類上で「非難を呼ぶ（objectionable）」とされたのは、このブリーフィングにおけるムーアの発言が初めてであった。このことをふまえると、五六年の「廃止令」の根拠になっていたのは優生保護法における中絶規定に対するムーア独自の判断で、USCAR公衆衛生福祉部や法制法務部のスタッフとこの点が共有されていなかった可能性が考えられる。

しかしながら、一九四〇年の国民優生法に中絶条項がなかったわけではなく、第十六条には、法定外の生殖を不能にする手術や中絶を行う場合には他の医師の意見聴取と行政官庁への届出が必要との規定がある。なお日本でも、優生保護法が成立するまでの間、同様に国民優生法が施行されていたわけだが、引揚げ時の「不法妊娠」（レイプ）が問題になるにつけて、引揚港近くの療養所で中絶を施術することを認めるために、四六年七月、厚生省令によって中絶条件の簡略化をはかっている。具体的には、届出制を簡易化し、本条の「但し特に急施を要する場合は此の限りに在らず」との規定を「活用して、施術の実施に遺憾のないようにされたい」と通知し、中絶の弾力的な運用が行われていた[42]。

ＵＳＣＡＲは、国民優生法の改正を認めた一方で、優生保護法案の再提出にはブレーキをかけた。五七年九月、六月の第二回全琉社会福祉事業大会で出された「優生保護法の早期立法促進方に関する陳情」が立法院に提出され、行政府に送付された[43]。しかし一〇月頃、ＵＳＣＡＲは、琉球政府厚生部に対して今期の議会に優生保護法案を再提出しないよう勧告したのである。これは「ＵＳＣＡＲ民政官を経由して公衆衛生福祉部に口頭で伝えられた決定」に従っていた[44]。この口頭での指示が言い渡された際に、どのような理由が述べられたかは定かではない。ただ、トーマスは「ムーア将軍は、適切な優生法であれば、その制定に反対しないことを確信」していた。そして、トーマスはこの指示をＵＳＣＡＲが「琉球政府とのさらなる交渉を進めるようにとの命令」と解釈していた[45]。ムーアとのブリーフィングの一〇日後には、ＵＳＣＡＲ民政次官が琉球政府行政主席宛てに優生保護法案に関して議論する用意ができたと伝えている[46]。その際に、実際にどのような議論が行われたのかは不明であるが、ＵＳＣＡＲ内では法案を修正すれば制定可能と考えていた可能性はある。

五　中絶条項に対するＵＳＣＡＲ評価の変化

五八年七月、二年前に設置された琉球政府の人口問題審議会は、具体的な人口問題対策について答申し、「総合的な人口対策」として家族計画を強調した。ここでは、中絶後の再妊娠率の高さと中絶が繰り返されることによる母体への影響が指摘され、「適正な手段と便宜」を与えるべきであるとして、家族計画普及促進法とともに優生保護法の早期実現をはかることが提言されている[47]。このように、琉球政府は人口政策として受胎調節や家族計画を重視しており、優生保護よりは中絶の合法化のために優生保護法の成立が求められていた。

しかし五八年の一年間には、優生保護法に関する動きはみられなかった。ムーアの琉球政府に対するメッセージでは、米軍の土地収用によって発生した余剰人口については、更なる農地開拓と収穫量の増加、及び海外移住によって改善させたいとしていた[48]。一方、琉球立法院では、第二回土地問題渡米折衝団の成果として、翌五九年一月、土地貸借安定法などが成立し、米軍用地問題は一応の決着をみせていた。

その後、五九年六月、琉球政府は優生保護法案を再びＵＳＣＡＲに提出した。新たに法制法務部長に就任したアルバート・バーキンは、「廃止令」の対象となった法案と五六年八月に行政主席に送付されたＵＳＣＡＲ修正提案とを比較検討し、今回提出された法案中の中絶条項を「はるかに好ましい」と評した。バーキンは、そもそも五六年法における中絶に関する規定には「異論がなかった」こと、その上、五六年法にはなかった「中絶には三人の医師のうち二人の同意が必要」とする条件が追加されたことを根拠にして、条件が厳しくなったことでより受け入れやすい法案であると指摘した。そして、バーキンはこの法案を「国内で適用されることに関するもので、基本的な自由を侵害するものではない」と判断し、法案を承認するよう勧告した[49]。

そのため、五九年六月末、琉球政府行政主席に書簡を送付し、添付されたＵＳＣＡＲによる修正案を「法律案に加えることを条件に、立法院に提出することを承認する」と伝えた[50]。しかし立法院の会期末と重なったことから、琉球政府では法案を次の会期に提出することになった。実際、翌六〇年三月の琉球政府の局長会議で、「優生保護法を今度の立法院定例議会に提出する」ことが決まった[51]。

結局、六〇年の立法院で優生保護法が審議された形跡はないが、その年の八月中旬には、那覇市の業者が中絶された胎児を焼却処分するという「堕胎児焼却事件」が連日報道され、沖縄における優生保護法の不在が社会的に幅広く議論されることになった。新聞紙上では中絶よりも受胎調節を基本とすべきとの声が紹介されつつも、『琉球新報』には「堕胎時焼却事件をきっかけに優生保護法の促進」とのタイトルで次期議会に立法勧告する旨が報じられ、『沖縄タイムス』にも琉球政府社会局長の話として、沖縄では「公然の秘密」として非合法の中絶が行われているが、それは優生保護法がなく、中絶に際して煩雑な手続きを定める国民優生法のためであると指摘し、「優生保護法は是非必要」、「来年はぜひ優生保護法を立法化し合法的な措置を期したい」との言葉が報道されている[52]。

そして、おそらく六一年三月、琉球政府はＵＳＣＡＲに優生保護法案を提出している[53]。このとき、ＵＳＣＡＲ公衆衛生福祉部長はトーマスからロイ・Ａ・ハイスミズに、法制法務部長もデフ・Ｒ・クレヴァリーに変更になっていた。そして、この時になって初めて、優生保護法が中絶自由法と見なされ、海外、特にアメリカで「深刻」でかつ「シビアな」反響を呼ぶとＵＳＣＡＲに問題視されるようになったのである。

六一年四月一二日、ハイスミズ公衆衛生福祉部長は、琉球政府から提出された法案を法制法務部に転送しただけでなく、同時に広報部にも転送して「この法案が成立した場合、アメリカやその他の国から受ける可能性のある影響」についてのコメントを求めた[54]。

四月一四日、法制法務部のクレヴァリーは、法案を検討したところ「基本的な市民的自由や個人の法的権利を理由に反対する根拠は見いだせない」としながらも、この法律の中絶条項は琉球諸島やその他の地域の広報に関わる「より深刻な問題」を引き起こすだろうと回答した。クレヴァリーは、この法律が実際には「妊婦が望めば、すべてではないにせよ、大多数のケースにおいて中絶を許可することが予想される」と指摘し、つまり「中絶を自由に行うことを許可する法律」であるとした上で、これを承認するという「高等弁務官の姿勢が問われている」と述べた[55]。ここで初めて「自由な中絶」という用語がUSCAR文書に登場した。

クレヴァリーは三つの選択肢を示した。第一の選択肢は、中絶規定の不承認である。しかし、もしUSCARがこれを承認しなかった場合には、「出生率を低下させるための明らかに効果的な方法が、琉球のものではない倫理観を理由にして、人口過多の開発途上地域において否定された」という理由で、海外の経済学者などから反対や批判を受けることになるだろうと予測した[56]。五〇年代はじめの日本でも、マッカーサーがマーガレット・サンガーの入国を拒否した際に、内外で多くの批判が巻き起こったことを思い起こせば、同じことが沖縄でも発生する可能性はたしかにあった。

クレヴァリーは、第二の選択肢として「高等弁務官による積極的な行動の回避」と、行政主席を説得して「立法院に法案を提出しないように」することを提案した。仮に立法院議員たちが法案を提出してそれが成立したら、「琉球の人びとが自らの地域に適用される措置を採択したことに対して、高等弁務官は、それとは反対のアメリカ社会の理想を押しつけることは不適切であるとして、高等弁務官が何もしないことを正当化できる」と論じたのである[57]。この第二の選択肢は、SCAPが占領下の日本で選択したものと似ている。SCAPは、優生保護法が議員立法で成立したことを重視し、「日本人の手によって」制定されたものであり、SCAP自身は中立の立場を取っていると繰り返し述べていた。とはいえ、いくらSCAPが中立の立場を明言していても、SCAPへの反対意見や批判は殺到していた。

その上、SCAPとUSCARでは、統治体制が異なる。間接統治のSCAPが採用できた「言い訳」は、直接統治のUSCARには選択できないだろう。

そして最後の選択肢は、アメリカ本国の保健福祉省に法案を提出し、検討のうえ助言をもらうというものだった。クレヴァリーの推測では、おそらく保健福祉省は法案の中身を承認するだろうから、高等弁務官は「承認がなかった場合に予想される批判のいくつかを回避できるだろう」と指摘した。ただし、アメリカ本国への照会は時期尚早の広報につながり批判を受ける可能性があり、さらに高等弁務官の自由裁量権を制限しかねないと指摘された[58]。

これをふまえて、USCAR広報部長のモンタ・L・オズボーンは、広報の観点からこの法案には「高い爆発物の可能性をもっている」ことを理解し、クレヴァリーの提案のうち最後の選択肢を採用した。オズボーンは、もし高等弁務官が「中絶自由法」を承認すればアメリカでの強い反発が予想される一方で、逆にもし立法院が法案を承認したのに高等弁務官がこれを拒否すれば、沖縄の人びとからの反発が予想されるだろうとして、詳細にそれぞれのパターンを分析している[59]。

まずオズボーンは、アメリカでの強い反発について、開発途上国における人口過剰問題を解決するために、バースコントロール・クリニックの設立などにアメリカの海外援助資金が使われることをめぐって論争が起こっていたことと同様の強い反発が予想されると指摘している[60]。実際、一年ほど前、カトリックのジョン・F・ケネディが出馬した六〇年の大統領選挙の際には、アメリカ国務省が開発途上国の人口問題に関する報告書を提出したことを背景に、この問題をどのように解決するかが争点になっていた。これはアメリカの海外援助資金が家族計画や中絶のために使用されることにローマカトリックが強く反対していたからだった[61]。ケネディ政権下で六一年に制定された対外援助法に対して、海外援助資金を中絶のために使ってはならないとするヘルムズ修正が成立するのは七四年のことだが、その前史は六〇年前後にはすでに見られたといえよう。こうしたアメリカ国内での状況をふまえると、沖縄を直接統治しているUSCARが中絶の合法化を認めるとなると反発は避けられないだろう。
次に、オズボーンは沖縄での反発について検討している。沖縄には「人口過剰という深刻な問題」があることは高等弁務官も認識しており、この問題を解決するための工業化の促進は現在の人口増加に匹敵するペースで新たな雇用が創出されるほどに加速する保証はなく、更なる移民の増加といっても問題にほとんど影響を与えない。そこで何らかの効果的な人口抑制方法が必要であるにもかかわらず、高等弁務官が承認を拒否すれば、次のようなUSCARを批判する議論が展開されることは明らかであると論じる。

日本は、人口抑制プログラムの大部分を自発的な中絶に頼ることによって人口を大幅に安定させてきた。この救済策が琉球諸島で否定されているのは、琉球住民からの反対ではなく、アメリカ社会にある倫理的な配慮のためである[62]。

そこでオズボーンは、検討すべき事項とともに法案を陸軍省に提出し、高等弁務官が本法案の承認を拒否するかどうかに関して、アメリカ政府に検討してもらうことを提案している。オズボーンは、おそらくアメリカ政府は論理的かつもっともらしく本法案を不承認とする条件には該当しないとの立場を取るだろうと予測している。さらにオズボーンは、この法案をワシントンに付託する際には、絶対に公表しないという条件を強調し、「この件に関するすべての通信は、コンフィデンシャル扱いにすべき」と付け加えた[63]。
その後、五月一七日、琉球政府は、立法院への立法勧告を前提にUSCARの承認を求めて法案を提出している。そこでは国民優生法が実質的な効果がなく、非合法の中絶が増えていることから、住民の質の向上だけでなく、中絶の合法化と受胎調節の普及という観点から必要性が訴えられていた[64]。これに対して、六月中旬にUSCAR行政官のケネス・S・ヒッチからいくつかの修正点を求められたが、その中には、細々とした語句の修正に混じって、中絶条項の「経済的理由」を削除することが含まれていた。[65] こうした修正指示は、いままでのUSCAR文書にはなかったものである。そして、この「経済条項」を削除することは、優生保護法における中絶の実質的な自由化を骨抜きにするものである。USCARがそれを意図していたかどうかは不明であるが、この修正指示を盛り込んだ優生保護法では、琉球政府が求めた中絶の合法化という目的を達することができない。おそらく、六一年の立法院に優生保護法案が提出されなかったのは、それが原因だったのではないだろうか。

最終的にUSCARは高等弁務官の名においてアメリカ陸軍省宛ての書簡を一九六一年六月末に送付したが、陸軍省からの回答は管見の限りUSCAR文書には含まれていない。陸軍省からは七月末に、立法院でなんらかの措置がとられたかどうかの問い合わせがあり、それに対して、USCARからは前回の立法院には提案されておらず、次の会期に提出される予定である旨の返答があった。[66] この書簡を最後に、その後の優生保護法に関する動きは見つけられていない。

おわりに

なぜ優生保護法は、アメリカ統治下の沖縄で成立しなかったのか。

これまで見てきたように、一九五六年に優生保護法が提出されたとき、USCARは断種／不妊手術に関して人権が保障されるかどうかに懸念を示し、遺伝性疾患に厳しく限定した法律に修正しようとしていた。その一方で、中絶については、ほとんど注意を払っていなかった。中絶を合法化すると日本のように中絶が避妊の代替になる可能性があると危惧していたのは、むしろ琉球立法院の議員であった。USCAR文書を精査した結果、翌年に国民優生法改正を承認する際にムーア民政副長官が伝えた中絶に関する懸念は、USCARの公衆衛生福祉部や法制法務部のスタッフたちとは共有されておらず、五六年の「廃止令」はムーアの独断だった可能性が高い。

翌年以降も、USCAR公衆衛生福祉部では、琉球政府が優生保護法の成立を望んでいることを重視し、法律の修正に取り組んでいたことも、「廃止令」がムーアの独断であることを裏づける。特に、ムーアの「廃止令」には医療的・法的セーフガードが提供されていないという理由が述べられていたことから、それが前年に議論されたように、断種／不妊手術に必要な措置であると理解したUSCAR公衆衛生福祉部では、この点に関する点検を中心に行った。同時期に沖縄の女性たちが恒常的にアメリカ人兵士による性暴力被害に遭っていたことを考えると、断種法におけるセーフガードを重視する姿勢は空疎に響く。とはいえ、こうした姿勢は戦後ナチ断種法を裁く「法律家裁判」における議論にもみられたもので（第1部：紀論文参照）、断種法を承認する際の法的な基盤だったともいえる。また、USCARでは断種法におけるセーフガードを検討していく過程で遺伝の不完全浸透という観点から優生保護法の不備を指摘され、断種法と中絶法を別に制定する方向性も検討していた。それは中絶を含むバースコントロールに関する条項を「満足のいくもの」と理解していたからだった。

一方、六〇年の堕胎児焼却事件を機に、琉球政府は優生保護法の立法化にむけ再び本格的に動き出し、厳しい条件を課した中絶条項を組み込んだ法案にするなど、USCARの承認を得られる可能性に賭けて修正を施した。しかし、そうした時期に、USCARスタッフは優生保護法の「任意の中絶」条項を重視するようになった。これにはアメリカ国内において、他国の人口過剰問題を解決するために中絶を含むバースコントロールの普及を連邦資金を使って行うことに批判が起こっていたことが背景にある。その結果、六一年には優生保護法を「中絶自由法」と明確に呼び、広報上の「爆発物」と認定し、高等弁務官がこの中絶法を許可すべきかどうかの対応方針を、アメリカ本国にまで問うたのである。それと同時に、USCARは琉球政府に対して中絶適応の「経済的理由」を削除するよう的確に指示している。

これは優生保護法が「中絶自由法」であるとの認識に基づいた意図的な修正指示だった可能性がある。その後、優生保護法が立法院に提出された形跡はなく、琉球政府の行政記録にもない。クレヴァリーの提案にあったように、立法院に法案を提出させないよう行政主席に圧力をかけていた可能性もあるし、琉球政府が中絶の「経済条項」ぬきの優生保護法では意味がないと考えた可能性もある。また、琉球政府が「優生保護法の立法について消極的になりむしろタブー視する感すらあった」ともいわれている。(67)こうした中、現場の助産婦たちを中心に、中絶ではなく受胎調節普及の動きが活発化し、沖縄家族計画協会の設立へとつながっていたが、これに対しても、ＵＳＣＡＲは公式的な活動を一切拒否していた。(68)結局、ＵＳＣＡＲ統治下の沖縄で、優生保護法が制定されることはなかったのである。

注

（1） J.E. Moore, Deputy Governor, "Recession of GRI Law Number 42, 1956, An Act Concerning Eugenics Protection (CA Ordinance No. 158)," August 30, 1956, "GRI Laws: Eugenics Law," USCAR Records, The Health, Education and Welfare Department," Box 101(3), microfiche, USCAR 03952-53, 国立国会図書館憲政資料室所蔵（以下、USCAR Records）：「一九五六年琉球政府立法第四十二号「優生保護法」の廃止」琉球列島米国民政府布令第一五八号、一九五六年八月三〇日、琉球政府『公報』七二号、一九五六年九月七日。琉球政府『公報』に掲載の布告を参照しつつ、著者による原文の翻訳。

（2） 沖縄県予防医学協会「母性の健康を守る――沖縄家族計画のあゆみ」『健康社会を創る――財団法人沖縄県予防医学協会15周年記念誌』、一九七八年、国立国会図書館デジタルコレクション（https://dl.ndl.go.jp/pid/12091476）五五―五七頁、（最終閲覧日：二〇二三年一二月二一日参照）。

（3） 澤田佳世『戦後沖縄の生殖をめぐるポリティクス――米軍統治下の出生力転換と女たちの交渉』大月書店、二〇一四年、一四五―四九頁。

（4）トーマスはSCAPのPHW予防医学課の課長として保健所における性感染症治療や急性伝染病対策を担当していた（杉山章子『占領期の医療改革』勁草書房、一九九五年、一四四、一六五頁）。アメリカ公衆衛生学会への新規メンバーのひとりとして、Lt. Col. Lucius G. Thomas, M. C., Public Health and Welfare Section, GHQ, SCAPの名前がある（*American Journal of Public Health* Vol. 37 Issue 2(February, 1947)）。また、トーマスが作成した報告書“Summary Report on Health Center Activities in Japan (September 1945-May 1950)”は、GHQ/SCAP Records, Public Health and Welfare Section 9320(15), microfiche, PHW 01136-01137 国立国会図書館憲政資料室（以下、GHQ/SCAP Records）にある。

（5）鳥山淳『沖縄／基地社会の起源と相克 1945-1956』勁草書房、二〇一三年一、三頁。

（6）鳥山『沖縄／基地社会の起源と相克』一三一―三一頁。櫻澤誠『沖縄現代史――米国統治、本土復帰から「オール沖縄」まで』中公新書、二〇一五年、三一―一〇頁、基地・軍隊を許さない行動する女たちの会「沖縄・米兵による女性への性犯罪」『沖縄を知る事典』日外アソシエーツ、二〇〇〇年、四六五―六七頁。

（7）Annmaria M. Shimabuku, *Alegal: Biopolitics and the Unintelligibility of Okinawan Life*, New York, NY: Fordham University Press, 2018, p. 1-2; W. J. Sebald to the Secretary of State, “Emperor of Japan's Opinion Concerning Future of the Ryukyu Islands,” September 22, 1947, General Records of the Department of State, Central File, 1945-49, Box 7180(1).

（8）小野百合子「琉球政府文書「立法勧告及び署名手続に関する書類」について」『沖縄県公文書館研究紀要』一二号、二〇一〇年三月、一三頁。

（9）Irene B. Taeuber, “The Population of the Ryukyu Islands” *Population Index* Vol. 21, No. 4 (Oct. 1955), pp. 255-57.

（10）Forrest R. Pitts, William P. Lebra and W. P. Suttles, Pacific Science Board, National Research Council, “Postwar Okinawa” June, 1955, p. 104-196; p218, Forrest R. Pitts Papers, Box 1 (6), Hoover Institution Library and Archives, Princeton University.

（11）“(0065-001) Okinawa Public Opinion Survey, Vol. I: Analysis of Results and Demographic Characteristics

(Dec. 1958)," The Director's Office, The Public Affairs Department, "Miscellaneous Administrative Files, 1948–1970," Box 65 of HCRI. PA 沖縄県公文書館。

(12) 琉球政府訓令第三二号「人口問題研究会設置規程」一九五五年一二月二日。「人口問題研究会設置規程」『公報』九六号、一九五五年一二月二日。琉球政府『行政記録』一九五六年三月一五日。

(13) 第八回議会（定例）琉球立法院会議録第八号『公報 号外』。

(14) 第八回議会（定例）琉球立法院会議録第二四号『公報 号外』。

(15) 第八回議会（定例）琉球立法院会議録第二四号『公報 号外』。

(16) 第八回議会（定例）琉球立法院会議録第二五号『公報 号外』。

(17) 第八回議会（定例）琉球立法院会議録第二四号『公報 号外』。第八回議会（定例）琉球立法院会議録第二六号『公報 号外』。

(18) 第八回議会（定例）琉球立法院会議録第二六号『公報 号外』。琉球政府『行政記録』一九五六年八月三一日。

(19) USCAR to Chief Executive, August 23, 1956; Lucius G. Thomas, to CA, "Comment No. 2" April 12, 1957, USCAR Records.

(20) Thomas, "Comment No. 2," April 12, 1957.

(21) "Redraft: Eugenic Protection Law," dated May 14, 1956, with a handwritten memo, "Discussion by USCARPH&W and GRI/SA completed 14 May 1956," USCAR Records.

(22) Thomas, "Comment No. 2," April 12, 1957; John Tanner, to Chief Executive, Government of the Ryukyus, May 19, 1956, USCAR Records ;「社会局軍受領文書控綴一九五六」沖縄県公文書館。

(23) Tanner to Chief Executive, May 19, 1956.

(24) Ibid.

(25) 石浜淳美『太田典礼と避妊リングの行方』彩図社、二〇〇四年、二四―三〇頁。

(26) Thomas, "Comment No. 2," April 12, 1957.

(27) Albert Barkin, to Department of CA, "Eugenics Bill," June 23, 1959, USCAR Records.

(28) Thomas, "Comment No. 2" April 12, 1957.

（29）「人口問題審議会設置規程」（法令番号一九五六年二八号）『公報』七六号、一九五六年九月二一日。
（30）『琉球年報』五九年版、二〇三―〇四頁。
（31）Thomas, "Comment No. 2," April 12, 1957.
（32）John P. King to Director, PH&W, March 29, 1957. USCAR Records.
（33）Irwin Friedman, Memo for Record, "Eugenic Protection Law," April 8, 1957, USCAR Records.
（34）Herbert Passin, Check sheet to Chief, A&R, November 7, 1946, Box 9425(18), GHQ/SCAP Records, PHW 04824-25.
（35）Thomas, "Comment No. 2," April 12, 1957.
（36）Ibid.
（37）太田典礼『堕胎禁止と優生保護法』経営者科学協会、一九六七年、一六四頁。
（38）Jugo Thoma to Civil Administrator, "Draft Bill Concerning Eugenic Protection," May 29, 1957; G. A. Walk, Executive Officer to Chief Executive, November 13, 1957, USCAR Records.
（39）Jugo Thoma to Civil Administrator, "Bill Number 85 for Partial Amendment to the National Eugenic Law," September 24, 1957; Executive Officer（For the High Commissioner）to Chief Executive, "Bill Number 85 of Partial Amendment to the National Eugenic Law," September, 28, 1957, USCAR Records；第一〇回議会（定例）琉球立法院会議録第二号『公報号外』、第一〇回議会（定例）琉球立法院会議録第三四号『公報号外』。
（40）Irwin Friedman, Memo for Record, "National Eugenic Law（#107, 1 May 40), and Partial Amendment Thereto（#85, 3 Sep 57)," October 11, 1957; Thomas to ExO., "Eugenic Protection Law," October 28, 1957, USCAR Records.
（41）Thomas, Memo for Record, "Bill Number 85 for Partial Amendment to the National Eugenic Law（Law No. 107 of 1940)," November 4, 1957, USCAR Records.
（42）厚生省発衛第一二四号厚生省衛生局長「国民優生法第十六條に関する件」一九四六年七月二十日、松原洋子編『性と生殖の人権問題資料集成』二五巻、不二出版、二〇〇二年、一一九頁。松原洋子「引揚者医療救護における組織的人工妊娠中絶――優生保護法前史」、柘植あづみ「生殖管理の戦後――優生保護法成立前の中絶と主体をめぐって」坪井秀人編『ジェンダーと生政治』臨川書店、二〇一九年。

(43) 一九五七年九月二七日（金）議事日程第四十二号、第一〇回議会（定例）琉球立法院会議録第四十二号『公報号外』一九五八年三月二八日。

(44) Irwin Friedman, Memo for Record, "National Eugenic Law (#107, 1 May 40), and Partial Amendment Thereto (#85, 3 Sep 57)," October 11, 1957, USCAR Records.

(45) Thomas, Memo for Record, November 18, 1957, USCAR Records.

(46) G. A. Walk, Executive Officer to Chief Executive, GRI, "Draft Bill Concerning Eugenic Protection," November 13, 1957,「社会局軍受領文書控一九五七」沖縄県立公文書館。

(47)『琉球年報』五九年版二〇四頁。

(48) Address by Lt. Gen. James E. Moore, High Commissioner to Legislature Government of the Ryukyu Islands, First Session, Fourth Ryukyuan Legislature, 11 April 1958, Roderick Gillies Papers, Box 6 (6), U.S. Army Heritage and Education Center.

(49) Jugo Thoma, to Civil Administrator, "Proposed Bill Concerning Eugenic Protection," June 8, 1959; Barkin, "Eugenic Bill," June 23, 1959.

(50) George A. Walk to Chief Executive, "Proposed Bill Concerning Eugenic Protection," June 25, 1959, USCAR Records.

(51) 琉球政府『行政記録』一九六〇年三月一〇日。

(52)『琉球新報』一九六〇年八月一六日、五頁、『沖縄タイムス』一九六〇年八月一四日（夕刊）、八頁。その他、八月一三日、一四日、一五日など。

(53) Seisaku Ota to Civil Administrator, "Bill concerning Eugenic Protection, Request for Deliberation of," n.d. 手書きのメモには「一九六〇年三月に発表」とあるが、添付のメモには一九六一年度と一九六二年度の予算について書かれていることから、おそらく一九六一年に作成されたものと思われる。

(54) Roy A. Highsmith to L&L and OPA, "A Bill Concerning Eugenic Protection," Apr. 12, 1961, USCAR Records.

(55) R. deF. Cleverly to OPA, PHW, Apr. 14, 1961, USCAR Records.

(56) Cleverly to OPA, PHW, Apr. 14, 1961.

(57) Ibid.

(58) Ibid.

(59) M. L. Osborne to R. Cleverly, "A Bill Concerning Eugenic Protection," April 14, 1961, USCAR Reccords.

(60) Osborne to Cleverly, April 14, 1961.

(61) "U.S. Denies Aiding on Birth Control: Calls the Use of I.C.A. Funds to Curb Other Countries' Populations' Academic," *New York Times*, November 29, 1959. https://www.proquest.com/historical-newspapers/u-s-denies-aiding-on-birth-control/docview/114866318/se-2.

(62) Osborne to Cleverly, April 14, 1961.

(63) Ibid.

(64) Seisaku Ota to Civil Administrator, USCAR, May 17, 1961, "Bill for Eugenic Protection Act, Request for Deliberation of," May 17, 1961,「社会局（厚生局－9月）軍発送文書綴一九六一年」沖縄県公文書館。

(65) Kenneth S. Hitch, Administrative Officer to Chief Executive, GRI, "Bill for Eugenics Protection Act, Request for Deliberation of," June 16, 1961,「社会局（厚生）軍受領文書綴一九六一」沖縄県公文書館。

(66) Kenneth S. Hitch to Chief, Civil Affairs, Department of the Army, "Eugenics Protection Bill, Ryukyu Island," June 28, 1961; Dured E. Townsend to High Commissioner of the Ryukyu Islands, July 26, 1961; Kenneth S. Hitch to Townsend, August 10, 1961, USCAR Records.

(67) 沖縄県予防医学協会、五五頁。

(68) 澤田『戦後沖縄の生殖をめぐるポリティクス』一七四－七九頁。

韓国優生学の貫戦史的起源
——科学者たちと日本の優生保護法[1]

玄在煥《ヒュン・ジェーフワン》
（斎藤すみれ訳）

一　韓国の優生学と「母子健康法」

二〇〇七年春、韓国障害者団体総連盟と障害者父母会など一八の障害者団体の会員は、李明博（イ・ミョンバク）大統領候補の汝矣島《ヨイド》キャンプ事務所を占拠し、デモを行った。「子どもが不自由な状態で生まれてくる」場合の「やむを得ない中絶は容認されるしかないようだ」という発言を謝罪するよう求めたのである。[2] これとともに、イ・ミョンバク候補の障害児中絶の主張を「常識」とし「合法」にする「母子保健法」を改正すべきだという主張が提起された。[3] 母子保健法第十四条「人工妊娠中絶手術の許容限度」及び同法施行令五条は、「本人または配偶者が大統領令で定める優生学的または遺伝学的精神障害や身体疾患がある場合」のように「優生学的な適応（事由）」を規定していたことから、障害者に差別的な優生思想を促進する当該条項を変更すべきだというのである。[4] 同年六月、韓国社会党障害者委員会は、障害者団体とともに国家人権委員会の前で記者会見を開き、母子保健法十四条が「障害者を異常で劣等な存在とみなし、この世に生まれること自体を阻止する合法的な死刑宣告」であり、「国家が障害者に対する差別を法的に制度化している」と述べ、廃止を求めた。[5]

一方、中絶罪をめぐる議論が激しく展開される中、政府の保健福祉部は、延世大学医療法倫理研究所に母子保健法第十四条改正の方向性に関する研究を依頼し、二〇〇八年二月、中絶運動反対連合、韓国女性民友会、韓国性暴力相談所、生命三一運動本部などの市民団体と、大韓産婦人科学会などの関連学会や学界の関係者、人口保健福祉協会のような政府機関関係者を招いた公聴会を開いた。公聴会の結果、中絶禁止法の廃止を支持するフェミニスト団体だけでなく、反中絶主義者たちも、現行十四条一項の優生学的な適応が判断に困難があるだけでなく、道徳的な論争を呼び起こす可能性があるため、廃止すべきであることに同意した。これにより医療法倫理研究所は、優生学的適応条項を削除することを重要改正案とすべきだと結論づけた[6]。しかし、二〇〇九年の母子保健法改正には、このような改正勧告案は全く反映されなかった。韓国のリプロダクティブ・ライツ運動が二〇一九年四月、憲法裁判所による中絶禁止法の違憲判決という成果を得た後、二〇二〇年の改正案が第十四条を全面削除し、優生学という用語が韓国の法体系から消失することが期待されたが、改正案が国会の審議を通過することはできず、優生学的適応条項は今も「母子保健法」に残されている[7]。

日本で「優生保護法」が社会的批判の中で一九九六年に「母体保護法」へと名称を変更したことを考慮すると、日本の読者は、似たような名前の「母子保健法」がなぜ、いつから、優生学的な適応を合法的中絶の要件として含めるようになったのか疑問に思うだろう。韓国の「母子保健法」は、日本の「優生保護法」が制定されてから約四半世紀後の一九七三年二月八日、「健全な出産と養育」を目的として制定された。一九七三年の法案は第八条に「人工妊娠中絶手術の許容限界」を通じて中絶の制限範囲を規定し、優生学的適応を明示した。また、同法施行令第三条第二項は「優生学的または遺伝学的な精神障害や身体疾患」を「遺伝性統合失調症、遺伝性躁鬱病、遺伝性てんかん、遺伝性精神薄弱、遺伝性運動神経原疾患、血友病、顕著な遺伝性犯罪傾向のある精神障害、その他の遺伝性疾患として、その疾患の胎児への発生頻度が一〇%以上の危険性がある疾患」と定義した[8]。

一九七五年六月、保健社会部（現保健福祉部）は、当該条項を根拠に、一部の施設に入所している「精神薄弱」及び「てんかん」を持つ少女一二人に対して遺伝学的検査を行い、九人の少女たちを「遺伝性精神疾患患者」と判定し、「公益」のために強制不妊手術を実施する計画を予告した。「母子保健法」施行令第四条と第五条によると、医師が優生学的疾患を保有する不妊手術対象者を発見した場合、直ちに管轄保健所長を通じて保健社会部長官に報告しなければならなかった。この報告を受けるとすぐに、保健社会部長官は家族計画審議委員会の審議を経て、産婦人科、泌尿器科、外科分野の専門医、あるいは不妊手術に関する教育を受けた医師に対象者に対する強制不妊手術を命じることができた(9)。

予定通りであれば、保健社会部長官が最初に強制不妊手術命令を下す事例は、忠清南道保寧の忠南浄心院という精神療養施設に収容されていた九人の少女に対する染色体核型検査結果に基づいて行われるはずだった。しかし、実際のところ、当時の染色体検査結果はかなり曖昧だった。検査結果、三人はダウン症やその他の遺伝疾患の可能性を示したのに対し、残りの六人の少女は、どのような遺伝疾患も特定されず、染色体のモザイク現象（mosaicism）だけを示したからだ。それにもかかわらず、これらの少女たちはすべて「遺伝性精神病」と診断された。遺伝学的診断の不確実性にもかかわらず、保健当局は「本人とその配偶者はもちろん、社会公益上望ましいことであり、遺伝性疾患者、特に精神病者を未然に防止することで人間の不幸を防ぐことは優生学的に当然である」とし、同法による強制不妊手術措置を予告した(10)。しかし、すぐに大韓神経精神医学会を中心とした精神医学の専門家たちが染色体検査の結果に基づく診断結果に対して問題を提起し、宗教団体が反対声明を出すなど激しい反発が起きると、保健社会部は不妊手術命令を撤回した(11)。

公式には、この事件以降、強制不妊手術に対する命令は一件も執行されなかったが、非公式には、いくつかの精神療養施設で当事者の同意のない強制不妊手術が一九九〇年代末まで公然と行われていた。一九九九年八月、国会議員の金洪信（キム・ホンシン、一九四七年〜）は、施設に収容された知的障害者に対して六六件の違法な強制不妊手術が執行され、韓国家族計画協会のような準政府機関だけでなく、保健所のような国家機関もこれに介入したことを暴露した[12]。「母子保健法」の優生学的適応条項は、キム・ホンシン議員の暴露以後も続いた社会的論争であるにもかかわらず、このような精神療養施設での強制不妊手術が行政手続き上は違法であるが、精神障害者に不妊手術を行ったことは優生学的に正しい決定であったという認識が持続されることに寄与した。冒頭で言及した二〇〇七年のイ・ミョンバク候補の障害児中絶発言が、まさにこれを証明する代表的な事例である。

二　貫戦史の視点からみる韓国の「母子保健法」と日本の「優生保護法」

史料の限界などにより、今日まで追加的に明らかにされた事例はないが、韓国の歴史家や障害者運動活動家たちは、強制不妊手術が韓国の様々な隔離施設で日常的に行われた活動であったと推定している[13]。実際、強制不妊手術は知的障害者だけでなく、様々な「不適者」(the unfit) 集団を対象に展開された[14]。たとえば、社会福祉施設などに隔離された浮浪児も強制不妊手術の対象であり、医療社会学者の金在亨（キム・ジェヒョン）によれば、ハンセン病患者は日本の植民地支配から解放された後も「優生手術」という名目で不妊手術を続けて強いられた。

戦後韓国におけるハンセン病患者と優生手術の歴史は、韓国優生学の貫戦史的起源をよく表している。全羅南道の小鹿島《ソロクド》に位置する国立小鹿島病院（日帝〔日本統治〕時代には一九一六年に小鹿島慈恵医院、一九三四年に小鹿島更生院）は、植民地朝鮮で最大のハンセン病患者収容所として一九四〇年頃には六〇〇〇人の患者を収容していたが、一九三六年に周防正季（一八八五～一九四二年）が院長に就任してから三年後、施設内のハンセン病患者に対する優生手術が組織的に行われるようになった[15]。このようなハンセン病患者に対する優生手術の慣行は、日本の植民地支配から解放された後も維持され、一九四五年八月一六日から一九六三年二月初旬まで、国立小鹿島病院と外部のハンセン病患者施設で、少なくとも三二六七人のハンセン病患者が当事者の同意なしに強制的に不妊手術を受けた[16]。

ここで私は意図的に韓国の優生学の「植民地的起源」ではなく、「貫戦史的起源」という表現を使用したい。実際、韓国の「母子保健法」の優生学的適応条項に対する批判的な研究は、この法案の起源を「植民地優生学」に求める傾向を示してきた[17]。この「植民地的起源」の主張によれば、一九三〇年代の植民地の男性朝鮮人エリートが主導した朝鮮優生協会の優生運動は、韓国優生学の第一波であり、一九七三年の母子保健法の制定とそれに続く強制不妊手術をめぐる一九七五年の社会的論争は第二波であった。日本の「優生保護法」のグローバル史を検討する本書の文脈でより興味深い点は、「植民地的起源」を主張する歴史学者が、韓国の「母子保健法」の優生学的適応条項の起源を戦後一九四八年に制定された「優生保護法」に求めながら、この二つの法案の類似性を「植民地的起源」の証拠として用いることである[18]。このように戦後日本の法案を「植民地的起源」の証拠としてみる観点は、日本と関連するものはすべて「植民地遺産」と見なす、韓国現代史の歴史記述の主要な問題の一つである、植民地遺産対冷戦的断絶という二分法のためである[19]。

「貫戦史」という視点は、植民地遺産と冷戦的断絶という二項対立的な視点では捉えられない韓国の「母子保健法」の歴史の複雑な性格を明らかにするのに有用である。「母子保健法」は、一方では、韓国の人口の調節と医療教育に対する米国の冷戦期の開発援助の中で、韓国政府が発展主義的な人口政策を推進しながら生み出した歴史的な産物であった[20]。しかし、その一方で、この「母子保健法」の優生学的適応条項を立法化する必要があるという当時の保健当局と医師、そして政治エリートと一般大衆の認識は、植民地時代の医学教育に根ざしていた。これに加えて、戦後日本の優生保護法体制を支えた古屋芳《こやよし》雄《お》をはじめとする日本の人口学者及び公衆衛生学者の知識と言説を韓国の医師たちが受容することは、韓国の「母子保健法」が日本の「優生保護法」と類似した形で制定されるのに決定的な役割を果たした[21]。

戦後の科学、技術、医学、公共政策の発展を「植民地遺産」に還元することなく、一九三〇年代から始まった歴史的連続の上で強調する貫戦史的視点は、韓国の「母子保健法」が第三世界に対するアメリカの人口政策、冷戦期における韓国の発展主義、植民地医学の実践と経験、日本と韓国の「優生学者」の科学的交流が複雑に絡み合った結果であったことを認識するのに役立つ。

このような理由から、本章では、日本の「優生保護法」と韓国の「母子保健法」の関係についての複雑で歴史的な糸を貫戦史的な視点から紐解いてみようとする。そのために、本章は一九四〇年代後半から一九六〇年代半ばまで、遺伝学の教育を受けた生物学者と公衆保健政策に影響力を行使した医師集団という二つのグループに属する科学者たちの活動に焦点を当てる。制度的な境界により、この二つの集団は互いに分離したが、一八九〇年代後半から一九二〇年代半ばに生まれ、少なくとも部分的には植民地時代の教育体系の下で教育を受け、研究活動を行ったという共通点があった。彼らは戦後の約二〇年間、韓国の医学・科学教育と公衆衛生行政の分野で重要な役割を果たした。また、彼らは朝鮮戦争前後、アメリカで人類遺伝学、公衆衛生学（Public health）、家族計画などの新しい学問分野について教育を受けたり、再教育を受けたりしたが、アメリカ式の学問とアメリカの事例に接したにもかかわらず、アメリカよりも日本を参照点として、韓国が先進国に生まれ変わるための第一歩として、日本の「優生保護法」と類似した法案を立法し、「民族優生」を実現すべきだと主張した。彼らの民族優生論は、韓国政府が経済発展計画の一部として家族計画を強力に推進し、人工妊娠中絶を人口管理の主要な手段にするために「母子保健法」を立法する際、優生学的適応条項が挿入されるのに重要な役割を果たすことになった。

三　韓国の「民族優生」のための参照点としての日本の「優生保護法」

一九六〇年代後半まで韓国の初中等教育および大学教育に使用された科学教材において、優生学は「健全な科学」であり、「応用遺伝学」の代表的な事例として紹介された。遺伝学を専攻していた生物学者たちは、解放後の科学教育分野が十分に確立されていない状況で教科書執筆を担当し、優生学を「応用遺伝学」として教育し、大衆に普及させることに寄与した[22]。

その中で最も重要な人物が姜永善（カン・ヨンソン、一九一七～一九九九年）であった。カン・ヨンソンは、解放後、京城帝国大学と周辺の専門学校を統廃合して設立された国立ソウル大学に生物学科を設置することを主導し、生物学科が動物学科と植物学科に分離された一九五九年以降は動物学科で人類遺伝学および動物細胞遺伝学の研究を主導した。彼は戦時中の一九四一年から一九四四年まで、北海道帝国大学動物学教室の小熊捍《まもる》（一八八六～一九七一年）と牧野佐二郎（一九〇六～一九八九年）の指導の下、動物細胞遺伝学を専攻して学士号を取得し、その後も細胞遺伝学の研究を続けた。一九四五年三月、太平洋戦争が激化する中、植民地朝鮮に戻ったカン・ヨンソンは、牧野の助けで京城帝国大学医学部の解剖学教室に副手として勤務し、光復〔日本統治からの解放〕を迎えた[23]。科学史家の飯田香穂里は、太平洋戦争の間、日本の遺伝学者が基礎遺伝学研究所を設立するためのキャンペーンを行い、優生学を遺伝学の最も重要な応用部門の一つとして推進したことを指摘しているが、カン・ヨンソンの師である小熊は、このような遺伝学研究所設立キャンペーンを主導した主要な遺伝学者の一人であった[24]。

一九四六年にカン・ヨンソンは京城大学（同年九月に国立ソウル大学に再編）の動物学教授に就任し、韓国生物学界をリードする人物になった。カン・ヨンソンは、小熊を含む日本の遺伝学者の優生思想に大きな影響を受けた。そして一九五三年の朝鮮戦争休戦後には、「優秀な民族は優秀な遺伝に由来しなければならない」という信念のもと、韓国の再建に必要な「民族優生」を自分の主な研究テーマとしたことは驚くことではない[25]。韓国政府がまだ本格的な人口調査を実施していない状況で、カン・ヨンソンは自分の研究を「人口集団に関する生物学的研究」と定義し、都市と農村地域の人口動態統計に関する様々な調査を行った。彼の調査対象には、都市と農村の人口集団の出生率と出生性比だけでなく、近親婚（いとこ婚）の比率も含まれていた[26]。カン・ヨンソンは、農村地域よりも都市地域、特にソウルで近親婚率がはるかに高いことに懸念を示した。彼の調査結果によると、一三六四件の結婚のうち六五件の近親婚が報告され、このうち三七件がソウルで、そして一七件が済州島で行われた[27]。カン・ヨンソンは、このように都市において近親婚の割合が高いことは民族優生に害を及ぼすと主張し、韓国では都市で近親婚の割合が高いが、日本では通常、都市よりも農村で近親婚が盛んなことと対照的であることを強調した[28]。

では、都市部での近親婚率に関する日本と韓国の違いは何に由来するのだろうか。一つは朝鮮戦争だった。朝鮮戦争によって人々が転々と避難し、親族が都市に集まり、同居するようになったため、近親婚の可能性が自然に高まったということだ。他の要因は、優生学的知識が十分に普及していなかったことである。つまり、日本の大都市では「欧米の優生学」の知識がすでに一般大衆に浸透しており、近親婚の危険性を認識し、それを避けようとする傾向が強かったため、近親婚の割合が低く保たれていたのだといえる[29]。

この点において、カン・ヨンソンが日本を優生学的先進国として認識していたという事実に注目する必要がある。彼は日本を韓国の「民族優生」向上のための対策を講じる上で重要なモデル国とみなし、このような考えを、科学教科書などを通じて韓国の知識人に普及させようと努力した。一九四八年に韓国で最初に書かれた生物学の教科書で、カン・ヨンソンは遺伝を論じる章で優生学を説明するために一節を割いているが、ここで彼は人類遺伝学の重要な応用分野である「優生学」が「民族素質改良」のために「実践に移され」ており、その中でも「優生学の実践」の代表的な事例である「断種法」がいくつかの「先進国家」ですでに実施されていることを強調した[30]。彼は日本に直接的に言及しなかったが、数多くの「先進国家」の中で韓国が注目すべき事例は、彼が優生学を学んだ日本（帝国）を指していたであろう。一九六八年頃になると、カン・ヨンソンはより明示的に日本を成功した優生学的先進国として紹介するようになった。彼は大学の遺伝学の教科書で、「集団内の悪性遺伝子を淘汰し、民族の遺伝的素質を浄化」させる「優生政策」として「優生法」を実施しなくてはならず、これを実施する先進国の事例として「日本」の場合、「一九四一年に「国民優生法」、一九四八年に「優生保護法」を制定し、悪性遺伝病患者の優生手術（断種）、人工妊娠中絶などを許可し、遺伝的に悪化することを効果的に防止している」と紹介した[31]。

カン・ヨンソンの二つの教科書における優生学の議論のなかで重要な点は二つあげられる。第一に、彼が日本から独立して三年も経っていない時点でも、韓国が独立国になってから二〇年経った時点でも、常に日本を優生学的先進国であり、韓国のモデルとして認識していた点である。カン・ヨンソンは朝鮮戦争休戦直後の一九五四年から一年間、カリフォルニア大学バークレー校で人類遺伝学を勉強して帰国した。その後、一九六〇年にはロックフェラー財団の後援のもと、アメリカでもう一度細胞遺伝学を勉強する機会も得た[32]。カン・ヨンソンはこのようなアメリカナイゼーションの経験にもかかわらず、依然として日本を韓国が優生政策においてアメリカよりも模範とすべき国として認識していた。

第二に、たとえ日本を優生学的先進国であると捉える彼の認識は変わらなかったとしても、日本の優生法に対する彼の表現が二十数年の間に変化したことには注目する必要がある。一九四八年の教科書では、カン・ヨンソンは「悪性である遺伝形質を有する者の子孫を根絶」させる強制不妊手術法案を「断種法」と呼んでいたが、一九六八年に出版された教科書では、「悪性遺伝病患者の優生手術（断種）及び人工妊娠中絶」を法制化したことを「優生法」と変えて呼んでいる[33]。なぜ一九六八年にカン・ヨンソンは「断種法」ではなく「優生法」と改称し、日本の「優生法」に倣って韓国でも「優生法」を導入すべきだと主張したのだろうか。これを理解するためには、この遺伝学者と同じように韓国の民族優生を危惧していた医師たちの言説をみる必要がある。以下の節で説明するように、これは韓国の医学者たちが一九五〇年代半ばになってから、戦前の「国民優生法」と戦後の「優生保護法」の違いを明確に認識するようになったことと関係している。

四 「国民優生法」と「優生保護法」の間で

遺伝学者カン・ヨンソンは、政府による優生学的介入を支持し、日本のように法制化を通じて「悪性遺伝病患者」に対する「優生手術」が必要だと主張した。しかし、どのような優生学的介入の目標を立てるべきか、そしてこれに関して「国民優生法」と「優生保護法」がどのような違いがあるのかについては沈黙した。戦前と戦後に立案された日本の二つの優生法の違いを明らかにし、どの集団に対する優生学的介入が韓国の民族優生に貢献するかをより明確に認識し、議論したのは、実際に現場で不妊手術を行い、韓国の保健行政分野で活躍している医師たちだった。

ソウル女子看護大学の校長・河斗澈（ハ・ドゥチョル、一八九八～一九八八年）と後に大韓医学協会理事長及び大韓癩協会役員として活躍した金衡翼（キム・ヒョンイク、一八九七～一八七四年）は、解放直後から朝鮮戦争末期まで、大衆に優生学的知識を普及することに力を注いだ。彼らにはいかなる資料的根拠や統計もなかったが、韓国内で精神病者の数が増加傾向にあることを懸念し、「民族優生を脅」かす「遺伝性精神病と精神薄弱」を「断種法」で除去すべきだと主張した。[34] ここでキム・ヒョンイクやハ・ドゥチョルが依拠している日本の先例は「国民優生法」であった。ただし、彼らは「日本」に言及せず、代わりに日本の「国民優生法」のモデルとして参照されたドイツの人種衛生（*Rassehygiene*）の議論とナチ断種法を議論した[35]。

先行研究が明らかにしているように、解放後、医師と保健官僚たちは「断種」に焦点を当てた「国民優生法」を参考に導入することに大きな関心を示した。解放直後、朝鮮優生協会は韓国民族優生協会として再発足し、一九四六年一〇月に開かれた最初の理事会で「民族優生に関する法令を迅速に制定するよう関係当局に提案するよう決定した」と報告するほど、断種法制定に熱心であった[36]。医学史家のシン・ヨンジョンとチョン・イルヨンによると、韓国民族優生協会を率いた李甲秀（イ・ガプス、一八八九〜一九七三年）は、初代保健部次官として活動していた一九四九〜五〇年、当時「癩病患者」、すなわちハンセン病患者に対する断種の合法化を目標とした「優生法令」を制定しようと努力した[37]。歴史社会学者のキム・ジェヒョンとオ・ハナは、イ・カプスと同様に医師出身であった保健部次官の鄭準謨（チョン・ジュンモ、一九〇四〜一九七八年）が、国務総理秘書室に「国民優生法を制定」し、男性ハンセン病患者に強制不妊手術を実施する法案を報告したことを指摘している[38]。

このような戦前日本の「国民優生法」だけを参照する傾向は、一九五〇年代中盤から後半になると変わり始めた。一九五六年、医師出身の保健官僚で文教部編修官として活動していた金思達（キム・サダル、一九二八〜一九八四年）は、自身が執筆した保健教科書に「外国では優生保護法を実施し、その法によって遺伝性精神病、その他の遺伝性悪性精神病患者に優生手術を実施」していると記述し[39]、一九五八年に女性月刊誌に掲載した文章でも「外国」における「優生法」を紹介するとしながら、日本の「優生保護法」の三つの条項を詳細に紹介した[40]。

ところで、一九五〇年代当時、「国民優生法」を参照するハ・ドゥチョルや、「優生保護法」を論じるキム・サダルらが、いずれも明確に日本に言及していないのはなぜだろうか。これは韓国の脱植民地化の状況と関係している。日本から独立したばかりの韓国では、日本帝国の遺産が露骨に否定され、当時の民族主義的な李承晩（イ・スンマン）政権（一九四八〜一九六〇年）は、強硬な反日の姿勢を示した。このような状況で、日本帝国であろうと新日本であろうと、日本の知的遺産や法的体系をモデルとすることを明示的に主張することは、政治的に危険な行為であった。このようなモデルとして日本を言及することをタブー視する態度は、反日主義的なイ・スンマン大統領が退陣した一九六〇年四月以降に緩和され始め、日本と外交正常化を図った朴正熙（パク・チョンヒ）政権時代（一九六一〜一九七九年）に入り、経済および各種社会政策のモデルとして日本に言及することがより公然と行われるようになった[41]。

このようなイ・スンマン政権の反日主義的な雰囲気にもかかわらず、韓国の医師や科学者たちは一九五〇年代半ば以降、日本の先輩・後輩や同僚との交流を非公式な形で再開した。論文博士によって日本で学位を取得したり、政府資金による日本留学、日本で開催される国際学術大会への参加やアメリカに留学する途中に日本に滞在するなどの方法を活用し、韓国の科学者や医師たちは、日帝〔日本統治〕時代の恩師や同僚と再会し、戦後に新たに出版された日本の学術書を購入し学習した。たとえば、カン・ヨンソンは一九五四年および一九六〇年に渡米するたびに、東京での乗り継ぎを兼ねて数日間滞在し、本を購入し、日本人の同僚や恩師と会って交流した[42]。

キム・サダルの場合、鹿児島大学に論文博士の学位審査を受けに行く過程で、日本の農村を非公式に視察する機会を得た。キム・サダルは、日本の農村が「経済と生活上」において「目覚ましい発展像」を遂げていることを目撃し、その根源を探る過程で、戦後新たに制定された「優生保護法」が日本の戦後発展に重要な役割を果たしたという結論に達した。彼は、「優生保護法」が「国民優生法」とは異なり、「過剰人口」と関連する法案であることに気づき、戦後日本が「「優生保護法」を厳格に実施し、産児制限と優生保護策を国家的な重要施策の一つとして重視」した結果、人口の「安定線を維持」し「民族の体位向上」という二つの目標を達成しながら、急速な経済成長を達成したと主張した[43]。このような観点から、韓国も経済成長のためには、戦前の「国民優生法」ではなく、戦後の「「優生保護法」を制定・実施」することが急務であった[44]。このように、一九五〇年代半ば以降の日本訪問と日本学者との非公式な交流の中で、韓国の民族優生論者たちは「国民優生法」と「優生保護法」を明確に区別し、「優生保護法」を韓国が優生学的に先進国家になるために導入すべき重要な法案であるという認識が定着した。

五　経済開発のための家族計画政策と「優生保護法」の導入努力

一九六〇年代初頭の国家主導の家族計画事業は、医師と保健官僚たちに日本の「優生保護法」を模倣した優生法を法制化しようという主張を現実化する機会を提供した。パク・チョンヒが軍事クーデターを起こす一ヶ月前の一九六一年四月、民間主導で大韓家族計画協会が国際家族計画連盟（International Planned Parenthood Federation）の支援を受けて設立されたが、軍事政権はすぐに開発主義アジェンダの一部として家族計画を含め、政府主導の活動として変貌させた。一九六二年に保健社会部が家族計画事業の主管部処に指定され、翌年にはこれを担当するための部処として母子保健課が新設された[45]。

当時、韓国の母子保健所所属の保健官僚や家族計画に関心のある医師たちにとって、日本は他の開発主義政策と同様、家族計画においても大きな成功を収めた事例と見なされた[46]。このように家族計画に対する関心の中で、日本が一九五〇年代の間に「人口危機」を解決し、急速な経済成長を達成する上で、「優生保護法」が核心的な役割を果たしたという認識が生まれ始めた。大韓家族計画協会が設立されるほど家族計画に対する社会的関心が大きかった一九六一年、キム・サダルは再び「優生保護法」と同様の法案の導入を主張した。今回、彼が主張した導入の必要性は一九五〇年代末とは異なり、民族優生の質の向上だけでなく、人口問題を解消するためにも「優生保護法」の導入が必要だというものであった[47]。

実際に法案の立法を試みる動きが政府の部処内部でも提起された。保健社会部母子保健課の金鐸一（キム・テクイル、一九二九〜二〇一一年）は、一九六二年から国立シンガポール大学で一年間家族計画について研修を行い、帰国便で日本の家族計画活動を視察した。日本の家族計画活動を視察したキム・

テクイルは、日本で「優生保護法」が出産をコントロールする手段として中絶を合法化するために利用されており、これが日本の出生率を下げるのに効果的であったと考えるようになった。帰国後、彼は保健社会部次官の後援の下、「優生保護法」を模倣して同じ名称の草案を作成し、これを次官に提出し、承認まで得た。しかし、翌年、政治的な理由から国会に法案を提出することはできなかった[48]。韓国政府が当時の家族計画事業の文脈において、日本の「優生保護法」に対して大きな関心を示していたことは随所にみられる。たとえば、一九六三年九月一〇日、韓国政府が各部処に家族計画事業に関する詳細な政策案を策定して推進するよう指示した内容を記録した「内閣首班指示覚書第一八号」によると、法務部に日本の「優生保護法」を検討し、類似法案の制定の必要性を検討するよう要求した[49]。

一九六四年当時、政府与党所属の国会議員であった朴奎祥(パク・ギュサン、一九二四〜二〇〇三年)も、家族計画事業を支援する目的で「国民優生法」の立法を計画した。彼は当該法案の目標を、人口の質的向上と量的統制に基づき、人口問題を解決することだと述べた。当時マスコミに公開された初期案によれば、精神病を患っている人や、ハンセン病患者、過去二年間に三人以上の子どもを出産した場合は、「母体を保護する」という理由で「優生手術」を受けることができるというものだった[50]。そして、一九六五年一二月、パク・ギュサン議員は公聴会を経た最終案を「母子保健と国民の資質向上に関する法」という名称で国会に提出したが、可決されなかった。その後も一九六六年一月、保健社会部が「母子保健法」と改名し、継続的に公聴会を開催し、立案を試みようとする努力が一九七〇年と一九七一年にも続いた。一九七〇年度の法案は、人工妊娠中絶の許容限界〔適応〕に「本人または配偶者が遺伝性疾患や遺伝性精神障害の症状がある場合」という項目を盛り込み、一九七一年度の法案はさらに範囲を拡大して「優生学的、遺伝学的精神障害または身体疾患がある場合」と明記した[51]。

保健社会部の継続的な努力にもかかわらず、法制化の試みは野党と社会の反対で何度も失敗に終わり、政府が反対世論を強力に抑圧可能な独裁体制である維新政権に移行した後、一九七三年二月八日に初めて「母子保健法」が可決された。しかし、「母子保健法」立法に対する維新政権以前の社会の反対は、優生学的介入に対する拒否感から生まれたものではないことに注目する必要がある。医学史研究者のシン・ユナと崔圭鎭（チェ・ギュジン）によると、「母子保健法」を通じた中絶合法化の試みに対する批判は、主に中絶の許容限界〔適応〕に「経済的理由」を含めたことに焦点が当てられ、国家主導の中絶事業に対して支援する政府の予算不足という現実と、中絶の合法化が性的な乱れをもたらすだろうという大衆の懸念が主な理由であった。[52] 実際、一九七〇年に慶熙大学で開かれた「人工妊娠中絶と母子保健法」セミナーで、慶熙大学の法学教授の金鍾源（キム・ジョンウォン）は、一九七〇年の「母子保健法」案は中絶の許容限界を広く定めすぎているが、国際的に中絶を合法化した国の場合、通常はその条件として優生学的、医学的な理由だけをあげているので、韓国の「母子保健法」も優生学的、医学的な理由などに中絶の許容限界を限定することを提案した。[53]

六 〈優生保護法〉の真意を実現しようとする医師たち

一九六〇年代に一部の医師たちは、このような家族計画事業の一部として「優生保護法」を理解及び受容しようとする立場に反対し、より優生学的側面に焦点を当てた「優生保護法」の導入を主張した。このような主張をした代表的な人物が、ソウル大学校に韓国初の保健大学院を設立した権彛赫（クォン・イヒョク、一九二三〜二〇二〇年）であった。彼は一九四一年に京城帝国大学医学部に入学し、衛生学・予防医学教室で勉強し、解放後に再編されたソウル大学校医学部で一九四七年に医学の学位を取得した。朝鮮戦争中、彼は米軍病院で勤務し、休戦後、一九五五年から一年間、韓美財団の後援でアメリカのミネソタ大学で公衆衛生学についての教育を受け、保健学の修士号を取得し、帰国した。一九五九年、彼は先輩教授である金仁達（キム・インダル、一九一五〜一九八五年）と共にソウル大学に保健学大学院を設立した。これは日本式衛生学に代わるアメリカ式の保健学というシステムを導入しようという広範な努力の一環として、アメリカの保健学教育システムを韓国の大学に移植することを目的としたものであった[54]。一九六二年から、クォン・イヒョクはロックフェラー財団のポピュレーション・カウンシルのマーシャル・C・バルフォアの要請により、韓国の家族計画研究を主導する医学者となった[55]。

家族計画事業との密接な関係にもかかわらず、少なくとも一九六〇年代半ばまで、クォン・イヒョクは家族計画事業のために中絶を合法化することに激しく反対した。彼は家族計画を目的とした中絶を「殺人」と規定した[56]。一九六四年三月、国会議員のパク・ギュサンが開いた国民優生法案の公聴会で、クォン・イヒョクは「国民優生法は家族計画だけを目的とすることはできない」とし、むしろ「悪性遺伝病の根絶」に意義を置くべきだと強調した。クォン・イヒョクは、日本の「優生保護法」の事例をあげながら、日本では「悪性遺伝病を持つ患者を発見した時は、当該市郡にある優生保護審査会が手術の可否を審査し、必要であれば強制的に優生手術を行うことになっている」とし、国民優生法案はこれに焦点を当てるべきだと主張した[57]。

実際、クォン・イヒョクは、韓国政府が家族計画事業の文脈で日本の「優生保護法」に関心を示す以前から、「優生保護法」の導入を一貫して主張していた。一九五九年、保健大学院の設立とともに、クォン・イヒョクは優生問題を韓国の保健学において最も緊急性を持った問題として提起し、優生法導入の正当性を力説した。彼によれば、「民族の素質の如何」によって、かつて優秀だった国々が「後進国」に転落することがあった[58]。そのため彼は、韓国が先進国になるには、「私たちの民族の素質を向上させることに非常な関心と努力を惜しみなく発揮しなければならない」と思っていた。クォン・イヒョクが見た韓国の民族優生に関する最大の問題は「逆淘汰」であった。彼は「精神薄弱者」たちは「正常な教育方法では指導されることが困難」であるだけでなく、「精神的に欠陥があるため、民族的素質や社会的な問題など念頭に置か」ず、「無制限に子を産」み、このような「素質者が延々と増加」することになると見込んだ。このような「薄弱症を持つ者は反社会的な行為をする」ことが易く、「売春婦や不良少年、その他習慣的な犯罪者」になる可能性があった。クォン・イヒョクは、「精神薄弱」以外にも「劣悪な素質を持つ分子があちこちでその数を増加させている」状況を明確に認識し、優生法の導入に全力を尽くすべきだと主張した(59)。

彼の優生問題に対する懸念は、草創期のソウル大学校保健大学院の大学院生たちの研究テーマにも影響を与えた。クォン・イヒョクの最初の学生の一人で、後に産業保健行政官僚としてキャリアを積むことになる尹錫春(ユン・ソクチュン)は、師の影響を受けて「各国の優生法の比較考察」という学位論文を作成した。この論文でユン・ソクチュンは、「優生法は民族の優秀な素質を保護、増殖し、悪質な遺伝性患者を予防するだけでなく、さらには人類の幸福に寄与するという重大な目的を含んでいるが、我が国は未だ立法が不十分な状態である」ことに注目し、優生法を導入したアメリカや日本をはじめとするいくつかの国の立法状況と法令の内容、優生手術と手術対象者の定義、手術方法などについて詳述した(60)。彼の比較政策的な記述は、法医学者の土井十二(一八九四〜一九六六年)が一九四一年に出版した『国民優生法』や、一九六〇年に松村稔と瀬木三雄(一九〇八〜一九八二年)が出版したばかりの『新しい家族計画』などに大幅に依拠しており、結論も同じ立場をとっていた(61)。ユン・ソクチュンは、韓国が「急激な人口増加に加え、断種対象者の増加率が無視でき」ない状況にあり、これを考慮すると「先天的な資質の向上のために、根本的に優れた国民性を継続させること」が必要であると主張した。自分の指導教授と同じように、ユン・ソクチュンは「遺伝性患者が累次増加し、国民資質に影響を与えると、優生学としても問題だが、副次的に刑事政策、国家政策、人口政策などにも影響を及ぼし、国家の発展を阻害する」ため、「我が国の百年の大計のためにも優生法の制定が急務である」と結論づけた(62)。特に彼は、日本の「優生保護法」が断種手術対象者を明確に定義したことを高く評価し、この法案が優生学的目的と人口学的目的を同時に達成するために考案されたものであり、現在の韓国の状況から参照するのに最も適した法案だと主張した。

クォン・イヒョクは一九六三年に執筆した韓国最初の大学保健学教材「公衆保健学」で一章を「優生問題」に対する紹介と「逆淘汰論」を説明するために割いて、優生学的方法だけでなく、「逆淘汰」の効果、そしてこれによって引き起こされる人口の質の悪化について詳細に論じた。この内容は、彼の弟子であるユン・ソクチュンが学位論文を作成するために調査した優生法に関する議論を、日本の戦後公衆衛生学の文献を参照して補完したものと思われる。彼は一九五〇年代の日本の公衆衛生学教科書の「優生問題」や「民族衛生学」、「優生学」、そして「優生学及精神衛生」の章をそのまま翻訳、抜粋、要約して作成した。特に彼は戦前期に自身が勉強していた京城帝大衛生学・予防医学室の助手および講師として活動していた田中正四の共著『公衆衛生学入門』（一九五六、一九五八年）、なかでも「優生学及精神衛生」の章を大いに参考にしている[63]。その結果、クォン・イヒョクの文章は、戦後日本において「逆淘汰」に対する懸念に基づいて、優生学的措置の適用を遺伝病だけでなく犯罪者にまで拡大した「優生保護法」を制定し、人口の「質」を強調していた戦後日本の優生論者たちと非常に似ている。

クォン・イヒョクはここで優生学を「遺伝に関する予防医学」であり、「素質が劣悪な者を制限または排除し、社会や民族、国民の資質向上を目的」とする科学と定義し、「公衆衛生上重要な活動分野」と位置づけた[64]。また彼は「多くの国で優生保護法が制定され、実施されているが、一般的に不良な子孫の出生を防止することに目的」を置いており、「母性の生命健康を保護」することを目的とする国もあるが、「根本は優生学の原理に従い、悪質な素質を受け継ぐことが確実な子孫の出生を防止すること」にあると強調した[65]。クォン・イヒョクは、「文明国では、悪質な遺伝病者さえも保存し生存させ、生殖させる傾向を持って」おり、特に最近では「大部分の患者は病院から出てきて生殖の機会を持つ」ようになり、「文明国における精神病の著しい増加」を引き起こすとし、このような「逆淘汰」が現代社会における緊急の優生問題であると主張した[66]。また、「乞食、浮浪者、売春婦の習慣性犯罪者を包含する社会では、精神的にだけでなく肉体的にも虚弱な者が多」く、彼らから「精神異常、低能およびその他の精神病素質を見ることができるのは事実」であり、このような社会集団にも断種をはじめとする各種優生政策を実施すべきであることを示唆した[67]。

当該教科書が出版された一九六三年五月、クォン・イヒョクは家族計画を目的として中絶を合法化することに反対の声を上げている。その代わりに「国民資質の改善」に焦点を当て、日本のように「優生保護法」を制定すべきだと主張した[68]。前述したように、彼は一九六四年の国民優生法案の公聴会でも同じ声を上げ、このように「優生保護法」の真意を具現化すべきだという彼の立場は、彼が闇中絶を防ぐという目的で中絶の合法化を認めるようになった一九七〇年代にも続いた[69]。

七 〈優生保護法〉のグローバル史の一部としての韓国優生学の歴史

クォン・イヒョクの後輩教授であるソウル大学校保健大学院の金正根（キム・ジョングン）と許程（ホ・ジョン）は、このようなクォン・イヒョクの優生政策の議論を真摯に受け止め、一九八〇年代の新しい人口政策が模索されるなかで、改めて「優生保護法」の導入を提案した。彼らにとって「母子保健法」は、「民族の人的資質」を管理することにはほとんど貢献できず、優生法の観点からみると、様々な点で不十分な法制であった。彼らは「心身障害者の数の増加」にもかかわらず、これを正確に推定することができず、これらを胎児の状態で判別しても、その出生を「予防」できるように妊娠中絶手術を強制する法制度が未整備であることを批判し、「我が国と類似した日本の例を参考に、我が国に施行可能な法律の制定を急がなくてはならない」[70]と主張した。そして、ここでモデルとして想定している法案は、まさに日本の「優生保護法」であった。このように「優生保護法」は、朝鮮戦争後の韓国における優生学の歴史において、一九八〇年代にいたっても参照され続けられる重要な存在であった。

たとえ「母子保健法」が「優生保護法」の真意を反映できていないという不満が継続的に提起されても、本章の冒頭で示したように「母子保健法」の優生学的適応（事由）は、韓国社会の優生思想を支える上で重要な役割を担ってきた。この章では、韓国の医学者たちの活動と彼らの優生法の立案努力が「母子保健法」として完成されるまでの戦後韓国の優生学の歴史を検討した。この中で明らかになったのは、戦後韓国の優生学の歴史が、日本の「優生保護法」を韓国に導入しようとする努力の歴史でもあったということである。一九五〇年代半ばから戦前の「国民優生法」と戦後の「優生保護法」の違いを明確に認識するなかで、韓国の民族優生論者たちは「優生保護法」と類似した法案を韓国にも導入することを粘り強く主張し、一九六〇年代初頭から政府が家族計画事業の一環として中絶の合法化を考慮し始め、「優生保護法」をモデルにした法案が継続的に提出された結果、一九七三年には優生学的適応を含む〈母子保健法〉が成立した。「母子保健法」が制定された後も、「優生保護法」は韓国の法案が優生学的目標を十分に具現している法案であるかを評価する上で重要な準拠点であり、依然として重要な参照点として残っている。

戦後における韓国の優生学の歴史は、日本の「優生保護法」の遺産が今日、単に日本の主権が行使される領土内にのみ残っているわけではないことを実感させる。もちろん、日本の「優生保護法」は、韓国が日本と政治的に断絶した戦後に成立した法律である。しかし、戦前の植民地朝鮮と日本内地で優生学の教育を受けた韓国の医学者たちは、その知的・人的影響の中で、戦後も新しい独立国家の民族優生を達成する方策を過去の植民地母国であった国家の戦後活動と知識に求め、その結果、優生学的先進国のモデルとして日本を想定し、その中核に「優生保護法」を置き、これを導入することを至上の目標とするようになった。このような韓国優生学の貫戦史的起源に対する探求は、日本の「優生保護法」の歴史がなぜ一国史ではなく、グローバル史という観点から再度問題化されなければならないかを明確に示している。

注

（1）本章は、以下の韓国語の論文を加筆修正したものである。현재환、〝해방 이후 한국의 '민족우생' 론과 의과학자들、1945~1964〟、《사회와 역사》136（2022）、55-92쪽〔玄在煥「解放後の韓国の「民族優生」論と医学者、一九四五~一九六四」『社会と歴史』一三六号、二〇二二年、五五―九二頁〕

（2）〝이명박 '장애인 낙태・동성애 비정상' 발언 파문〟、〈한겨레〉（2007.5.16）〔「李明博「障害者中絶・同性愛非正常」発言に波紋」『ハンギョレ新聞』二〇〇七年五月一六日〕

（3）〝우리는 '장애인으로 태어날 권리' 가 있다 기형아 검사로 장애인 낙태 성행…모자보건법부터 고쳐야〟、〈오마이뉴스〉（2007.5.21）：〝이명박의 '막말'、한심한 〈한겨레〉의 장애인 인식：'불구・낙태' 현행법 허용、장애인 차별 모자보건법14조 개정해야〟、〈대자보〉（2007.5.21）。〔「私たちには「障害者として生まれる権利」がある——奇形児検査で障害者の中絶行為が盛行…母子保健法から直すべき」『オマイニュース』二〇〇七年五月二一日、「李明博の「暴言」、情けないハンギョレ新聞の障害者認識——「不具者・中絶」現行法の許容、障害者を差別する母子保健法十四条は改正すべき」『大字報』二〇〇七年五月二一日〕

（4）〝모자보건법 제14조〟〔大韓民国法制処「母子健康法第十四条」〕https://www.law.go.kr/법령/모자보건법/제14조.

（5）〝우생학 추종 모자보건법 14조 폐지 촉구〟、에이블뉴스（2007.6.1).〔「優生学を追従する母子保健法十四条の廃止を促す」『エイブルニュース』二〇〇七年六月一日〕

（6）이은영、강현희、김윤덕、손명세、김소윤、〝모자보건법 제14조〟 인공임신중절수술의 허용한계 〝개정 방향〟、《한국의료윤리학회지》11（2008）、163-182쪽〔イ・ウンヨン、カン・ヒョンヒ、キム・ユンドク、ソン・ミョンセ、キム・ソユン「母子保健法第十四条「人工妊娠中絶手術の許容限界」の改正方向」『韓国医療倫理学会誌』一一巻二号、二〇〇八年、一六三―一八二頁〕

（7）황지성、〝건강한 국가와 우생학적 신체들〟、《배틀그라운드：낙태죄를 둘러싼 성과 재생산의 정치》（서울：후마니타스、2018）〔ファン・ジソン「健康な国家と優生学的身体たち」『バトルグラウンド——中絶罪をめぐる性と再生産の政治』性と再生産フォーラム編集、フマニタス、二〇一八年、二一五―二四二頁〕、황지성、일본 우생보호법 피해 국가배상 소송 운동이 우리에게 던지는 질문、《건강미디어》2020.3.1.〔ファン・ジソン「日本

優生保護法被害国家賠償訴訟運動が私たちに投げかける質問」『健康メディア』二〇二〇年三月一日〕http://www.mediahealth.co.kr/news/articleView.html?idxno=659.

(8) 〝모자보건법 시행령〟〔大韓民国法制処、「母子健康法施行令」〕、https://www.law.go.kr/LSW/lsInfoP.do?lsiSeq=18110#0000.

(9) 同上。

(10) 〝유전성 정신질환자에 모자보건법 적용〟、《매일경제》、1975.6.26.〔「遺伝性精神疾患者に母子保健法を適用」『毎日経済』一九七五年六月二六日。〕

(11) 〝학자들 이론(異論) 분분해서〟、《경향신문》、1975.9.5. 1975〔「学者たちの諸説紛々」『京郷新聞』一九七五年九月五日〕一九七五年の論争に関する詳細な分析としては、次の論文を参照。소현숙、〝우생학의 재림과 '정상/비정상'의 폭력―가족계획사업과 장애인 강제불임수술〟、《역사비평》(2020) 132, 259-294쪽〔蘇賢淑(ソ・ヒョンスク)「優生学の再来と正常/非正常の暴力――家族計画事業と障害者の強制不妊手術」『歴史批評』一三二号、二〇二〇年、二五九―二九四頁〕

(12) 김홍신、《장애인 불법・강제 불임수술 실태와 대책에 관한 조사보고서》、1999.8.19(인권아카이브、http://www.hrarchive.or.kr/down.php?filename=026fcc2f04c544bb911c25dff965baba.pdf&realname=1999_장애인강제불임수술실태폭로.pdf.)〔金洪信「障害者違法・強制不妊手術の実態と対策に関する調査報告書」「人権アーカイブ」〕

(13) 소현숙〔蘇賢淑〕、前掲論文。

(14) 〝강제불임 피해자 일문일답〟、《한겨레》、1999.8.23.〔「強制不妊被害者一問一答」『ハンギョレ新聞』一九九九年八月二三日〕、《장애인 강제불임 시술사건 해결을 위한 공청회:사회복지시설 내 강제불임 무엇이 문제인가》、1999.9.15.〔障害女性共感「障害者強制不妊手術事件解決のための公聴会――社会福祉施設内の強制不妊何が問題なのか」一九九九年九月一五日〕https://wde.or.kr/990915-사회복지시설-내-강제불임-무엇이-문제인가/、21-23。

(15) 김재형、〝식민지기 한센병 환자를 둘러싼 죽음과 생존〟、《의사학》28(2019), 469-508쪽、〔金宰亨(キム・ジェヒョン)「植民地時代のハンセン病患者をめぐる死と生存」『医史学』二八巻二号、二〇一九年、四六七―五〇八頁〕

(16) 김재형・오하나、〝한센인 수용시설에서의 강제적 단종・낙태에 대한 사법적 해결과 역사적 연원〟、《민주주

의와 인권》16 (2016), 153-202쪽。〔金宰亨、オ・ハナ「ハンセン病者収容施設での強制的断種・中絶に対する司法的解決と歴史的淵源」『民主主義と人権』一六巻四号、二〇一六年、一五三―二〇二頁〕

(17) 정창권、《근대 장애인사：장애인 소외와 배제의 기원을 찾아서》(서울：사우、2019)〔チョン・チャングォン『近代障害者史――障害者疎外と排斥の起源を探して』サウ、二〇一九年〕、신영전、"우생에 나타난 1930년대 우리나라 우생운동의 특징－보건사적 함의를 중심으로"、《의사학》15 (2006)〔シン・ヨンジョン「「優生」に現れた一九三〇年代の韓国優生運動の特徴――保健史的含意を中心に」『医史学』一五巻二号、二〇〇六年、一三三―一五五頁〕、신영전・정일영 (2019)、"미수 이갑수의 생애와 사상－우생 관련 사상과 활동을 중심으로"、《의사학》28 (2019), 43-88쪽〔シン・ヨンジョン、チョン・イルヨン「麋壽李甲秀の生涯と思想――「優生」関連思想と活動を中心に」『医史学』二八巻一号、二〇一九年、四三―八八頁〕、최규진、"낙태의 역사"、《의료와 사회》8 (2018), 270-272쪽〔チェ・ギュジン「中絶罪の歴史」『医療と社会』八号、二〇一八年、二七〇―二七二頁〕、Eunjung Kim, *Curative Violence: Rehabilitating Disability, Gender, and Sexuality in Modern Korea* (Durham: Duke University Press, 2019)：소현숙〔蘇賢淑〕前掲論文。

(18) 최규진〔チェ・ギュジン〕前掲論文。

(19) 韓国科学史における「植民地遺産」対「冷戦的断絶」という二分法に対する批判としては次の論文を参照。Jaehwan Hyun, "Making Postcolonial Connections: The Role of Japanese Research Network in the Emergence of Human Genetics in South Korea, 1941-68," *The Korean Journal for the History of Science* 39, no. 2 (2017): 293-324. 日本近現代史の歴史記述における「戦前」と「戦後」に挑戦する概念としての貫戦史的アプローチについては、以下の研究を参照。中村政則『戦後史』岩波書店、二〇〇五年。Andrew Gordon, *Fabricating Consumers: The Sewing Machine in Modern Japan* (Oakland, CA: University of California Press, 2011); Miriam Kingsberg Kadia, *Into the Field: Human Scientists of Transwar Japan* (Redwood City, CA: Stanford University Press, 2019); Reto Hofmann and Max Ward, *Transwar Asia: Ideology, Practices, and Institutions, 1920-1960* (London: Bloomsbury Academic, 2022).

(20) 조은주、《가족과 통치：인구는 어떻게 정치의 문제가 되었나》서울：창비、2018〔趙恩珠（チョ・ウンジュ）『家族と統治――人口はどのように政治の問題になったか』創批、二〇一八年〕

(21) Aya Homei, *Science for Governing Japan's Population* (Cambridge: Cambridge University Press, 2022).
(22) 玄在煥、前掲論文、六二—六七頁。
(23) Hyun, op. cit., 297–299.
(24) Kaori Iida, "Practice and Politics in Japanese Science: Hitoshi Kihara and the Formation of a Genetics Discipline," *Journal of the History of Biology* 43 (2010): 542–543.
(25) "우생학적으로 본 근친결혼"、《동아일보》、1959. 6. 25.〔「優生学的に見た近親婚」『東亜日報』一九五七年六月二五日〕
(26) Hyun, op. cit., 307.
(27) Yung Sun Kang and Wan Kyoo Cho, "Data on the Biology of Korean Populations", *Human Biology* 31 (1959): 249–250.
(28) "우생학적으로 본 근친결혼"、《동아일보》〔「優生学的に見た近親婚」〕前掲。
(29) 同上。
(30) 이민재・강영선、《생물 (상)》(서울 : 동지사、1948)〔李敏載（イ・ミンジェ）、姜永善（カン・ヨンソン）『生物（上）』同志社、一九四八年〕
(31) 강영선 외、《(신제) 유전학 (新制) 遺伝学》(서울 : 문운당、1968), 335–337 쪽、〔姜永善他『(新制) 遺伝学』文運堂、一九六八年、三三五—三三七〕
(32) Hyun, op. cit., 314–316.
(33) 강영선 외〔姜永善他〕前掲書。
(34) 하두철、《국민의학》(서울 : 향의사、1953), 25–26 쪽〔河斗澈（ハ・ドゥチョル）『国民医学』郷義社、一九五三年〕
(35) 同上。
(36) 신영전・정일영, 앞의 글、52쪽〔シン・ヨンジョン、ジョン・イルヨン〕前掲論文、五二頁。
(37) 同上。
(38) 김재형・오하나, 앞의 글〔金宰亨、オ・ハナ〕前掲論文、一九〇頁。

(39) 이병구・민경찬・김사달、《고등체육》(서울：고시학회、1956)、269쪽〔李丙球（イ・ビョング）、閔庚贊（ミン・ギョンチャン）、金思達（キム・サダル）『高等体育』考試学会、一九五六年、二六九頁〕

(40) 김사달、〝우생학과 유전：우생결혼과 단종수술에 대하여〟、《여성계》7 (1958)、90-93쪽〔金思達「優生学と遺伝――優生結婚と断種手術について」『女性界』七号、一九五八、九〇―九三頁〕

(41) 一九五〇年代、李承晩（イ・スンマン）政権の戦略的な反日政策と日本文化に対する強力な検閲に呼応して、韓国の知識人たちも日本的なものに対する排除主義的な態度を見せながらも、一方で韓国社会全般に非公式には日本化が広まったという分析については、次を参照。이봉범、〝일본、적대와 연대의 이중주 -1950 년대 한국지식인들의 대일인식과 한국문화（학）〟、《한국문화연구학회》55 (2015)、103-168쪽〔イ・ボンボム「日本、敵対と連帯の二重奏――一九五〇年代韓国知識人の対日認識と韓国文化（学）」『韓国文化研究学会』五五号、二〇一五年、一〇三―一六八頁〕

(42) Hyun, op. cit.

(43) 김사달、《좋은 아기를 낳는 가족계획》(서울：신태양사、1961)、24-25쪽〔金思達『良い子どもを産む家族計画』新太陽社、一九六一年、二四―二五頁〕

(44) 同書、三八―四一。

(45) 조은주〔趙恩珠〕前掲書。

(46) 電源開発に関し、戦後の日本を朴正熙（パク・ジョンヒ）政府がモデルとした事例については、以下を参照。Seohyun Park, "Reassembling Colonial Infrastructure in Cold War Korea: The Han River Basin Joint Survey Project (1966-71)," *History and Technology* 37, no. 3 (2021): 329-354.

(47) 김사달〔金思達〕前掲書、一九六一年、三八―四一頁。

(48) 김택일、〝가족계획사업 30 년 회고〟、한국보건사회연구원 편、《인구정책 30 년》(서울：보건사회연구원、1991)、30-48쪽〔金鐸一（キム・テクイル）「家族計画事業三〇年回顧」『人口政策三〇年』韓国保健社会研究院編、保健社会研究院、一九九一年、三〇―四八頁〕

(49) 양재모、〝우리나라 인구정책의 종합분석〟、《한국인구학회지》9 (1986)、1-13쪽〔梁在謨（ヤン・ジェモ）「韓国人口政策の総合分析」『韓国人口学会誌』九巻、一九八六年、一―一三頁〕

(50) 〝인구증가를 완화〟、《동아일보》1964.3.4.〔「人口増加を緩和」『東亜日報』一九六四年三月四日〕

(51) 〝낙태허용범위 확대〟、《동아일보》1970.5.20〔「中絶許容範囲拡大」『東亜日報』一九七〇年五月二〇日〕、〝낙태수술을 합법화 - 모자보건법 다시 법제처에 넘겨〟、《경향신문》1971.07.27.〔「中絶手術を合法化――母子保健法再び法制処に引き渡す」『京郷新聞』一九七一年七月二七日〕

(52) 신유나・최규진、〝모자보건법 제14조（인공임신중절수술의 허용한계）의 역사：인구정책변화에 따른 의미변화와 〝사회경제적 이유〟 포함 논쟁을 중심으로〟、《비판사회정책》66（2020）. 93-130쪽〔シン・ユナ、崔圭鎮（チェ・ギュジン）「母子保健法第十四条（人工妊娠中絶手術の許容限界）の歴史――人口政策の変化による意味変化と「社会経済的理由」を含む議論を中心に」『批判社会政策』六六号、二〇二〇年、九三―一三〇頁〕

(53) 김종원、〝인공임신중절과 형법〟、《제1회 경희 법학 세미나：인공임신중절과 모자보건법 주요발표내용전문》（서울：경희대학교、1960）. 15-22쪽〔金鍾源（キム・ジョンウォン）「人工妊娠中絶と刑法」『第一回慶熙法学セミナー――人工妊娠中絶と母子保健法主要発表内容全文』慶熙大学校、一九六〇年、一五―二二頁〕

(54) 이선자、〝보건학 학문후속세대의 양성〟、보건대학원 편、서울대학교 보건대학원 50년사（서울：서울대학교 출판부、2009）. 399쪽〔李善子（イ・ソンザ）「保健学学問後続世代の養成」保健大学院編『ソウル大学校保健大学院五〇年史』ソウル大学校出版部、二〇〇九年、三九九頁〕

(55) 조은주〔趙恩珠〕前掲書、John DiMoia, *Reconstructing Bodies: Biomedicine, Health, and Nation-building in South Korea since 1945* (Stanford: Stanford University Press, 2013).

(56) 〝가부（可否）임신중절：국민우생법안지상공청〟、《동아일보》、1964. 3. 11.〔「可否妊娠中絶――国民優生法案紙上公聴」『東亜日報』一九六四年三月一一日〕

(57) 同上。

(58) 권이혁、〝민족자질 향상에의 제언〟、《대학신문》, 1959.6.15.〔権彝赫（クォン・イヒョク）「民族資質向上への提言」『大学新聞』一九五九年六月一五日〕

(59) 同上。

(60) 윤석춘、〝각국 우생법의 비교고찰〟（서울대학교 보건대학원 석사학위논문, 1960）, 5쪽〔尹錫春（ユン・ソクチュン）「各国優生法の比較考察」ソウル大学校保健大学院修士学位論文、一九六〇年）五頁。〕

(61) 同上、三八―三九頁。
(62) 同上、三五頁。
(63) 권이혁、《공중보건학》（서울：동명사、1963）、204쪽、그리고 222쪽〔権彛赫『公衆保健学』東明社、一九六三年、二〇四、二二二頁〕
(64) 同書、一九七頁。
(65) 同書、二〇三―二〇四頁。
(66) 同書、二〇六頁。
(67) 同書、二一九―二二二頁。
(68) 〝임신중절은 살인행위〟、《동아일보》1963.5.9.〔「妊娠中絶は殺人行為」『東亜日報』一九六三年五月九日〕
(69) 권이혁、〝인공임신중절의 실태〟、《제1회 경희 법학 세미나：인공임신중절과 모자보건법 주요발표내용전문》（서울：경희대학교、1960）、1-12쪽〔権彛赫「人工妊娠中絶の実態」『第一回慶熙法学セミナー――人工妊娠中絶と母子保健法主要発表内容全文』慶熙大学校、一九六〇年、一―一二頁〕
(70) 김정근・허정、〝인구정책과 인구자질 향상을 위한 연구：제1보 심신장애자 발생억제 대책〟、《한국인구학회지》3（1980）、5-41쪽〔金正根（キム・ジョングン）、許程（ホ・ジョン）「人口政策と人口資質向上のための研究　第一報　心身障害者発生抑制対策」『韓国人口学会誌』三巻、一九八〇頁、五―四一頁〕

おわりに

二〇一八年六月のことだった。その年の一月には、宮城県の女性が初の国賠訴訟を提起し、社会的に優生保護法に注目が集まっていた。そんな中、優生保護法問題に取り組んでいた新聞記者さんから取材を申し込まれ、「人権を全面に出した憲法を作成し民主化政策を進めたGHQが、それと逆行するような優生保護法を認めたのはなぜか」と問われた。国会図書館に所蔵されているGHQ／SCAP文書を読んでマニアックな質問を繰り出してくる記者さんを前に、わたしは「アメリカにも断種法があったから」などと、その場で適当に考えた答えでごまかした。

それから何年もかかってしまったが、その問いに対するわたしなりの答えが本書である。優生保護法が、「戦後の新憲法のもとで」、なおかつ「アメリカ占領下で」成立し得た背景を、本書が少しでも明らかにすることができていたら幸いだ。

本研究は、科学研究費助成事業国際共同研究加速基金（国際共同研究強化（A））（課題番号：19KK0339）によって可能となった。採択とほぼ同時期にコロナ禍に見舞われ、研究計画の見直しを余儀なくされたが、研究会のオンライン実施が可能となったことはメリットにもなった。早稲田大学総合人文科学研究センター「境界の溶解と再編をめぐる学際的研究」部門との共催で、公開講座シリーズ「優生政策の国際比較」を全三回実施し、戦後日本の優生政策を、イギリス、ドイツ、アメリカなどといったグローバルな優生学運動の動向のなかに位置づける作業を行った。第一回は、寺尾範野さん（早稲田大）による「「リベラルな優生学」にむけて——家族政策をめぐる戦間期イギリス優生学協会の思想と実践」と題するご報告で、イギリス優生学の中心的組織であった優生学協会が、家族政策に関わる戦間期の社会運動といかに連携したかを、協会の書記長であったC・P・ブラッカーの思想と実践に焦点をあてつつ考察した。第二回では、紀愛子さん（早稲田大・非）が「戦後ドイツにおける「遺伝病子孫予防法」と人類遺伝学——アメリカとの関係に着目して」と題して、戦後ドイツにおいて優生思想がどのように残存したのかを明らかにするため、ナチ断種法（遺伝病子孫予防法）が、戦後ドイツにおいてどのように評価されたのか、戦後ドイツの人類遺伝学分野において、優生学をめぐる人的・思想的連続性はどの程度みられたのかを検討した。そして第三回は、小野直子さん（富山大、現同志社大）が、「一九三〇から四〇年代アメリカにおける優生学の変容——生殖・家族・人口問題」と題して、一九三〇年代から四〇年代のアメリカにおいて、優生学がどのように変容したのか、そしてそれに伴って断種に対する考え方や政策がどのように変化したのかを雑誌『優生学ニュース』に焦点を当てて検討した。これらの研究会を開催する際には、いつも岡部耕典さん（早稲田大）がファシリテイター役を買って出てくれた。また、研究会に当初から出席してくださった人文書院の青木拓哉さんは、本書の出版にいたるまで、細かな配慮をくださりながらずっと伴走してくださっていた。

また同時期には、早稲田大学総合人文科学研究センター「現代社会における「想像力」の総合的研究」部門との共催で、「占領下日本における「純血／純潔」と優生学的想像力」との共通タイトルのもと、竹内愛子（Aiko Takeuchi-Demirci）さん（コチ大、現スタンフォード大）が「遺伝共同体の想像力——ABCによる近親交配研究」、豊田真穂が「「敗戦」を迎える想像力——純潔／純血を求めて」との題目で報告し、占領下日本において遺伝や純血という観点から、とりわけ日本人女性の身体に注目が集まっていたことを検討した。また同研究部門では、「人種の境界をめぐる想像力——日本における「純血」／「混血」」との共通タイトルのもと、竹内さんが「雑婚なき同化――米国日系移民排斥運動を背景に想像／創造された民族の境界」と題して、日本人の「白人性」が否定され「純血」が求められた米国と日系移民コミュニティの議論を、有賀ゆうアニースさん（東京大学大学院学際情報学府、現大阪公立大学特別研究員）が「「混血児」をめぐる人種的想像力と教育権の限界――神奈川県における入学拒否事件をめぐって」という題目のもと、戦後日本で「混血児」の地元小学校への入学を拒否する論理とその後の経験を分析した。これらふたつの公開研究会では、戦後における「優生学」の意味変容や、「混血」と優生思想の関連性についても研究を深めた。

二〇二二年夏から二三年春にかけてニューヨークのコロンビア大学に滞在し、国際的な研究を深化させることができたのは、マシュー・コネリーさんのお陰である。研究室に押しかけて、史料の一部をコピーさせてもらうなんてことさえもあった。コネリーさんを通して、サラ・コブナーさんと出会えたことは本研究にとって非常に重要な部分となった。それだけでなく、コブナーさんは、主宰するコロンビア大学の現代東アジア・日本研究会（Modern East Asia: Japan seminar）で、日本と沖縄における優生保護法の不／成立に関して研究発表する機会をご用意くださった（二〇二二年一一月一六日、タイトルは“Eugenic Protection Laws: Enacted in Japan and Suspended in Okinawa”）。コメンテイターを担当したニューヨーク大学のアンマリア・シマブクさんから非常に鋭く貴重なご指摘をいただき、頭から湯気が出そうになっているところ、司会のポール・クレイトマンさん（コロンビア大）が温かな雰囲気を醸成してくださった。このときの経験が、その後のコロンビア大における研究セミナー等でのさまざまな研究者との交流の機会につながった。コブナーさんのご助力があってこその得がたい機会だった。

また、国際共同研究にいたる過程では、松原洋子さん（立命館大）、保明綾さん（マンチェスター大）、貴堂嘉之さん（一橋大）、クリスティン・デ・マトスさん（ノートルダムオーストラリア大）、ジェイムズ・Q・ウィットマンさん（イェール大）、アレクサンドラ・ミナ・スターンさん（ミシガン大、現カリフォルニア大ロサンゼルス校）、ヨハンナ・ショーンさん（ラトガース大）からたくさんの助言を受けた。特に、保明さんからは釜山大学校の玄在煥《ヒュン・ジェーフワン》さんを紹介してもらい、日本の優生保護法がモデルとなったケースという新しい視点を得ることができた。わたしが琉球立法院（沖縄）の優生保護法に関する研究をこの国際共同研究のなかで行うことができたのも、玄さんの貢献があったことが大きい。米軍統治下の沖縄についてはゼロからの勉強で、沖縄県立公文書館の松原文美さん、西山絵里子さんに基礎的なことから教えてもらったり、綿貫円さん（nuchiyui代表）、髙内悠貴さん（弘前大）に専門的な見地からアドバイスをいただいた。

　二〇二三年六月二四日には、コネリーさん、コブナーさん、デ・マトスさん、玄さんを早稲田大学にお招きし、国内で優生保護法問題に早くから取り組んできた「優生保護法問題の全面解決をめざす全国連絡会」共同代表の大橋由香子さんとの対話を試みる国際シンポジウム「優生保護法のグローバル史」を開催できた。シンポジウムのプログラムは次の通りである。

第一部：国際的な文脈における優生保護法
モデレーター：寺尾範野（早稲田大学）
- Matthew Connelly (Columbia University), "Postwar Japan and the Birth of the Third World"「戦後日本と第三世界の誕生」
- Christine de Matos (The University of Notre Dame Australia), "A Corrupt Western Ethic: Australian reactions to Japan's Eugenic Protection Bill during the Allied Occupation"「腐敗した西洋倫理」——日本の優生保護法に対するオーストラリアの反応」

第二部：優生保護法の背景と影響

モデレーター：有賀ゆうアニース（東京大学大学院／日本学術振興会）
• Sarah Kovner (Columbia University), “The Panic over Biracial Children in Postwar Japan”「戦後日本における混血児をめぐるパニック」
• Jaehwan Hyun (Pusan National University), “A Transwar Origin of South Korean Eugenics: Scientists and Japan's Eugenic Protection Law”「韓国優生学の貫戦史的起源——科学者たちと日本の優生保護法」

第三部：全体ディスカッション・質疑応答
ファシリテーター：豊田真穂（早稲田大学）、竹内愛子（コチ大学）、保明綾（マンチェスター大学）
• コメント：大橋由香子（フリーライター／「優生保護法問題の全面解決をめざす全国連絡会」共同代表）

これらの報告をもとにした論考が、本書の各章となっている。このうち、コネリーさん、コブナーさん、玄さんのご報告は、下記のご著書の一部や既発表論文をもとにされており、本プロジェクトのために加筆修正されている。

Matthew Connelly, *Fatal Misconception: The Struggle to Control World Population*, Harvard University Press, 2008.
Sarah Kovner, *Occupying Power: Sex Workers and Servicemen in Postwar Japan*, Stanford University Press, 2012.
현재환、“해방 이후 한국의 ‘민족우생’론과 의과학자들、1945~1964”、《사회와 역사》136（2022）、55-92 쪽。

シンポジウムでの主要使用言語は英語で、質疑応答は日英語で行った。直前まで原稿が届かないなか、英語でのコメントというわたしからの無理難題に大橋さんは笑顔で答えてくださった。大橋さんは、アメリカ、オーストラリア、韓国という別々の社会状況にも関わらず、優生学が似たような発展を遂げてきたことに驚くとともに、それぞれの研究者がこの問題に真摯に取り組んでいることに勇気づけられたとしつつ、優生保護法による強制不妊手術の国家賠償請求訴訟の経過だけでなく、経口中絶薬や選択的夫婦別姓の問題など現代日本には課題が山積しており、それらを本シンポジウムに結びつけて議論してくださった。本シンポジウムでは、本書の執筆陣である小野さん、竹内さん、寺尾さん、保明さんにご協力いただき、英語原稿を日本語に訳し、トライポッド配信グループ（有限会社一聡舎）や本学ＭＭ準備室の支援を受けて、英語での発表に対して、音声の同時通訳ではなく日本語の字幕をつける方法で開催した。このシンポジウムは科研（前掲、国際（Ａ））の主催だったが、早稲田大学ジェンダー研究所と早稲田大学総合人文科学研究センター「過去・現在・未来をつなぐ社会構想と協働実践」研究部門の後援を受けた。

シンポジウムの翌二五日には、本書執筆者が全員揃って英語でのワークショップを実施し、それぞれの研究構想について意見交換ができた。この段階までは、優生保護法研究第一人者の松原洋子さんが本プロジェクトに参加してくださっていて、貫戦史の視点から優生保護法と刑法および保安処分との関係に注目して戦中戦後の関係を論じていただく予定だった。松原さんにご参加いただいたことによって、本プロジェクトの特徴のひとつである「貫戦史」という視点をクリアにできたことは非常に重要な意味をもつ。こうしたことも含め、この日のワークショップでの議論は非常に刺激に満ちたものだった。その後、小野さん、竹内さん、保明さん、玄さんが居残りして、本書の目次を一緒に考えてくださった。現目次とは異なるが、このときの議論はわたしにとって宝物だ。

改めて振り返ると、それぞれの領域で卓越した研究者を得ることができ、自画自賛にはなってしまうが、こんなに素晴らしい研究書が編めたことは奇跡のように思える。共同研究のリーダー自体が初めての経験であり、国際的な共同研究となると本当に不安でいっぱいだった。上述のように本当にたくさんの人たちに支えてもらったからこそ、共同研究の楽しさを実感することができた。なかでも、本研究プロジェクトの最初期の段階から最後まで一貫して支えてくださった寺尾さんには感謝し尽くせない。

寺尾さんはデ・マトスさんの翻訳も担当してくださり、デ・マトスさんとの素晴らしくスマートなコミュニケーションが印象深い。コネリーさんとコブナーさんの原稿はプロ翻訳家の小原理乃さんが下訳を行い、小野さんと有賀さんがそれぞれ校閲を担当してくださった。特に有賀さんは、原資料まで参照してコブナーさんとの細かなやり取りをしつつ丁寧な校閲を行ってくださった。玄さんの翻訳は、ソウル大学に留学中の斉藤すみれさんが担当し、玄さんご自身が最終段階での翻訳と校閲を行って完成した。最終段階の玄さんのご尽力には非常に助けられた。また、春藤優さん、卜田素代香さんからのサポートも大変心強かった。

研究プロジェクトの種をいただいた二〇一八年から、優生保護法をとりまく状況は大きく変化した。二〇一九年四月には「旧優生保護法に基づく優生手術等を受けた者に対する一時金の支給等に関する法律」が制定され、それに基づき国会に「調査報告書」が提出された。本シンポジウムと同じ二〇二三年六月に公開されたこの報告書は、優生保護法の制定過程四五ページを含む「旧優生保護法の立法過程」が三〇〇頁、さらに「諸外国における優生学・優生運動の歴史と断種等施策」は四五〇頁もある。本書が扱っていない地域も網羅しており、その圧倒的な情報量を前に、自分には、ほかにどのような貢献が可能なのかとめまいがしそうである。あれから裁判も進み、札幌、仙台、東京、大阪の上告されていた五つの裁判に対する二〇二四年の最高裁判決にいたるまで、全国一一ヶ所の地裁・高裁に合計三九人の原告が訴訟を起こしていた。これら裁判の過程においても、さまざまな事実が明らかにされてきた。そして、この問題に関心をもつたくさんの人たちによって、重要な研究が積み重ねられてきた。本書が、

「優生保護法とは何か」を問う、こうした多くの人たちの営みに加わることができたら、本当に嬉しい。

豊田真穂

竹内愛子（たけうち　あいこ、Aiko Takeuchi-Demirci）

1980年生まれ。スタンフォード大学国際関係論学科専任講師。*Contraceptive Diplomacy: Reproductive Politics and Imperial Ambitions in the United States and Japan* (Stanford University Press, 2018); "Radiation Effects to Consanguineous Marriages: American Geneticists and Colonial Science in the Atomic Age," *Journal of Transnational American Studies* (2022) など。

サラ・コブナー（Sarah Kovner）

1973年生まれ。コロンビア大学サルツマン戦争・平和研究所上席研究員。イェール大学国際安全保障研究所研究員、フロリダ大学准教授。*Occupying Power: Sex Workers and Servicemen in Postwar Japan* (Stanford University Press, 2012); *Prisoners of the Empire: POWs and Their Captors in the Pacific* (Harvard University Press, 2020) 白川貴子訳、内海愛子解説『帝国の虜囚——日本軍捕虜収容所の現実』(みすず書房、2022年) など。

有賀ゆうアニース（あるが　ゆうあにーす）

1995年生まれ。大阪公立大学経済学研究科特別研究員 PD。「戦後「混血児問題」における〈反人種差別規範〉の形成——「混血児」概念の用法と文脈に着目して」(『社会学評論』72)、「「混血児」としての経験と累積する差別連合国軍軍人・軍属を父に持つ人びとの生活史から」(『年報社会学論集』37) など。

玄在煥（현재환、Jaehwan Hyun）

1987年生まれ。釜山大学校教養教育院准教授。"Blood Purity and Scientific Independence: Blood Science and Postcolonial Struggles in Korea, 1926-1975," *Science in Context* (2019); "In the Name of Human Adaptation: Japanese American "Hybrid Children" and Racial Anthropology in Postwar Japan," *Perspectives on Science* (2022) など。

訳者紹介

小原理乃（おはら　あやの）

1997年生まれ。成城大学文芸学部卒業。翻訳者。訳書に、パトリシア・ヒル・コリンズ、スルマ・ビルゲ著、下地ローレンス吉孝監訳『インターセクショナリティ』(人文書院、2021年)。

斉藤すみれ（さいとう　すみれ）

2001年生まれ。神戸大学国際人間科学部卒。現在、ソウル大学校自然科学大学科学学科修士課程。

著者紹介（執筆順）

小野直子（おの　なおこ）

1968年生まれ。同志社大学文学部教授。『医療化するアメリカ——身体管理の20世紀』（共編著、彩流社、2017年）、『身体と環境をめぐる世界史——生政治からみた「幸せ」になるためのせめぎ合いとその技法』（共著、人文書院、2021年）など。

紀　愛子（きの　あいこ）

1987年生まれ。早稲田大学等非常勤講師。『「価値を否定された人々」——ナチス・ドイツの強制断種と「安楽死」』（共著、新評論）、ローベルト・ゲルヴァルト『史上最大の革命——1918年11月、ヴァイマル民主政の幕開け』（共訳、みすず書房）など。

寺尾範野（てらお　はんの）

1981年生まれ。早稲田大学社会科学総合学術院准教授。「「精神薄弱者」の隔離と幸福——軽度知的障害をめぐる世紀転換期イギリス優生思想の展開」（『共立国際研究』35）、「倫理的なシティズンシップのために——T・H・グリーンは障害者の権利をいかに認識したか」（『政治思想研究』20）、「初期イギリス社会学と「社会的なもの」——イギリス福祉国家思想史の一断面」（『社会思想史研究』38）など。

クリスティン・デ・マトス（Christine de Matos）

1965年生まれ。ノートルダムオーストラリア大学文理学部研究員。*Imposing Peace and Prosperity: Australia, Social Justice and Labour Reform in Occupied Japan 1945-1949* (ASP, 2008); *Japan as the Occupier and the Occupied* (co-edited with Mark E. Caprio, Palgrave Macmillan, 2015); "The Home as a Space of Re-education: Imperialism, Military Occupation and Housekeeping Manuals," *International History Review*, 2024など。

マシュー・コネリー（Matthew Connelly）

1967年生まれ。ケンブリッジ大学人類存亡の危機研究センター所長。コロンビア大学歴史学部教授。*A Diplomatic Revolution: Algeria's Fight for Independence and the Origins of the Post-Cold War Era* (Oxford University Press, 2003); *Fatal Misconception, The Struggle to Control World Population* (Harvard University Press, 2008); *The Declassification Engine: What History Reveals About America's Top Secrets* (Random House, 2023) など。

保明　綾（ほめい　あや）

1973年生まれ。マンチェスター大学準教授（Reader）。*Science for Governing Japan's Population* (Cambridge University Press, 2023); *Fungal Disease in Britain and the United States 1850-2000: Mycoses and Modernity* (Palgrave Macmillan, 2013(共著)) など。雑誌特集号 'Critical Approaches to Reproduction and Population in Post-War Japan' (*Japan Forum*, 2021) の編集も手掛けた。

編者紹介

豊田真穂（とよだ　まほ）

1975年生まれ。早稲田大学文学学術院教授。『占領下日本の女性労働改革――保護と平等をめぐって』（勁草書房、2007年）、「戦後日本のバースコントロール運動とクラレンス・ギャンブル――第５回国際家族計画会議の開催を中心に」（『ジェンダー史学』６）、「占領下の「人口政策」――優生保護法の中絶条項を中心に」比較家族史学会（監修）、小島宏・廣嶋清志編著『人口政策の比較史――せめぎあう家族と行政』（日本経済評論社、2019年）など。

JIMBUN SHOIN　Printed in Japan
ISBN978-4-409-24167-7 C3036

優生保護法のグローバル史

二〇二四年　一二月一〇日　初版第一刷印刷
二〇二四年　一二月二〇日　初版第一刷発行

編　者　豊田真穂
発行者　渡辺博史
発行所　人文書院
〒六一二－八四四七
京都市伏見区竹田西内畑町九
電話　〇七五(六〇三)一三四四
振替　〇一〇〇〇－八－一一〇三

印刷　創栄図書印刷株式会社
装丁　鎌内文

乱丁・落丁本は送料小社負担にてお取替いたします。

エドウィン・ブラック著／西川美樹訳／貴堂嘉之監訳

弱者に仕掛けた戦争
——アメリカ優生学運動の歴史

ホロコーストで膨大な数の人びとの生命を奪った優生思想は、アメリカにおいていかに暴走を始めたのか。現代社会にも根深く息を潜める優生学の拡大をつぶさに追う渾身の書。

八八〇〇円
（本体＋税一〇％）

ヴァージニア・ユーバンクス著／ウォルシュあゆみ訳／堤未果解説

格差の自動化
——デジタル化がどのように貧困者をプロファイルし、取締り、処罰するか

社会福祉サービスがデジタル化されたときどんな悲劇が起こるのか。アメリカの実例から「デジタル救貧院」の衝撃を伝える。

三〇八〇円
（本体＋税一〇％）